Visões multidisciplinares da ayahuasca

Lucas Oliveira Maia
Camila Dias
Luis Felipe Valêncio
Luís Fernando Tófoli
(Org.)

Visões multidisciplinares da ayahuasca

EDITORA UNICAMP

FICHA CATALOGRÁFICA ELABORADA PELO
SISTEMA DE BIBLIOTECAS DA UNICAMP
DIVISÃO DE TRATAMENTO DA INFORMAÇÃO
Bibliotecária: Maria Lúcia Nery Dutra de Castro – CRB-8ª / 1724

V826 Visões multidisciplinares da ayahuasca / organização: Lucas de Oliveira Maia...[*et al.*] – Campinas, SP : Editora da Unicamp, 2023.

1. Ayahuasca. 2. Biologia. 3. Ciências médicas. 4. Ciências sociais. I. Maia, Lucas de Oliveira.

CDD – 299.8
– 570
– 610
– 300

ISBN 978-85-268-1616-9

1ª reimpressão, 2024

Foi feito o depósito legal.

Direitos reservados a

Editora da Unicamp
Rua Sérgio Buarque de Holanda, 421 – 3º andar
Campus Unicamp
CEP 13083-859 – Campinas – SP – Brasil
Tel./Fax: (19) 3521-7718 / 7728
www.editoraunicamp.com.br – vendas@editora.unicamp.br

Esta obra é dedicada a todas as pessoas que estudam e aprendem com a ayahuasca.

Agradecimentos

Agradecemos cordialmente a todos os autores e autoras pelo seu comprometimento na elaboração dos capítulos, bem como pela sua paciência diante do processo editorial. Em particular, expressamos nossa gratidão à biomédica Joice Cruz Jatobá, pela sua dedicada revisão técnica da obra. Também desejamos estender nossos agradecimentos a todas as pessoas envolvidas no Icaro, cujo apoio moral e colaboração foram fundamentais para o êxito deste projeto.

Sumário

APRESENTAÇÃO

Por que estudar ayahuasca em uma perspectiva multidisciplinar?

Luís Fernando Tófoli

Antes de começar, é importante que esteja claro do que se está falando quando o tema é a ayahuasca. Embora as autoras e autores dos diversos capítulos deste livro usem de suas próprias palavras para defini-la, é importante iniciar aqui, na apresentação desta obra, o processo de tentar delinear o termo em sua polissemia.

A definição mais básica é dizer que a ayahuasca é uma bebida de origem indígena produzida pela decocção de duas plantas de origem amazônica, o cipó *Banisteriopsis caapi* e as folhas do arbusto *Psychotria viridis*, que tem propriedades psicoativas que a incluem no conjunto das substâncias psicodélicas e cujo uso religioso e ritual é permitido no Brasil. Entretanto, essa definição sintética guarda dentro de si diversos desdobramentos possíveis.

A complexidade da ayahuasca

Podemos principiar, por exemplo, pela questão da nomeação da ayahuasca. Somos informados, normalmente, que a palavra tem origem no idioma quéchua, e que, pela junção das raízes *aya* (espírito, morto, cadáver) e *waska* (corda, trepadeira, cipó) se conclui que ela se traduziria em algo como "cipó dos mortos", "liana dos espíritos".[1] Porém, o universo cultural ao qual a ayahuasca pertence toma uma considerável parte da Amazônia Ocidental, em um grande conjunto de países, que inclui Brasil, Peru, Venezuela, Equador, Colômbia e Bolívia.[2] Sendo assim, ela tem um grande número de denominações em diversas línguas. Além do termo que se tornou "oficial" dentro da academia – ayahuasca –, entre os nomes indígenas podemos citar *yagé*, *kahpi*, *oni*, *nixi pãe*, *natem*, *kamarampi*, *rami*, e muitos outros.[3] Nas religiões ayahuasqueiras brasileiras, os principais nomes são *Daime* ou *Santo Daime* (usado pelas linhas do Santo Daime e da Barquinha), *Vegetal* e *Hoasca* (usados pela União do Vegetal e suas dissidências).[4]

Mas a multiplicidade linguística da ayahuasca vai além dos nomes pelos quais ela é chamada. Nas diversas tradições indígenas, a ayahuasca se insere em uma cosmogonia específica que não costuma estar separada da própria visão de cada povo e, portanto, traduz-se em uma série de outras palavras. Por exemplo, o uso do *nixi pãe* pelos Huni Kuin não pode ser alienado dos conceitos de *yuxin* (espírito), *dami* (visão xamânica) e mesmo dos *kene*, tipo de arte gráfica característica dos grupos linguísticos Pano e que tem semelhança com determinadas visões experienciadas sob o efeito da ayahuasca.[5] No caso dos Yepá Mahsã (Tukano), o uso ritual do *kahpi* não pode ser entendido fora de suas práticas cerimoniais (*póose*), o conjunto de suas narrativas originárias (*kihti ukũse*) e a troca do que se traduz, de forma apenas aproximada, como "benzimentos" (*bahsese*).[6] Como se pode imaginar a partir desses dois breves exemplos, para cada grupo há usos e traduções diversas para a beberagem, que vão da pura celebração ao contato com o mundo não material, passando pela feitiçaria, pela adivinhação e pela cura – sendo usada pelo curador, pelo doente ou por ambos – e mesmo pela guerra e por caçadas, quando a ayahuasca é usada para descobrir onde está o inimigo ou a caça.[7]

Mesmo nos grupos urbanos que usam ayahuasca em contexto ritual e religioso, há marcadas diferenças de vocabulário. Quem é do Daime ou da Barquinha *toma Daime*. Os adeptos da União do Vegetal (UDV) *bebem Vegetal*. Os oriundos de grupos neoxamânicos preferem habitualmente dizer que *consagram a Medicina* ou *Ayahuasca*. O Daime, por exemplo, reza uma versão modificada do *Pai Nosso* ao início e fim de seus rituais, chamados *trabalhos*, que, entre outras mudanças, diz "Vamos nós ao Vosso Reino".[8] Os rituais na UDV são chamados de *sessões*. Os grupos neoxamânicos são mais flexíveis, podendo usar, dependendo da tradição, termos variados: *ritual*, *sessão*, *trabalho*, *consagração*. A preparação ritual da bebida é chamada de *feitio* pelas tradições do Daime e de *preparo* pela linha da UDV. As plantas também têm nomes diferentes: o cipó é *mariri* para a UDV e *jagube* para o Daime e na Barquinha, e o arbusto é, respectivamente, *chacrona* ou *rainha*. Um mergulho mais profundo na letra das músicas (*hinos*) do Daime ou na peculiar fala ritual da UDV e seus cânticos (*chamadas*), que evitam palavras cujo *mistério* (significado espiritual) seja desfavorável,[9] traria, certamente, um patrimônio linguístico-cultural que, até onde sei, ainda não foi suficientemente estudado.

Se nos movermos do campo da língua para o mundo das plantas, nos confrontaremos com mais nuances. As religiões ayahuasqueiras utilizam de forma quase universal o que poderíamos chamar de ayahuasca "clássica", feita com *B. caapi* e *P. viridis*. Entretanto, o *yagé* é mais habitualmente feito da composição de *B. caapi* com outro cipó, *Diplopterys cabrerana*, que contém n,n-dimetiltriptamina (DMT), o mesmo princípio ativo psicodélico presente na *P. viridis*. Além disso, o preparo feito pelos vegetalistas ribeirinhos da Amazônia Peruana e pelas diversas tradições indígenas pode trazer uma enorme variedade de plantas na produção das variadas formulações da ayahuasca, incluindo o tabaco (*Nicotiniana tabacum*), a trombeta ou toé (*Brugmansia suaveolens*), a coca (*Erythroxylum coca*) e outras espécies, psicoativas ou não.[10]

Acabei de mencionar a existência de uma ayahuasca "clássica". Os principais princípios ativos derivados desta formulação são a já mencionada DMT e as betacarbolinas – todas elas quimicamente classificadas como alcaloides. A DMT, oriunda das folhas de *P. viridis* (e por vezes do cipó *D. cabrerana*), se liga nos receptores do subtipo 2_A de neurônios ativados pelo neurotransmissor serotonina. Essa é uma ação em comum com os chamados psicodélicos tradicionais: LSD, mescalina, psilocibina, entre outros. Entretanto, a DMT faz parte do conjunto de substâncias que é rapidamente degradada nos sistemas digestório e nervoso por uma enzima chamada monoamina oxidase A (MAO-A). Se ingerida por via oral de forma isolada, a DMT não tem efeitos psicodélicos. As betacarbolinas presentes nos troncos e ramos de *B. caapi* têm, portanto, um papel importante nos efeitos visionários da ayahuasca.[11] Nomeadamente, as principais betacarbolinas presentes na ayahuasca são a harmina, a harmalina e a tetrahidroharmina. Essas substâncias, além de promoverem a absorção e uma ação mais prolongada da DMT no organismo, também têm propriedades psicoativas, principalmente sedativas. Não cabe estender essa discussão nesta introdução, mas tanto a DMT quanto as betacarbolinas têm uma série de efeitos no sistema nervoso central que as torna interessantes para a exploração neurocientífica e a pesquisa clínica. Como se pode imaginar, uma vez que estamos falando de um produto natural, a ayahuasca pode ter composições extremamente díspares, derivadas de uma série de fatores, que vão desde a variação na concentração de alcaloides nas plantas colhidas até o tempo de cozimento escolhido pela pessoa que prepara a bebida.[12]

Mesmo sem considerar o intrincado universo indígena do uso da ayahuasca, que já é bastante rico, as visões que a sociedade dos ditos civilizados têm sobre essa bebida também comportam diversas perspectivas. Por um lado, a ayahuasca é um sacramento, uma bebida ritual utilizada para dar acesso a domínios sagrados.[13] Por outro, ela pode ser entendida como uma droga alucinógena potencialmente perigosa, com riscos à saúde, especialmente à saúde mental.[14] Outra perspectiva frisa o fato de que a ayahuasca é reconhecida por diversas pessoas como uma fonte de autoaprendizagem e desenvolvimento pessoal, com ou sem o apoio de psicoterapia.[15] E, mais recentemente, uma gama de estudos clínicos abre caminhos para trazer evidências, sob a luz da ciência empírica, sobre o potencial terapêutico da ayahuasca para o tratamento de transtornos mentais, em especial a depressão e os transtornos do uso de substâncias.[16]

O *status* social complexo da ayahuasca no Brasil torna o seu estudo ainda mais fascinante. Seu uso legalizado no país provavelmente impulsionou o fato de que, no momento, os artigos de cientistas brasileiras e brasileiros estão entre os mais influentes da chamada Renascença Psicodélica, período de pesquisa iniciado no final dos anos 1990 que retoma as pesquisas com psicodélicos em humanos.[17] O longo arco da regulamentação nacional da ayahuasca, iniciada nos anos 1980 e só concluído no início do século XXI com a resolução nº 1/2010 do Conselho Nacional de Políticas sobre Drogas,[18] traz uma perspectiva peculiar entre as nações para a regulamentação de uma substância psicodélica. A ayahuasca é atualmente autorizada no Brasil para uso ritual, mas não para o emprego terapêutico – o que ocorre no Peru. Além disso, há uma série de regras acordadas entre os grupos ayahuasqueiros para a realização de um uso ritual mais seguro, que incluem uma anamnese de novatos, a recomendação de evitar administrar a ayahuasca em casos de transtornos mentais graves e a diretriz de não misturar a bebida com outras substâncias psicoativas – o que, na prática, frequentemente tem exceções. Se o processo da legitimação oficial da ayahuasca envolveu principalmente os bebedores religiosos e pesquisadores, o país tem testemunhado mais recentemente o crescimento do protagonismo dos povos originários nesse cenário, seja com a organização de rituais em suas aldeias e nos centros urbanos fora da Amazônia, seja com a busca pelo reconhecimento de que a ayahuasca é uma tecnologia de origem indígena, como demarcam as diversas Conferências Indígenas da Ayahuasca.[19]

O campo da ayahuasca é rico, inclusive, porque tantas linhas diversas de seu consumo – que são frequentemente antagonistas – geram um universo de disputas que precisa, inclusive, ser navegado com cuidado por quem deseja estudar a bebida e seus usos.[20] Como se pode perceber, o tema é vasto, intrincado e cheio de nuances. Entre as áreas do conhecimento que já tocaram no campo da ayahuasca podemos citar um grande número, sem esgotar completamente a lista: agronomia, antropologia, arqueologia, artes, bioética, biologia, bioquímica, botânica, ciência política, comunicação, direito, etimologia, etnobotânica, farmacologia, filosofia, história, neurociências, pedagogia, psicologia, psiquiatria, química, sociologia, teologia, toxicologia etc. Desde 1850, o ano que marca o encontro entre a ciência ocidental e a ayahuasca, que se deu quando o botânico Richard Spruce conheceu e bebeu ayahuasca com povo Yepá Mahsã do rio Uaupés, no Alto Rio Negro,[21] a quantidade de conhecimento sobre a ayahuasca vem crescendo exponencialmente, assim como a sua extensão territorial de influência.[22] Esse crescimento indica o fato de que só é possível obter um razoável conhecimento sobre a ayahuasca se o paradigma do campo disciplinar único for dissolvido. A ayahuasca é, por excelência, um campo multidisciplinar no qual a diversidade de saberes não é só desejável, mas necessária.

O conteúdo deste volume

É nesse espírito que está a iniciativa deste livro. Procuramos juntar as experiências múltiplas e variadas dos diversos participantes e colaboradores de um grupo de pesquisa nascido na Universidade Estadual de Campinas e que atualmente conta com a colaboração de pesquisadores de diversos locais: o Icaro – Interdisciplinary Cooperation for Ayahuasca Research and Outreach, ou Cooperação Interdisciplinar para a Pesquisa e Extensão da Ayahuasca. A obra que você ora lê brotou inicialmente de um curso internacional ministrado de 2017 a 2019, depois transformado, em 2021, em um curso de extensão *on-line* chamado *Perspectivas Interdisciplinares da Ayahuasca*. Recentemente, em 2022, o curso teve também uma versão internacional abreviada na Universidade de Tartu, na Estônia. Os participantes do curso e alguns convidados e convidadas se juntaram para produzir este volume.

O livro é dividido em três partes: *Ayahuasca, Natureza e Humanidades*, *Ayahuasca e Saúde Mental*, e *Ayahuasca e Pesquisas Experimentais*. A primeira parte foca uma combinação de estudos botânicos, antropológicos, bioéticos e comunicacionais da ayahuasca. Ele se inicia com o capítulo "Aspectos botânicos e ecológicos da ayahuasca", da bióloga Camila Dias e o etnobotânico Ricardo Monteles, que foca as plantas que compõem a ayahuasca, seus detalhes botânicos e uma discussão sobre a ecologia e o manejo dessas espécies. Considerando o uso crescente da ayahuasca, discutir o impacto ambiental da sua exploração é uma questão particularmente relevante no contexto atual. A seguir, a antropóloga Sandra Goulart nos traz o capítulo "As religiões ayahuasqueiras brasileiras e o cenário contemporâneo transnacional da ayahuasca: panorama histórico e atualizações". Nele nos é apresentado o percurso histórico dos usos religiosos da ayahuasca, sem deixar de contemplar o recente surgimento dos novos atores no campo ayahuasqueiro, com destaque para as tradições indígenas. O capítulo seguinte, "Aspectos bioéticos do cuidado com ayahuasca", de autoria do bioeticista e biólogo Luis Felipe Valêncio, foca o que se poderia chamar de uma bioética da ayahuasca guiada pela noção de cuidado. O texto debate, sob a luz da globalização, os princípios norteadores para práticas de uso da ayahuasca em diversos contextos, das religiões aos grupos de pesquisa. Encerrando o bloco inicial, o jornalista Nathan Fernandes nos traz o capítulo "Ayahuasca na mídia: abrindo as portas da redação", que combina estudos de comunicação com uma visão crítica à chamada Guerra às Drogas, indicando as tendências que moldaram a percepção pública – incluindo o papel da mídia – sobre a ayahuasca.

A segunda parte do livro foca a saúde mental e abre com o texto do biólogo e psicofarmacologista Lucas Maia e do psicólogo e neurocientista Dimitri Daldegan-Bueno chamado "Fronteiras do conhecimento científico sobre o potencial terapêutico da ayahuasca". Ele debaterá, sob a luz das evidências biomédicas disponíveis, o potencial da ayahuasca como ferramenta para mitigar o sofrimento causado por diversos transtornos mentais, além de incluir uma discussão sobre possíveis aplicações para doenças físicas. A seguir, o psiquiatra Fabio Carezzato apresenta um capítulo dedicado especificamente a discutir o potencial uso da ayahuasca para pessoas com transtornos do uso de substâncias. Seu título é "O uso da ayahuasca no cuidado de pessoas com uso problemático de drogas". Dimitri Daldegan-Bueno e o psicólogo Alexandre Pontual trazem a seguir um capítulo sobre a mensuração dos efeitos da ayahuasca, denominado "Como avaliar cientificamente os efeitos subjetivos proporcionados pela ingestão da ayahuasca". A construção e o uso de ferramentas psicométricas capazes de auxiliar na compreensão quantitativa das experiências produzidas por psicodélicos, incluindo a ayahuasca, configuram um importante tema na expansão do conhecimento sobre os impactos da bebida. A seguir, temos dois textos escritos por psicólogos e psicanalistas: Daniel Kazahaya, que segue a abordagem psicanalítica do britânico Donald Winnicott, brinda-nos com o texto "Ayahuasca e os fenômenos psíquicos: uma exploração à luz da psicanálise", que traça um amplo arco que vai das pesquisas psicodélicas ao divã, passando por uma discussão que inclui a religião e a arte visionária. Já Rodolfo Olivieri, que estuda a abordagem do francês Jacques Lacan, nos oferece "Divãs psicodélicos e a manifestação do sujeito: um olhar psicanalítico sobre a experiência com a ayahuasca". No texto encontramos uma discussão original sobre alguns aspectos da experiência da ayahuasca sob a perspectiva psicanalítica lacaniana.

Concluindo o livro temos quatro capítulos marcados pela ciência experimental. Em "Estudos com ayahuasca e animais experimentais", a bióloga Sueli Netto discute o uso de modelos animais para pesquisas com ayahuasca, incluindo suas contribuições e limitações. Dimitri Daldegan-Bueno e Lucas Maia, dessa vez com a colaboração da biomédica Natália Simionato e da bióloga Vanessa Favaro, trazem mais uma contribuição, com o capítulo "O que as pesquisas pré-clínicas nos dizem sobre a ayahuasca". O texto destaca os resultados de pesquisas biomédicas com animais e como esse conjunto de resultados nos traz informações importantes sobre o uso humano da ayahuasca. Focada em neurociências, a contribuição a seguir, "Ayahuasca e o cérebro", escrita pela neurocientista Isabel Wießner, traz um panorama minucioso de uma pletora de técnicas e experimentos que nos auxiliam a compreender o que sabemos e o que ainda não sabemos sobre as ações da bebida no sistema nervoso central. Concluindo o livro temos o capítulo "Metabolômica da ayahuasca", dos químicos Emerson Andrade dos Santos e Alessandra Sussulini, focado em estudos de análise de composição e caracterização dos compostos da ayahuasca, assim como na avaliação de como esses compostos são capazes de alterar o metabolismo.

Como se pode ver, este é um trabalho amplo, mas com certeza ainda não cobre todas as disciplinas que se debruçam sobre a ayahuasca. Os temas que foram cobertos neste volume refletem as áreas que os componentes do nosso grupo de pesquisa estudam. Notadamente, diversas outras visões poderiam se somar, em especial a presença de autorias e temáticas indígenas, algo que gostaríamos de poder abraçar no Icaro nos anos vindouros. Mesmo assim, a equipe organizadora composta de Lucas Maia, Camila Dias, Luis Felipe Valêncio e eu, e contando com a relevante colaboração de Joice Cruz Jatobá nos trabalhos editoriais, estamos felizes em poder apresentar este livro como a materialização de anos de dedicação ao tema. Esperamos que as leitoras e os leitores deste volume se sintam tão cativados e intrigados pelos mistérios acadêmicos da ayahuasca quanto nós nos sentimos impelidos a seguir estudando, aprendendo e respeitando o que a ayahuasca e as pessoas que partilham dela nos têm a ensinar.

Referências bibliográficas

ARAÚJO, D. B. "Evidence for the therapeutic effects of ayahuasca". *In*: SESSA, B. & WINKELMAN, M. (ed.). *Advances in psychedelic medicine: State-of-the-art therapeutic applications*. Santa Barbara, ABC-CLIO, 2019, pp. 102-123.

ASSIS, G. L. & RODRIGUES, J. A. "De quem é a ayahuasca? Notas sobre a patrimonialização de uma 'bebida sagrada' amazônica". *Religião & Sociedade*, vol. 37, n. 3, 2017, pp. 46-70.

CONSELHO NACIONAL DE POLÍTICAS SOBRE DROGAS (Conad). Resolução nº 1 de 25 de janeiro de 2010. *Diário Oficial da União*, 26 jan. 2010.

DIAMENT, M.; GOMES, B. R. & TÓFOLI, L. F. "Ayahuasca and psychotherapy: Beyond integration". *In*: CAVNAR, C. & LABATE B. C. (ed.). *Ayahuasca healing and science*. 1st ed. Cham, Springer, 2021, pp. 63-79.

DOMÍNGUEZ-CLAVÉ, E.; SOLER, J. & ELICES, M., *et al*. "Ayahuasca: Pharmacology, neuroscience and therapeutic potential". *Brain Research Bulletin*, vol. 126, pt 1, Sep. 2016, pp. 89-101.

FERNANDES, F. O. P.; AZEVEDO, D. L. & BARRETO, J. P. *et al*. "The macro cultural psychology understanding of the constitution of a Yepa Mahsã person". *Culture & Psychology*, vol. 27, n. 2, 2021, pp. 243-257.

FOTIOU, E. "The globalization of ayahuasca shamanism and the erasure of indigenous shamanism". *Anthropology of Consciousness*, vol. 27, n. 2, 2016, pp. 151-179.

FRECSKA, E. "The risks and potential benefits of ayahuasca use from a psychopharmacological perspective". *In*: JUNGABERLE H. & LABATE B. C. (ed.). *The internationalization of Ayahuasca*. Münster, LIT Verlag, 2011, pp. 151-166.

GÓMEZ RINCÓN, C. M. "The spiritual dimension of yage shamanism in Colombia". *Religions*, vol. 11, n. 7, 2020, p. 375.

KAASIK, H.; SOUZA, R. C. Z. & ZANDONADI, F. S. *et al*. "Chemical composition of traditional and analog ayahuasca". *Journal of Psychoactive Drugs*, vol. 53, n. 1, 2021, pp. 65-75.

LABATE, B. C. "A literatura brasileira sobre as religiões ayahuasqueiras". *In*: ARAÚJO, W. S. & LABATE, B. C. (ed.). *O uso ritual da ayahuasca*. Campinas, Mercado de Letras, 2004, pp. 231-273.

LABATE, B. C.; CAVNAR, C. & FREEDMAN, F. B. "Notes on the expansion and reinvention of ayahuasca shamanism". *In*: CAVNAR, C. & LABATE, B. C. (ed.). *Ayahuasca shamanism in the Amazon and beyond*. New York, Oxford University Press, 2014, pp. 3-15.

LABATE, B. C. & ASSIS, G. L. "A critical review of the literature on the diaspora of Brazilian ayahuasca religions". *In*: CAVNAR, C. & LABATE, B. C. (ed.). *The expanding world ayahuasca diaspora: appropriation, integration and legislation*. New York, Routledge, 2019, pp. 1-21.

LABATE, B. C.; MACRAE, E. & GOULART, S. "Brazilian ayahuasca religions in perspective". *In*: LABATE, B. C. & MACRAE, E. (ed.). *Ayahuasca, ritual and religion in Brazil*. New York, Routledge, 2016, pp. 17-36.

LAWRENCE, D. W.; SHARMA, B. & GRIFFITHS, R. R. "Trends in the top-cited articles on classic psychedelics". *Journal of Psychoactive Drugs*, vol. 53, n. 4, 2021, pp. 283-298.

LUZ, P. "O uso ameríndio do caapi". *In*: LABATE, B. C. & SENA-ARAÚJO, W. (ed.). *O uso ritual da ayahuasca*. Campinas, Mercado de Letras, 2004, pp. 37-68.

MAIA, L. O.; DALDEGAN-BUENO, D. & WIEßNER, I. *et al*. "Ayahuasca's therapeutic potential: what we know – and what not". *European Neuropsychopharmacology*, vol. 66, 2023, pp. 45-61.

MELO, R. V. "Between ecstasy and reason: a symbolic interpretation of UDV trance". *In*: CAVNAR, C.; GEARIN, A. K. & LABATE, B. C. (ed.). *The world ayahuasca diaspora: reinventions and controversies*. New York, Routledge, 2017.

METZNER, R. "Introduction: Amazonian vine of visions". *In*: METZNER, R. (ed.). *Sacred vine of spirits: ayahuasca*. Rochester, Park Street Press, 2006, pp. 1-62.

MORALES-GARCÍA, J. A.; DE LA FUENTE REVENGA, M. & ALONSO-GIL, S. *et al.* "The alkaloids of *Banisteriopsis caapi*, the plant source of the Amazonian hallucinogen ayahuasca, stimulate adult neurogenesis *in vitro*". *Scientific Reports*, vol. 7, n. 1, 2017, p. 5309.

REESINK, E. "Xamanismo kanamari". *In*: BUCHILLET, D. (ed.). *Medicinas tradicionais e medicina ocidental na Amazônia*. Belém, Edições Cejup, 1991, pp. 89-109.

REHEN, L. K. F. "Receber não é compor: música e emoção na religião do Santo Daime". *Religião & Sociedade*, vol. 27, n. 2, pp. 181-212.

SILVA, D. B. "Yubaka Hayrá: notas sobre a Conferência Indígena da Ayahuasca". *Campos – Revista de Antropologia*, vol. 19, n. 1, 2018, pp. 183-193.

SPRUCE, R. *Notes of a botanist on the Amazon and Andes*, vol. 2. London, MacMillan, 1908.

SUEGɄ, D. L. A. *Agenciamento do mundo pelos Kumuã Ye'pamahsã: o conjunto dos bahsese na organização do espaço Di'ta Nʉhkʉ*. Manaus, Neai/Edua, 2018.

TERCEIRA CONFERÊNCIA INDÍGENA DA AYAHUASCA. "Carta aberta das organizações: Terceira Conferência Indígena da Ayahuasca". *Crônicas Indigenistas* (Blog). Disponível em: <https://cronicasindigenistas.blogspot.com/2019/10/carta-aberta-das-organizacoes-3a.html>. Acesso em: 14/9/2022.

Notas

1 Metzner, 2006.

2 Labate *et al.*, 2014.

3 Reesink, 1991; Luz, 2004; Gómez Rincón, 2020; Fernandes *et al.*, 2021.

4 Labate, 2004.

5 Luz, 2004.

6 Suegʉ, 2018.

7 Fotiou, 2016.

8 Rehen, 2007.

9 Melo, 2017

10 Morales-Garcia *et al.*, 2017.

11 Dominguez-Clavé *et al.*, 2016.

12 Kaasik *et al.*, 2021.

13 Labate *et al.*, 2016.

14 Frecska, 2011.

15 Diament *et al.*, 2021.

16 Araújo, 2019; Maia *et al.*, 2023.

17 Lawrence *et al.*, 2021.

18 Conad, 2010.

19 Silva, 2018; Terceira Conferência Indígena da Ayahuasca, 2019.

20 Assis & Rodrigues, 2017.

21 Spruce, 1908.

22 Labate & Assis, 2019.

PARTE 1

Ayahuasca, natureza e humanidades

1

Aspectos botânicos e ecológicos da ayahuasca

Camila Dias e *Ricardo Monteles*

Neste capítulo, os aspectos botânicos da ayahuasca estão inscritos em uma breve revisão das definições identitárias da bebida, seguida do histórico etnobotânico dos primeiros registros de seu uso. Apresentamos as principais características de *Banisteriopsis caapi* (Spruce ex. Griseb) C. V. Morton e *Psychotria viridis* Ruiz & Pav, com o objetivo de familiarizar o leitor no reconhecimento das plantas. Por fim, o recorte da discussão ecológica se estabelece na abordagem das principais interações ecológicas interespecíficas observadas em campo, encerrando-se em alguns apontamentos no debate sobre a sustentabilidade da ayahuasca.

§

Palavra de origem quéchua (ou quíchua), ayahuasca refere-se originalmente ao cipó *B. caapi*, cujo significado traduz-se por "cipó da alma" ou "liana dos espíritos".[1] O *kahpi*, nome dado pelo povo Tukano (*Yepá Mahsã)* ao cipó da ayahuasca,[2] designa essa *planta maestra,* ou seja, planta professora, aquela que direciona os pajés e xamãs no estudo sensível das plantas curativas.[3]

A ayahuasca indígena pode ser preparada a partir do cozimento do lenho e/ou raízes de *B. caapi* isolado, como pode também ser preparada com o uso associado de outras plantas ao cipó, incluindo, por exemplo, espécies pertencentes aos gêneros *Banisteriopsis* spp., *Brugmansia* spp., *Diplopterys* spp., *Nicotiana* spp., *Psychotria* spp., *Tabernaemontana* spp., entre outras.[4]

No caldeirão da rica diversidade das "ayahuascas", temos aquela feita a partir do lenho de *B. caapi* com as folhas do cipó *Diplopterys cabrerana* (popularmente conhecida por *chaliponga* ou *chagropanga*), sendo amplamente conhecida como *yajé*, *yagé da água* ou *oco-yagé*, a "ayahuasca colombiana".[5]

Atualmente, a forma mais comum de preparação ritual da ayahuasca contempla a união do lenho macerado do cipó *B. caapi* às folhas de *P. viridis,* sendo protagonizado por diversas etnias sul-americanas e religiões ayahuasqueiras brasileiras (Santo Daime, Barquinha e União do Vegetal) e grupos distribuídos em diferentes países, como Estados Unidos, Canadá, Espanha, Holanda, Alemanha, Japão e Austrália.[6]

Ao longo da história da colonização da América do Sul, diferentes episódios do registro de uso da ayahuasca foram documentados. Em meados do século XVIII, missionários jesuítas testemunharam rituais indígenas na região do Rio Napo, na Amazônia ocidental. Monteles,[7] em seu levantamento histórico, constatou que, majoritariamente, os relatos na *Compañia de Jesús* produziram uma imagem religiosamente enviesada a respeito das práticas rituais indígenas com plantas sagradas. Segundo o autor, as narrativas mantiveram-se centradas na visão de que os rituais com a bebida representavam práticas pagãs nas quais os xamãs protagonizaram discursos charlatânicos.

Já em meados do século XIX, o uso do cipó na Amazônia brasileira e colombiana foi registrado pelo naturalista britânico Richard Spruce. A amostra de *B. caapi* coletada por Spruce em 1853 às margens do Rio Uaupés em um ritual Tukano (*Yepá Mahsã*) está depositada no acervo de herbário do *Royal Botanic Gardens*, em Kew (Reino Unido). Durante os 15 anos de sua expedição percorrendo afluentes do Rio Negro, Rio Uaupés e outros, Spruce coletou e descreveu aproximadamente 8 mil espécies, contribuindo sistematicamente para a classificação do cipó *B. caapi* e de muitas outras plantas.[8]

Atento ao valor desses achados, Alfred Russel Wallace editou e publicou em 1908 o livro *Notes of a Botanist on the Amazon and the Andes*, no qual estão sumarizados os principais registros de Richard Spruce.[9] Ainda no contexto descritivo das práticas culturais com o caapi, o geógrafo Manuel Villavicencio registrou em 1858 uma rica observação sobre o uso da "ayaguasca" a partir da perspectiva de sua própria experiência com a bebida entre os Záparos no Equador, na região do rio Napo.[10]

A importância da ayahuasca para os povos indígenas foi sendo progressivamente melhor compreendida, de maneira que novas observações surgiram para explicar, por exemplo, os propósitos de uso da bebida. O etnobotânico Richard Evans Schultes, em sua jornada durante cerca de 20 anos na Amazônia pesquisando o uso tradicional de plantas psicoativas, constatou a profunda relação do *caapi* em todos os aspectos da vida indígena, desempenhando papéis não apenas nos âmbitos da espiritualidade e saúde, mas nas relações comunitárias dentro e entre as aldeias.[11] É possível imaginar que o caminho percorrido pelos naturalistas e etnobotânicos dedicados à identificação das plantas utilizadas na ayahuasca tenha contribuído para a expansão do cultivo dessas espécies.

Banisteriopsis caapi (Spruce ex. Griseb) C. V. Morton

Conhecido popularmente por "caapi", "jagube" ou "mariri", *Banisteriopsis caapi* pertence à família Malpighiaceae e é uma trepadeira lenhosa gigante, cujos indivíduos podem acumular mais de 1 tonelada de biomassa ao longo de várias décadas de existência em condições nativas.[12]

Trata-se de uma espécie com um sistema de raízes apto a acessar água em solos profundos, e seu corpo aéreo se desdobra em ramificações que se expandem tanto no solo da floresta como nos estratos mais altos (dossel), sendo sustentado pelos componentes arbóreos da comunidade vegetal.[13] O padrão de distribuição das folhas no cipó é chamado "oposta dística", com as gemas foliares posicionadas em dois lados do ramo, em uma disposição que se repete ao longo do mesmo eixo na planta.[14]

As glândulas de Malpighi são nectários de órgãos vegetativos, presentes não só em *B. caapi,* mas em muitas outras espécies da família Malpighiaceae; são amarelas e redondas, com aproximadamente 1 mm de diâmetro, localizadas na porção abaxial da folha, próxima ao pecíolo. Trata-se de nectários extraflorais que secretam açúcares e favorecem o patrulhamento da planta por formigas e outros insetos.[15]

A inflorescência, ou seja, o conjunto de flores, é normalmente composta de flores brancas e rosas, dispostas em cachos abundantes. As flores contêm cinco pétalas, e uma delas se diferencia como um recurso de sinalização para os insetos polinizadores (Figura 1.1). O florescimento do cipó acontece nos meses de julho, agosto e setembro, podendo variar de acordo com a região onde está estabelecido. Cada flor integralmente polinizada dá origem a uma sâmara, composta de três frutos secos alados chamados samarídeos. As sementes do cipó estão abrigadas na ponta dos samarídeos, que apresentam um formato de pá de hélice, apropriados para a dispersão pelo vento. A cor e o desenho interno do lenho são parâmetros importantes para a identificação do cipó em situações nas quais a inflorescência não pode ser vista, seja devido ao estado fenológico da planta (se estiver em estado vegetativo, por exemplo), seja pela dificuldade de acessar os ramos mais altos.

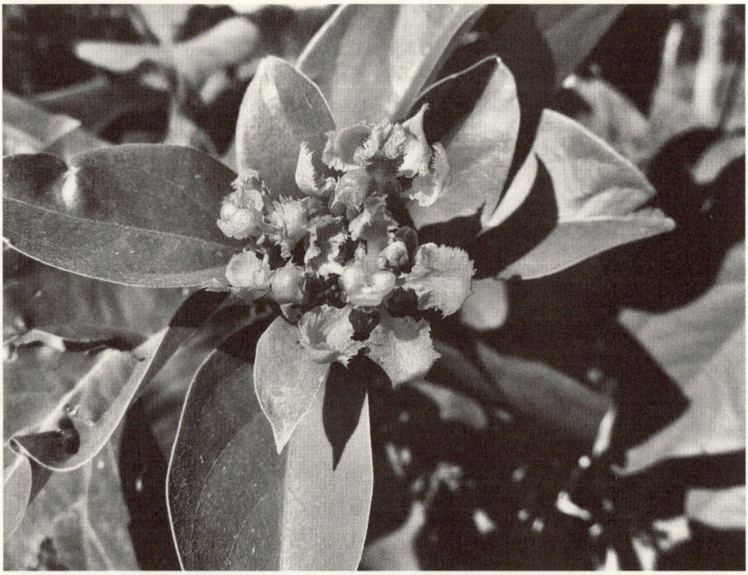

Figura 1.1: Detalhe da inflorescência de *Banisteriopsis caapi* cultivada e estabelecida na Coleção de Plantas Aromáticas e Medicinais (CPMA) do Centro Pluridisciplinar de Pesquisas Químicas, Biológicas e Agrícolas (CPQBA) da Universidade de Campinas (Unicamp). Município de Paulínia, São Paulo. 2019. Foto: Camila Dias.

Ainda que dentro de uma considerável variabilidade quanto aos formatos externos, *B. caapi* apresenta uma conformação específica dos vasos condutores que formam um desenho floral no corte transversal do caule. A coloração dourada/avermelhada/arroxeada também se apresenta em um corte superficial da casca, facilitando sua identificação. É notável a diversidade observada nos tipos de cipós que ainda hoje ocupam o clado de *B. caapi* na botânica sistemática, por isso a necessidade de revisão taxonômica de suas variedades tem sido crescentemente discutida na comunidade científica.[16]

Atualmente, reconhece-se uma subdivisão inicial para tais variedades, em que há os "cipós lisos", como o "tucunacá" e o "arara", e os "cipós de nó", como o "caupuri" e o "cabi" (Figura 1.2). Em seu trabalho de doutorado, Monteles[17] realizou o mapeamento de diversas nomenclaturas e parâmetros utilizados na identificação dos morfotipos na "taxonomia cabocla", durante o acompanhamento da extração de plantas nativas, cultivo e feitio da bebida em comunidades do Santo Daime na Amazônia brasileira. Nesse estudo, características morfológicas, como a cor da seiva e a estrutura do caule (com ou sem nó), foram associadas à observação do comportamento de desintegração do lenho (durante a "bateção") para a composição de uma tabela que reúne variedades pouco conhecidas no Sudeste brasileiro, como os cipós "peixe", "doce", "São Francisco", "juruá" e "quebrador".[18]

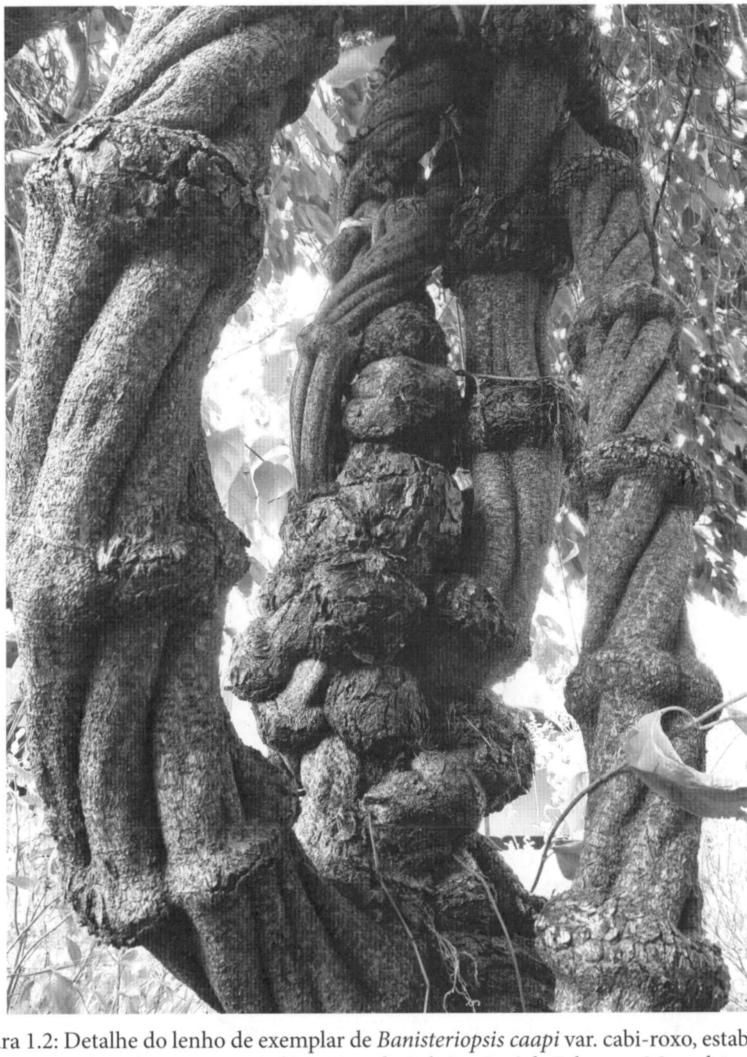

Figura 1.2: Detalhe do lenho de exemplar de *Banisteriopsis caapi* var. cabi-roxo, estabelecido em área cultivada no Centro Eclético Luz do Sol. São José de Ribamar, Maranhão. 2019. Foto: Ricardo Monteles.

Sabe-se também que particularidades farmacológicas dos morfotipos podem refletir em alterações nas propriedades organolépticas da ayahuasca, como cor, sabor e viscosidade da bebida.[19] Além da variabilidade morfológica existente nos diferentes tipos de cipó, é possível que fatores climáticos e ambientais estejam associados às variações na composição dos principais alcaloides de *B. caapi*: as beta-carbolinas (harmina, harmalina e tetrahidroharmina). Um estudo recente liderado por pesquisadores da Universidade de Brasília detectou as diferenças fitoquímicas entre variedades nativa e cultivadas fora do domínio morfoclimático amazônico.[20] Dentre os principais achados dessa pesquisa, os autores verificaram maior teor de harmina em plantas nativas, enquanto as plantas cultivadas no domínio do Cerrado continham maior concentração de tetrahidroharmina, sugerindo a alteração da composição fitoquímica da planta em função do ambiente onde habita. Um aspecto interessante desse estudo está na constatação de que não houve diferença significativa na comparação entre os teores dos alcaloides quantificados em amostras dos morfotipos caupuri e tucunacá.[21] Esse resultado provoca o questionamento sobre quais componentes fitoquímicos seriam responsáveis pela diferença dos efeitos fisiológicos na experiência com as ayahuascas preparadas a partir dessas duas variedades.[22]

Psychotria viridis Ruiz & Pav.

Pertencente à mesma família do café (Rubiaceae), *P. viridis* é conhecida popularmente como "rainha", "chacrona", "kauá" ou simplesmente "folha". A variedade mais propagada dessa espécie é referida por "cabocla" e pode atingir de 2 a 5 metros de altura. Trata-se de uma planta com pouca resistência à irradiação solar extrema, preferindo ambientes sombreados ou parcialmente iluminados, como o estrato do sub-bosque florestal, beneficiando-se da grande umidade proporcionada pela comunidade vegetal dos domínios amazônicos.

É uma espécie com flores sésseis glomerulares de seis pétalas, sendo a única registrada no gênero *Psychotria* com esse tipo de flor.[23] Flores sésseis são aquelas que estão inseridas diretamente na haste da inflorescência, sendo muito próximas entre si e chamadas "glomerulares" devido ao seu formato globular (visível especialmente quando estão fechadas). Os frutos são carnosos, de coloração vermelha (vinácea) quando maduros e abrigam duas sementes (Figura 1.3). A dispersão pode ocorrer naturalmente ao redor da planta matriz ou através de aves que se alimentam dos frutos e defecam em áreas distantes.[24]

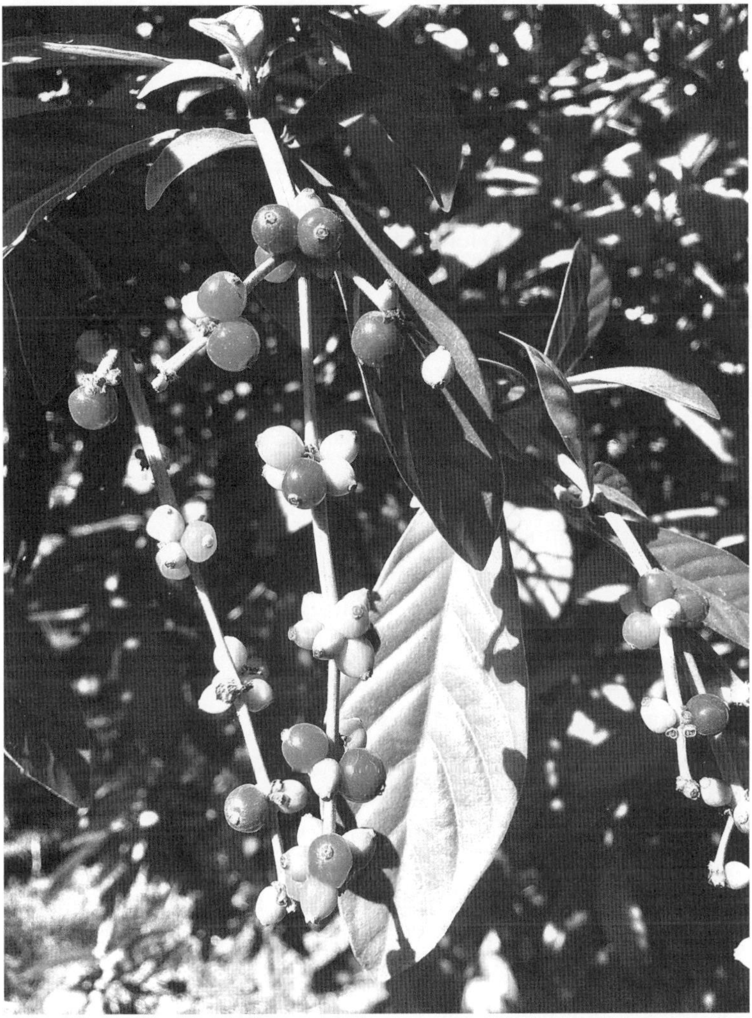

Figura 1.3: Detalhe da inflorescência e folhas de *Psychotria viridis* cultivada e estabelecida na Coleção de Plantas Aromáticas e Medicinais (CPMA) do Centro Pluridisciplinar de Pesquisas Químicas, Biológicas e Agrícolas (CPQBA) da Universidade de Campinas (Unicamp). Município de Paulínia, São Paulo. 2019. Foto: Luís Fernando Tófoli.

A dupla germinação das sementes pode ocasionar o desenvolvimento dos indivíduos adultos unidos desde a base, com ramificações que se manifestam a partir do solo. A propagação vegetativa é uma característica notável em *P. viridis*, uma vez que as folhas têm a capacidade de enraizamento e desenvolvimento de brotos que darão origem a novos indivíduos com a mesma matriz genética. Esse processo é conhecido por estaquia foliar e consiste em um método também utilizado no cultivo dessa espécie devido à sua simplicidade, em que as folhas são plantadas diretamente na terra e demandam a manutenção apenas quanto à irrigação ao longo de 8 a 12 meses até os brotos atingirem um tamanho seguro para o transplante.[25]

As folhas maduras medem cerca de 12-15 cm de comprimento por 4-5 cm de largura e apresentam filotaxia oposta cruzada, ou seja, quando os pares alternam de maneira oposta ao longo do ramo. A superfície desprovida de tricomas (limbo simples) apresenta margem inteira, sendo lisa na parte superior.[26] O ápice é do tipo acuminado e a base é do tipo atenuado, resultando em um formato lanceolado. O padrão de inervação é do tipo broquidódromo, com nervuras secundárias unidas entre si formando arcos nas bordas do limbo.[27]

O pecíolo é especialmente curto e compreende uma característica importante na observação de *Psychotria* spp. em estado vegetativo. Por serem muito semelhantes quando não estão florindo, algumas espécies, como a *P. carthagenensis,* conhecida como "rainha branca" ou "caneluda", apresentam pecíolo relativamente alongado, mas podem ser facilmente confundidas com *P. viridis.* Os ramos apresentam estípulas caducas, interpeciolares, que são estruturas que protegem o meristema apical (a "coroa da rainha") de onde nascem as novas folhas. Ao longo do desenvolvimento da planta e do amadurecimento das folhas, as estípulas vão secando e se assemelham a escamas escurecidas, sendo caducas pelo fato de se desprenderem naturalmente. Chamamos de interpeciolar a localização das inserções das folhas em *P. viridis.*[28]

As domácias são estruturas foliares que compreendem outro importante parâmetro foliar em *P. viridis*, sendo extensões da epiderme dispostas nas axilas da nervura secundária da face inferior (abaxial) da folha, formando abrigos para ácaros que se alimentam de fungos (micófagos). Até onde se sabe, a existência das domácias em diversas espécies de plantas coevoluiu em uma interação mutualística, ou seja, uma relação que beneficia tanto a planta quanto os artrópodes (os ácaros, neste caso), uma vez que o ambiente florestal compreende alta umidade relativa no ar, favorecendo o desenvolvimento de fungos nas folhas.[29]

As domácias estão amplamente presentes na família Rubiaceae devido à sua importância ecológica no controle de fungos patógenos e artrópodes herbívoros.[30] No domínio popular, as domácias representam um importante parâmetro morfológico de referência para a identificação de *P. viridis*, conhecidas como "guias"[31] ou "velas".[32] Contudo, dois estudos recentes identificaram a ausência dessas estruturas em exemplares de *P. viridis* estabelecidos em ambientes não florestais, revelando a necessidade de revisão desse parâmetro como um elemento definitivo de identificação taxonômica.[33]

O processo de domesticação e cultivo em larga escala de *P. viridis* nos diferentes domínios morfoclimáticos favoreceu a observação de alterações morfológicas e fisiológicas nessa espécie.[34] A análise morfológica foliar conduzida em três populações não clonais de *P. viridis* em diferentes regiões do Sudeste do Brasil detectou diferenças significativas quanto ao número de domácias, área foliar e densidade de estômatos em função das condições ambientais. Além disso, alterações anatômicas foram associadas a mecanismos de economia de água, como a presença de tricomas nas estípulas apicais e nas inervações foliares e ductos secretórios ao longo do limbo foliar. Os tricomas são estruturas especializadas da epiderme, que exercem diferentes funções, e nesse caso são do tipo "tectores", formando uma espécie de barreira mecânica contra perda de água. A presença dos ductos secretórios, por sua vez, foi registrada apenas nas folhas da região com menor disponibilidade hídrica, sendo uma característica não antes registrada.[35] Tais características demonstram a capacidade adaptativa de *P. viridis* a diferentes regimes hídricos, sendo uma espécie passível de cultivo em diferentes localidades tropicais.

Alterações morfológicas também foram observadas em um estudo realizado na Universidade Estadual de Campinas, em que 120 mudas clonais de *P. viridis* foram estabelecidas em ambientes contrastantes: a pleno sol e sob sombreamento arborizado. A alta irradiação solar mostrou-se gravemente danosa, comprometendo o desenvolvimento sadio das folhas, que ficaram menores, mais grossas, mais claras e mais susceptíveis à herbivoria. Apesar de as plantas terem desenvolvido caules mais grossos e ramificados, a população estabelecida sob o sol não sobreviveu por mais de quatro anos nessa condição, mesmo com o aporte de um regime hídrico regular. Em contrapartida, as plantas estabelecidas sob a sombra de seringueiras apresentaram maior resiliência durante os períodos de estiagem, com o desenvolvimento de folhas de coloração uniforme, tamanho médio regular e presença abundante de domácias. Esses resultados culminam na perspectiva de que o contexto de plantio agroflorestal seja o mais adequado para o manejo dessa espécie, aliando benefícios não apenas para as plantas de *P. viridis*, mas para a biodiversidade local.[36]

Interações ecológicas

Esta seção resume algumas interações ecológicas observadas nas áreas habitadas pelas plantas da ayahuasca. Tal riqueza nos leva a refletir sobre os aprendizados que podem ocorrer para além da consagração da bebida, da experiência com a substância. A natureza, em seu dinamismo, abriga espécies que coevoluem, que se beneficiam em reciprocidade, que competem por recursos, que matam umas às outras, entre tantas formas de sobrevivência. A pesquisadora Maria Betânia Albuquerque[37] elabora em sua linha de pesquisa os preceitos de uma "pedagogia da floresta", que compreende um dos benefícios de vivermos sob um paradigma mais próximo da regeneração da terra, cultivando a sustentabilidade e respeito às várias formas de vida, acessando outras formas de construir o conhecimento na interação com as "plantas professoras" e os espaços naturais. Com base nessa perspectiva, podemos aprender muito ao testemunhar a complexa rede de interações em um ecossistema.

Algumas práticas, como o estabelecimento de estações de meliponicultura (criação de abelhas sem ferrão), são valorosas no beneficiamento das áreas cultivadas, uma vez que as abelhas participam intensamente da polinização das flores tanto de *B. caapi* quanto de *P. viridis,* sendo uma interação harmônica mutualística. Para o cipó, os componentes arbóreos são fundamentais para a sustentação de seu desenvolvimento, proporcionando ao mesmo tempo o sombreamento necessário para o crescimento de *P. viridis*. Ainda não estão claros quais são os sinalizadores químicos que participam da seleção natural das espécies de suporte (forófitos) do caapi, mas empiricamente se reconhece algumas plantas específicas como "companheiras", ou seja, aquelas que frequentemente ancoram essa interação ecológica. Em áreas mantidas por grupos ayahuasqueiros, árvores de grande porte como a seringueira (*Hevea brasiliensis* L.), a barriguda (*Ceiba glaziovii* [Kuntze] K. Schum), o jatobá (*Hymenaea courbaril* L.), o mulateiro (*Calycophyllum spruceanum* [Benth.] K. Schum.), dentre outras, são utilizadas como suporte para o cultivo do cipó.[38] No contexto florestal, em áreas de mata nativa, a observação da ocorrência das espécies companheiras auxilia na identificação dos "reinados", ou seja, locais de habitação espontânea de *B. caapi* e *P. viridis*.

Para encontrar os seus suportes e subirem em direção à luz, os ramos do cipó apresentam um tipo de movimento vegetal conhecido como tigmotropismo. Ao entrar em contato com uma superfície sólida, a ponta do ramo começa a se enrolar para efetivamente subir na estrutura de sustentação. O chamado "efeito de borda" acontece quando os ramos do cipó acessam locais com luz solar em abundância e ocupam extensas áreas dos topos das árvores com sua folhagem, produzindo uma vigorosa rede de ramos que acumulam biomassa e tendem a contribuir para a queda de árvores e grandes galhos com o passar dos anos.[39] Dependendo do tamanho, da idade e estrutura do lenho do forófito, o peso do cipó pode acarretar a queda dos galhos ou da árvore inteira, abrindo grandes clareiras no sistema florestal. Essa é uma grande questão ao realizar o manejo e cultivo do cipó em regiões não florestais, onde a escolha do suporte deve levar em conta o tempo de desenvolvimento de ambas as plantas na adequação dessa interação.

No âmbito das interações harmônicas com o cipó, observamos o patrulhamento de insetos nectarívoros, como diversas espécies de formigas, que se beneficiam das substâncias disponíveis nas glândulas de Malpighi, localizadas na base das folhas.[40] É possível também que as flores do cipó operem um mecanismo bastante comum de sinalização para a polinização através da pigmentação diferenciada de uma das pétalas (chamada "guia") e, com isso, a planta facilita o acesso dos polinizadores até o nectário floral, favorecendo a entrada de pólen no estigma.

Dentre as relações desarmônicas com o cipó, observa-se que o caule de *B. caapi* pode ser parasitado por algumas espécies de coleópteros, besouros-serrador, cujas larvas são popularmente conhecidas por "brocas". Esses besouros depositam seus ovos nas regiões basais do caule, e após a eclosão as larvas passam a se alimentar do lenho, produzindo túneis que comprometem o sistema vascular e tornam o cipó vulnerável a contaminações por fungos patógenos, prejudicando severamente o seu desenvolvimento.[41] Em seu trabalho de mestrado, Pena[42] identificou as principais espécies de besouros associados à cultura do cipó na região de Campinas-SP, avaliando a dinâmica populacional dos insetos e observando os fatores de susceptibilidade de *B. caapi* nessa interação desarmônica. A autora contabilizou mais de 70 tipos de coleópteros parasitas do cipó, observando maiores ataques em regiões do plantio com efeito de borda, que são áreas mais secas devido à maior irradiação solar e exposição a ventos.

Em *P. viridis*, interações mutualísticas interespecíficas são observadas na dispersão de sementes por aves e na ocupação das domácias por ácaros micófagos. Com relação à interação com as aves, não há ainda um levantamento específico das espécies que se alimentam de seus frutos. Contudo, no contexto urbano, sabiás (*Turdus spp.*), pipiras e sanhaços (ambas pertencentes ao gênero *Thraupis*) podem ser avistados visitando as rainhas durante a sua frutificação.

A presença de ácaros no interior das domácias foi confirmada no trabalho de Miranda e colaboradores,[43] e futuros estudos devem identificar as espécies que participam dessa interação. Em ambientes com alta umidade relativa, é comum o desenvolvimento de fungos foliares, que atraem os ácaros.

No âmbito das interações interespecíficas desarmônicas com *P. viridis*, temos o parasitismo protagonizado por pulgões, cochonilhas-de-carapaça e outros artrópodes sugadores de seiva. Nessa interação, a planta pode ser prejudicada, especialmente nas fases iniciais de desenvolvimento, mas dificilmente morre em função disso. Outro caso de parasitismo é com as lagartas-enroladeiras (espécie[s] ainda não identificada[s] até o momento). Comuns em algumas monoculturas, como a da soja, essas lagartas usam as folhas para abrigo e alimentação, enrolando-se para empupar. Dessa forma, há o prejuízo de perda funcional das folhas quando infestadas por esse inseto. As formigas-cortadeiras são, por sua vez, responsáveis por episódios de herbivoria observados, podendo causar riscos maiores principalmente às mudas jovens.

Embora se reconheçam os diversos níveis de interações ecológicas estabelecidos entre as espécies vegetais da ayahuasca e outros organismos, as relações humanas e sociais com essas plantas carecem de atenção especial. Considerando o contexto de franca expansão da demanda da ayahuasca em diversas localidades para além da região amazônica, a extração de matéria-prima nativa e a intensa comercialização da bebida são pontos de merecido destaque no debate sobre a sustentabilidade para as presentes e futuras gerações.

Como promover a sustentabilidade da ayahuasca?

A sustentabilidade da ayahuasca engloba múltiplas e complexas questões. Como essas plantas chegaram a tantos lugares no Brasil e no mundo? Como as políticas públicas ambientais atuam nesse cenário de franca expansão fitogeográfica dessas plantas sagradas? Que responsabilidades recaem aos centros onde se prepara e distribui a bebida de uso ritual? Como as técnicas de manejo interferem nessa rede produtiva? Promover a disponibilidade futura da ayahuasca envolve uma abordagem abrangente que contempla os aspectos ecológicos, técnicos, jurídicos e institucionais. Esses aspectos percorrem uma discussão que se mostra cada vez mais necessária, demandando estudos específicos.

A busca por soluções práticas no atendimento da demanda da ayahuasca atravessa a necessidade de providências regulatórias de dimensão nacional. Além disso, a velocidade da regeneração pós-colheita é um fator limitante associado à produção da bebida. Enquanto as plantas de *P. viridis* levam em média dois anos para terem folhas em abundância para serem colhidas, o cipó *B. caapi* necessita de, no mínimo, cinco anos em seu amadurecimento, segundo Chris Kilham,[44] que elaborou um relatório específico sobre as colheitas do cipó nativo nas regiões de Iquitos, Pucallpa e Rio Tamaya, no Peru.

De forma geral, deparamos com dois grandes cenários quanto ao acesso às plantas: o extrativismo predatório e o cultivo. Nas localidades próximas ao domínio morfoclimático amazônico, é comum a extração em condições selvagens, colocando em risco o equilíbrio ecológico das populações nativas. Além disso, o atual panorama das políticas públicas brasileiras de preservação das espécies amazônicas é desastroso. O ano de 2021 foi carimbado com o terceiro maior índice de desmatamento da Amazônia já registrado, segundo o programa Prodes do Instituto Nacional de Pesquisas Espaciais.[45] A devastação da floresta é capitaneada pelos mesmos agentes econômicos que imperam na sociedade, de maneira que as limitações da efetividade da fiscalização ambiental no Brasil não são recentes e derivam de uma complexa disputa de poder que atravessa os diversos estratos sociais, indo desde garimpeiros, grileiros e madeireiros até as diferentes instâncias e níveis que integram a administração pública.

Supostamente, a existência de órgãos orientados à proteção ambiental seria efetiva e funcional dentro de uma cadeia logística que fosse nutrida por investimentos proporcionais à demanda real das regiões a serem protegidas. Além disso, a necessidade da manutenção de um quadro qualificado de profissionais nas diferentes áreas de gestão e execução de projetos ambientais é urgente. A agenda ambiental que abrange os vastos domínios morfoclimáticos brasileiros é recorrentemente atropelada por interesses econômicos representados por autoridades políticas, convergindo em um processo de enfraquecimento e vulnerabilização das diferentes instituições. Com os recordes de desmatamento em áreas indígenas demarcadas, assistimos a uma série de desmontes de órgãos públicos, como o Ibama e o ICMBio, em que a fiscalização ambiental brasileira continua frágil e ineficaz.

Uma alternativa que pode viabilizar o uso sustentável das plantas nativas está nas iniciativas dirigidas de cultivo e manejo. Atualmente no Brasil, áreas de plantio das espécies vegetais da ayahuasca estão presentes em todos os domínios morfoclimáticos, em um vasto espectro de condições ambientais, como regiões semiáridas, montanhosas e frias.[46]

A propagação vegetativa, amplamente utilizada por cultivadores dessas espécies amazônicas, pode favorecer a seleção de características desejáveis. Por outro lado, tem-se em vista que a baixa variabilidade decorrente da reprodução assexuada implica prejuízos decorrentes do processo de erosão genética, como a vulnerabilidade a doenças, redução de compostos bioativos do metabolismo secundário e diminuição de sementes viáveis.[47] Com isso, é importante equilibrar a manutenção das diferentes variedades nas áreas de plantio para que as populações cultivadas não entrem em declínio.

O cultivo de *P. viridis* e *B. caapi* associado às práticas de manejo de baixo impacto ambiental compõem uma iniciativa valorizada e bem estabelecida no interior de diversos grupos ayahuasqueiros.[48] No estado de Rondônia, por exemplo, a conservação florestal associada ao plantio de *B. caapi* e *P. viridis* têm sido observados em datas anteriores à promulgação do novo Código Florestal (lei n. 12.651, de 25 de maio de 2012), que estabelece a obrigatoriedade da conservação em áreas com vegetação nativa em imóveis rurais na Amazônia Legal.[49] Feitas as necessárias ressalvas às generalizações que podem porventura romantizar e idealizar as relações na crescente expansão das culturas ayahuasqueiras, podemos constatar que aqueles que estão em verdadeiro compromisso com a manutenção da biodiversidade prestam por fim um bem-vindo serviço ecossistêmico.

O conceito amplo de manejo em sistema agroflorestal contempla a alocação dos recursos naturais envolvendo espécies arbóreas perenes com cultivares agrícolas e/ou animais de interesse no mesmo espaço de cultivo, constituindo uma abordagem agrícola regenerativa dos solos e de todo o sistema ecológico. Ernest Götsch, pioneiro na sistematização e ensino desse estilo de agricultura, propõe a condução dos sistemas agroflorestais por meio da sucessão natural, cuja fundamentação implica o reconhecimento da importância do equilíbrio atingido pela harmonização de todos os estratos e espécies alocadas, observando a evolução natural do ecossistema estabelecido.

As práticas de manejo em sistema agroflorestal são amplamente indicadas e reconhecidas, pois além de repercutir em benefícios agrícolas têm fundamental importância ecológica, sustentam a existência de um complexo ecossistema, contribuem para a biodiversidade local e podem viabilizar a sustentabilidade da produção e distribuição da ayahuasca. A implementação de sistemas de monitoramento ecológico permitiria, por sua vez, avaliar impactos imediatos e a longo prazo quanto ao cultivo e à colheita de plantas da ayahuasca em ecossistemas nativos.

O investimento em pesquisa científica deve promover uma compreensão adequada em direção às necessidades de cultivo e manejo das plantas da ayahuasca, incluindo requisitos de solo, clima e tratos agronômicos específicos que promovam ganhos em fitossanidade e no estabelecimento de condições de reprodução e expansão das áreas de cultivo. Com isso, o desenvolvimento de técnicas agrícolas avançadas e ecologicamente adequadas deve ser estimulado a fim de aumentar a produtividade das plantas da ayahuasca e reduzir a pressão sobre a coleta em ambientes naturais.

Muitos conhecimentos de grande valor ainda estão fora do acervo acadêmico mundial e mantêm-se concentrados nos grupos ayahuasqueiros que constroem por si próprios bancos de dados a partir de anos de experiência e observação. A promoção e circulação dos saberes através de encontros, cursos e treinamentos em comunidades locais de cultivadores é de grande importância. Tais iniciativas podem ampliar o intercâmbio necessário para estruturar a busca pela gestão sustentável da ayahuasca.

Destaca-se finalmente a necessidade de fortalecer as iniciativas em direção à implementação de regulamentos associados ao cultivo, manejo, extração e comércio dessas plantas no Brasil e no exterior. O estabelecimento de acordos de cooperação internacional entre países amazônicos deve atender o propósito de regular a comercialização de plantas e da ayahuasca, evitando assim a expansão ilegal, predatória e irresponsável da monetização dessa bebida.

Conclusão

É vasto o universo de questões sobre a natureza botânica e ecológica das espécies vegetais que compõem as diversas preparações da ayahuasca. Pesquisas na área de quimiotaxonomia, genética e biologia molecular podem auxiliar na compreensão botânica de variedades de cipós reconhecidas e utilizadas nas diversas modalidades de preparação ritual da bebida. As interações ecológicas discutidas neste capítulo exibem apenas uma pequena parte da riqueza que sua existência natural apresenta nos ecossistemas amazônicos e extra-amazônicos.

Pesquisadores, universidades e centros de pesquisa carecem de fomento para que possam se motivar no aprofundamento das inúmeras frentes de pesquisa no interior do campo que associa a biodiversidade psicoativa aos saberes e práticas tradicionais de uso, manejo e conservação das plantas de uso cultural. Essas plantas e seus saberes devem adentrar definitivamente os laboratórios das instituições de pesquisa e possibilitar a ampla produção de conhecimento e desenvolvimento de iniciativas sustentáveis relativas ao seu uso, manejo e conservação. Definitivamente, o alcance da sustentabilidade ancora-se na necessidade de ações direcionadas à regeneração da Terra, com a recuperação de ambientes degradados e a proteção permanente da floresta em pé.

Referências bibliográficas

ARAÚJO, W. S. "Richard Spruce e Alfred Russel Wallace: naturalistas do século XIX e o encontro com o caapi". *Jamaxi*, vol. 2, n. 2, 2018.

ALBUQUERQUE, M. B. B. "Pedagogia da ayahuasca: por uma decolonização epistêmica do saber". *Education Policy Analysis Archives*, vol. 26, 2018, p. 85.

CAVALCANTE, A. D.; CARDOSO, G. A. & OLIVEIRA, F. L. *et al.* "Influence of environmental factors and cultural methods on the content of *N*, *N*-Dimethyltryptamine in *Psychotria viridis* (Rubiaceae)". *Journal of the Brazilian Chemical Society*, vol. 29, n. 6, 2018, pp. 1245-1255.

CORRÊA, M. A. "Etnobotânica e aspectos organográficos de *Banisteriopsis caapi* no contexto ritualístico da 'União do Vegetal'". *Cadernos São Camilo*, vol. 1, n. 1, 1994, pp. 37-43.

CORRÊA, M. A.; ANDRADE, C. G. & BRANDÃO, A. M. *Manual prático para o plantio: Mariri e chacrona*. Patrocínio, União do Vegetal, 2007.

CORRÊA, M. A. "Distribuição, cultivo, sustentabilidade e conservação das espécies utilizadas na preparação da bebida hoasca". *In*: BERNARDINO-COSTA, J. (org.). *Hoasca: ciência, sociedade e meio ambiente*. Campinas, Mercado de Letras, 2011, pp. 269-289.

GATES, B. "*Banisteriopsis*, *Diplopterys* (Malpighiaceae)". *Flora Neotropica*, vol. 30, 1982, pp. 1-237.

INSTITUTO SOCIOAMBIENTAL (ISA). "Desmatamento em terras indígenas cresceu 138% nos últimos três anos". Disponível em: <https://site-antigo.socioambiental.org/pt-br/noticias-socioambientais/desmatamento-em-terras-indigenas-cresceu-138-nos-ultimos-tres-anos>. Acesso em: 21/9/2023.

KILHAM, C. "Ayahuasca vine cultivation and harvesting in the peruvian Amazon". *American Botanical Council*, vol. 120, 2018, pp. 56-67.

JOLY, A. B. *Botânica: introdução à taxonomia vegetal*. São Paulo, Companhia Editora Nacional, 2002, pp. 413-414.

JUNG-MENDAÇOLLI, S. L. "Rubiaceae". *In*: JUNG-MENDAÇOLLI, S.L; KIRIZAWA, M. & MARTINS, S. E. *et al. Flora Fanerogâmica do Estado de São Paulo*. São Paulo, Ed. Instituto de Botânica/SMA, 2007, pp. 259-460.

LUNA L. E. "Indigenous and mestizo use of ayahuasca: an overview". *In*: DOS SANTOS, R. G. (org.). *The ethnopharmacology of ayahuasca*. Kerala, Transworld Research Network, 2011.

MAIA, L. O. *Uso ritual da ayahuasca durante o tratamento de doenças físicas graves: um estudo qualitativo*. Faculdade de Ciências Médicas, Universidade Estadual de Campinas, Campinas, 2020 (Tese de Doutorado).

MCKENNA, D. J.; CALLAWAY, J. C. & GROB, C. S. "The scientific investigation of ayahuasca: a review of past and current research". *The Heffter Review of Psychedelic Research*, vol 1, 1998, pp. 65-76.

MIRANDA, O. F.; SOUZA, S. E. X. F. & MILAN, R. J. *et al.* "Influence of environment on the leaf morpho-anatomy and histochemical of the ayahuasca leaf: populations cultivated in extra-Amazonian regions". *Acta Scientiarum Biological Sciences*, vol. 42, n. 1, 2020, pp. 1-12.

MONTELES, R. A. R. *Eu venho da floresta: a sustentabilidade das plantas sagradas amazônicas do Santo Daime*. Ciências do Ambiente e Sustentabilidade na Amazônia, Universidade Federal do Amazonas. Manaus, 2020, p. 257 (Tese de Doutorado).

OLIVEIRA, M. I. U.; REBOUÇAS, D. A. & LEITE, K. R. B. *et al.* "Can leaf morphology and anatomy contribute to species delimitation? A case in the *Campomanesia xanthocarpa* complex (Myrtaceae)". *Flora*, vol. 249, 2018, pp. 111-123.

DE OLIVEIRA, R. C.; FAGG, C. W. & LABATE, B. *et al.* "A necessidade urgente de revisar a classificação do cipó da ayahuasca". 2021a Disponível em: <https://chacruna-la.org/cipo-da-ayahuasca/#:~:text=Os%20cip%C3%B3s%20da%20ayahuasca%20precisam,esp%C3%A9cies%20degenerem%20at%C3%A9%20a%20extin%C3%A7%C3%A3o.>. Acesso em: 21/9/2023.

DE OLIVEIRA, R. C.; SONSIN-OLIVEIRA, J. & DOS SANTOS, T. A. C. *et al.* "Lectotypification of *Banisteriopsis caapi* and *B. quitensis* (Malpighiaceae), names associated with an important ingredient of ayahuasca". *TAXON*, vol. 70, n. 1, 2021b, pp. 185-188.

PENA, R. C. *Coleópteros das famílias bostrichidae e curculionidae (Scolytinae) associados a Banisteriopsis caapi (Spruce ex Grisebach).* Universidade Estadual de São Carlos, São Carlos, 2013, p. 165 (Dissertação de Mestrado).

PUTZ, J. *The biology of vines.* Cambridge, Cambridge University Press, 1991.

RODD, R. "Reassessing the cultural and psychopharmacological significance of *Banisteriopsis caapi*: preparation, classification and use among the Piaroa of Southern Venezuela". *Journal of Psychoactive Drugs,* vol. 40, n. 3, 2008, pp. 301-307.

ROLIM, T. L.; FERRREIRA, J. C. & DINIZ, N. D. *et al.* "Manejo agroecológico da rainha da floresta (*Psychotria viridis* Ruiz & Pav.) na Ecovila Tarumim, São José de Ribamar-MA". *Cadernos de Agroecologia*, vol. 15, n. 2, 2020.

ROWLES, A. D. & O'DOWD, D. J. "Leaf domatia and protection of a predatory mite *Typhlodromus doreenae Schicha* (Acari: Phytoseiidae) from drying humidity". *Australian Journal of Entomology*, vol. 48, n. 4, 2009, pp. 276-281.

SANTOS, B. W. L.; OLIVEIRA, R. C. D. & SONSIN-OLIVEIRA, J. *et al.* "Biodiversity of β-carboline profile of *Banisteriopsis caapi* and ayahuasca, a plant and a brew with neuropharmacological potential". *Plants,* vol. 9, n. 7, 2020, p. 870.

SANTOS, C. D. L. *Avaliação do manejo de população clonal de P. viridis Ruiz & Pav. (Rubiaceae) segundo as condições ambientais e sazonalidade.* Faculdade de Ciências Farmacêuticas, Universidade Estadual de Campinas, Campinas, 2021 (Dissertação de Mestrado).

SCHULTES, R. E. & HOFMANN, A. *Plants of the gods: origins of hallucinogenic use.* New York, McGraw-Hill, 1979.

SILINGARDI, H. M. T. *A influência dos herbívoros florais, dos polinizadores e das características fenológicas sobre a frutificação de espécies da família Malpighiaceae em um cerrado de Minas Gerais.* Faculdade de Filosofia, Ciências e Letras de Ribeirão Preto, Universidade de São Paulo, 2007, p. 182 (Tese de Doutorado).

SOUZA, V. C. & LORENZI, H. *Botânica sistemática: guia ilustrado para identificação das famílias de angiospermas da flora brasileira, baseada em AGP II.* Nova Odessa, Instituto Plantarum, 2005, pp. 468-469.

SPRUCE, R. "Notes of a botanist on the Amazon and Andes", vol. 2, London, MacMillan, 1908.

TAYLOR, C.; GOMES, M. & ZAPPI, D. *Psychotria. Lista de espécies da flora do Brasil. Instituto de Pesquisa do Jardim Botânico do Rio de Janeiro.* Coppetec – UFRJ, Rio de Janeiro, 2015.

THEVENIN, J. M. R. & PIROLI, E. L. "Uso e cobertura da terra no território ayahuasqueiro em Rondônia: uma análise de arranjos institucionais por classificação orientada ao objeto". *Ra'eGa: o Espaço Geográfico em Análise*, vol. 43, 2018, pp. 140-158.

TUKANO, D. "Ayahuasca e os desafios dos conhecimentos indígenas diante da globalização", 2021. Disponível em: <https://www.daiaratukano.com/post/ayahuasca-e-os-desafios-dos-conhecimentos-indígenas-diante-da-globalização>. Acesso em: 21/9/2023.

Notas

1 Família de línguas indígenas ancestrais da América do Sul, ainda hoje falada entre diversos povos indígenas no Peru, Bolívia e Equador. Luna, 1986 *apud* Maia, 2020.

2 Tukano, 2021.

3 Rodd, 2008; Luna, 2011.

4 Circunscrevemos aqui os povos nativos da Amazônia Ocidental, distribuídos nos territórios do Peru, Bolívia, Colômbia, Equador e estados do Acre, Amazonas, Roraima e Rondônia no Brasil. Schultes & Hoffmann, 1979; Santos *et al.*, 2020)

5 McKenna, Callaway & Grob, 2008.

6 O intercâmbio cultural entre os povos expandiu o uso ritualístico da ayahuasca para grupos originalmente não ayahuasqueiros, como no caso dos Guarani-Kaiowá do estado do Mato Grosso e dos Yudjá do Xingu. Nesse contexto, fala-se muito sobre a profecia do encontro da águia e o condor, que narra a unificação dos povos das américas a partir da miscigenação das práticas de cura nas suas variadas dimensões (Labate & Jungaberle, 2011; Iceers, 2018).

7 Monteles, 2020.

8 Spruce, 1908.

9 Araújo, 2018.

10 Monteles, 2020.

11 Schultes & Hofmann, 1979; Luna, 2011.

12 Corrêa, 2011.

13 Putz, 1991.

14 Gates, 1982.

15 Silingardi, 2007.

16 Santos *et al.*, 2020; De Oliveira, 2021a; De Oliveira, 2021b.

17 Monteles, 2020.

18 Termo popular que se refere à maceração manual do lenho do cipó, feita com marretas de madeira dura, comumente executada pelos homens na produção da ayahuasca.

19 Monteles, 2020; De Oliveira *et al.*, 2021a.

20 Os domínios morfoclimáticos e fitogeográficos referem-se às paisagens naturais cujas áreas apresentam extensão subcontinental e são definidos pela ocorrência de um perfil similar quanto às formas de vegetação, aos tipos de solo, relevo e condições climáticas (Ab'Sáber, 2003).

21 Santos *et al.*, 2020.

22 Corrêa, 1994; Santos *et al.*, 2020.

23 Jung-Mendaçolli, 2007.

24 Taylor *et al.*, 2015.

25 Santos, 2021.

26 Tricomas são estruturas da epiderme vegetal com diversos formatos e funções, assemelhando-se a pequenos pelos vistos a olho nu.

27 Jung-Mendaçolli, 2007.

28 Joly, 2002; Souza & Lorenzi, 2005.

29 Miranda *et al.*, 2020.

30 Rowles & O'dowd, 2009; Oliveira *et al.*, 2018; Miranda *et al.*, 2020.

31 Corrêa, 2011.

32 Monteles, 2020.

[33] Miranda *et al.*, 2020; Santos, 2021.
[34] Cavalcante *et al.*, 2018.
[35] Miranda *et al.*, 2020.
[36] Santos, 2021.
[37] Albuquerque, 2018.
[38] Corrêa, 2011.
[39] Putz,1991
[40] Silingardi, 2007.
[41] Corrêa *et al.*, 2007.
[42] Pena, 2013.
[43] Miranda *et al.*, 2020.
[44] Kilham, 2018.
[45] Isa, 2021.
[46] Cavalcante *et al.*, 2018.
[47] Corrêa, 2011.
[48] Corrêa *et al.*, 2011; Monteles, 2020; Rolim *et al.*, 2020.
[49] Thevenin & Piroli, 2018.

2

As religiões ayahuasqueiras brasileiras e o cenário contemporâneo transnacional da ayahuasca: panorama histórico e atualizações

Sandra Lucia Goulart

Neste capítulo, apresento um panorama da história das religiões ayahuasqueiras brasileiras, destacando como seus representantes alcançaram maior legitimação social e o direito do uso religioso da ayahuasca diante do Estado brasileiro. O capítulo contém uma exposição detalhada das histórias de formação das religiões ayahuasqueiras brasileiras pioneiras, de seus elementos cerimoniais, de suas cosmologias e das influências de tradições culturais que as distinguem. A descrição destaca o processo de disseminação dessas religiões, que surgiram inicialmente na região amazônica. A análise ressalta, ainda, mudanças nos últimos anos com relação à imagem social e às estratégias políticas das religiões ayahuasqueiras brasileiras e transformações num cenário global de uso e interesse por esta bebida. Apontamos para o surgimento de novos importantes atores no contexto brasileiro da ayahuasca, especialmente para maior presença de indígenas. Por fim, destacam-se os efeitos de uma internacionalização da ayahuasca.

Panorama histórico das religiões ayahuasqueiras brasileiras: uma primeira apresentação

A propagação do uso da ayahuasca[1] no Brasil está ligada a um movimento de emergência de grupos que, gradualmente, vão se apresentando como religiões, considerando esse último termo sob a ótica de abordagens de ciências como a antropologia e a sociologia. Assim, a partir do início dos anos 1930, começam a se formar grupos que se configuram por um conjunto de cerimônias, que seguem regras, calendários particulares e fixos, condensando princípios morais referentes a doutrinas espiritualistas, as quais abarcam um conjunto de orientações e concepções sobre o mundo espiritual e seus seres.

Cada um desses grupos apresentará, também, uma estrutura de relações e posições entre os seus integrantes, indicando, por um lado, uma homogeneidade estrutural e de identidade e, por outro, se distinguindo de demais grupos que utilizam a ayahuasca.

Esses grupos vão se apresentando como religiões também num outro sentido. Ao longo do tempo, eles vão construindo sua legitimação social ao se colocarem publicamente como um fenômeno religioso e, simultaneamente, procurando se desvincular das discussões sobre drogas. Essa apresentação pública desses grupos – isto é, diante da sociedade e do Estado brasileiro – como um fenômeno religioso foi sendo elaborada e conquistada através de um processo longo de interlocuções que abrangem diversos agentes e esferas sociais. Nesse processo, perspectivas de diferentes sujeitos ligados ao uso da ayahuasca e a grupos ayahuasqueiros influenciaram a formação de concepções de estudiosos de diversas áreas científicas, bem como de representantes de instituições governamentais. O movimento inverso também ocorre, ou seja, as cosmologias de diferentes grupos ligados ao uso da ayahuasca são impactadas por essa interlocução com demais agentes.

Um exemplo desse movimento dinâmico de interlocução e influência mútua entre diversas instâncias e agentes no cenário brasileiro ligado à ayahuasca é a generalização da expressão "religiões ayahuasqueiras". Essa designação começa a se tornar mais recorrente a partir dos anos 2000, tanto entre estudiosos do tema quanto entre integrantes de diferentes grupos ou sujeitos sociais ligados ao uso da ayahuasca no contexto brasileiro.

A expressão composta "religiões ayahuasqueiras", com a grafia em português do segundo termo, aparece de forma destacada no livro *O uso ritual da ayahuasca*. Essa obra, organizada pelos antropólogos brasileiros Beatriz Caiuby Labate e Wladimyr Sena Araújo, publicada, no Brasil, em 2002, reúne trabalhos de pesquisadores de diferentes áreas científicas dedicados apenas ao tema da ayahuasca. A coletânea é dividida em três partes temáticas, sendo a segunda justamente intitulada "As religiões ayahuasqueiras brasileiras". Os organizadores da obra optaram pelo aportuguesamento do termo de origem quíchua, o qual, em espanhol, é grafado como "*ayahuasquera*". Até a publicação dessa obra, o mais corrente entre os estudiosos do tema, no Brasil e especialmente na área de ciências humanas, era o uso da grafia em espanhol, "*ayahuasquera*".[2] O termo faz parte do contexto da Amazônia peruana de uso da bebida, relativo à tradição dessa região designada por alguns autores como "*vegetalismo*" e ligada às "*plantas-mestre*".[3] Tais análises e relatos sobre o contexto de tradições peruanas da bebida tiveram grande influência nos primeiros trabalhos sobre o fenômeno da ayahuasca realizados por pesquisadores das ciências sociais do Brasil.[4]

Assim, entendo que as expressões "religiões ayahuasqueiras" e "religiões ayahuasqueiras brasileiras" são categorias analíticas, elaboradas por estudiosos voltados à pesquisa de determinado fenômeno, num momento ainda inicial da configuração desse campo de estudos. Mais particularmente, essas categorias analíticas estão vinculadas às pesquisas de ciências humanas, com destaque para a área de antropologia. Nesse sentido, elas evidenciam interesses próprios desse campo científico, relativos a debates sobre abordagens metodológicas, teóricas ou ainda políticas.

Por outro lado, essas expressões passam a ser comuns entre participantes de grupos ligados à ayahuasca no Brasil. Mais do que isso, penso que sua generalização num cenário público e sua elaboração também resultam de mobilizações e interesses de sujeitos ligados a usos da ayahuasca na sociedade brasileira. No meu entendimento, da perspectiva dos grupos, dos seus integrantes ou dos usuários da bebida, a maior recorrência à expressão religiões ayahuasqueiras se deu conforme se acentuava uma necessidade de construção de uma imagem pública e de interlocuções com agentes públicos e demais esferas da sociedade.

Deste modo, por exemplo, bem antes da expressão religiões ayahuasqueiras se tornar recorrente entre estudiosos do tema ou entre participantes de grupos ligados à bebida, a ideia do uso religioso da ayahuasca aparecia em vários pronunciamentos públicos de representantes desses grupos. Isso ocorre ainda no início do movimento de sua dispersão para diferentes regiões do Brasil. Um dos primeiros posicionamentos públicos que evidencia esse tipo de movimento pode ser notado na publicação institucional da União do Vegetal (UDV), o livro *Hoasca, fundamentos e objetivos*.[5] Nesse livro, a UDV se apresenta publicamente como uma religião (cristã), acionando conceitos como "sagrado" para descrever os usos da ayahuasca, a qual, nesse grupo, é designada pelos termos "*Hoasca*", "Vegetal" e também como "chá". Importante ressaltar que esse livro é publicado alguns anos após a primeira grande investigação e análise do Estado brasileiro sobre o uso da ayahuasca entre os grupos (não indígenas) que a utilizavam em território nacional.[6]

A noção de uso religioso da ayahuasca aparece, igualmente, de forma destacada, no que é considerado, muitas vezes, o primeiro documento público formulado e assinado por vários dos grupos brasileiros ligados ao uso da ayahuasca fora de contextos indígenas ou de povos originários. Refiro-me ao documento intitulado "Carta de Princípios das Entidades Religiosas

Usuárias do Chá Hoasca", de 1991. Esse documento procurava estabelecer uma padronização da apresentação desses grupos diante da sociedade, propondo inclusive a utilização, em falas direcionadas a públicos mais amplos (especialmente junto aos meios de comunicação), de um termo comum para a bebida, a qual no interior dos diferentes grupos pode receber vários nomes, como Daime, Vegetal, *Hoasca*.[7] O termo comum proposto por representantes desses grupos brasileiros associados à bebida, curiosamente, foi a expressão ayahuasca,[8] originária do idioma quíchua, e não de uma língua falada por povos indígenas do Brasil ligados a essa tradição.

A "Carta de Princípios das Entidades Religiosas Usuárias do Chá Hoasca" evidencia um dos primeiros esforços de organização e articulação dos ainda, naquele período dos anos 1990, poucos e pioneiros grupos brasileiros não indígenas ligados a esta bebida e preocupados com a legitimação do seu uso pelo Estado brasileiro. Nesse movimento de mobilização conjunta, a apresentação desses grupos como religiões parece ter sido fundamental. Nesse documento coletivo já se apresentam os dois termos e categorias que iriam compor a expressão "religiões ayahuasqueiras".

Antes disso, ainda nos anos 1980, quando ocorreram as primeiras investigações sobre os usos da ayahuasca pelo governo federal brasileiro, o argumento da relevância dos aspectos entendidos como religiosos para a compreensão e categorização desse fenômeno já começava a se colocar em meio às interlocuções entre integrantes de grupos ligados à bebida e outros atores sociais, como cientistas e gestores públicos. Em 1985, após a ayahuasca ter sido incluída numa lista de drogas proibidas (designadas de entorpecentes em documentos institucionais), o então órgão responsável por propor regulações dessas substâncias em âmbito nacional, o Conselho Federal de Entorpecentes (Confen), suspendeu provisoriamente a decisão anterior e instituiu um grupo de trabalho para investigar o tema. O grupo de trabalho do Confen incluiu cientistas de diferentes áreas, como filosofia, ciências sociais, medicina, psicologia e direito, e sua atuação implicou contatos e visitas em vários centros ou comunidades que na época estavam mais direta e publicamente vinculados à ayahuasca. A maior parte das visitas e contatos feitos pelos conselheiros do Confen foi realizada com os grupos ayahuasqueiros não indígenas situados na região amazônica, com especial destaque para o estado do Acre, o qual, na época, concentrava os representantes da tradição de uso da ayahuasca que começavam a ganhar visibilidade na sociedade brasileira.

Um ponto crucial das análises feitas pelo grupo de trabalho do Confen foi a participação de vários dos conselheiros nas cerimônias de ayahuasca. Assim, muitos dos cientistas que empreendiam as avaliações para elaborar um julgamento e um parecer sobre a segurança ou o risco dos usos da ayahuasca tiveram experiências com ela. Tanto essas experiências com a bebida quanto os constantes diálogos com os integrantes de grupos ayahuasqueiros foram fundamentais para a elaboração de entendimentos, critérios classificatórios e definições que geraram uma avaliação e um parecer final, em 1987, sobre a ayahuasca e seus usos nos grupos contatados pelo Confen. Em vários relatórios do grupo de trabalho do Confen, os conselheiros que participavam das investigações ressaltaram a importância da ação do meio religioso e ritual na modulação dos efeitos da ayahuasca. Na perspectiva dos conselheiros, segundo seus próprios termos, situações de "alucinação" ou efeitos "alucinógenos" eram desestimuladas ou controladas pelos "parâmetros religiosos" que eles identificavam nos comportamentos e nas cerimônias expressas nos grupos ayahuasqueiros visitados.[9] O parecer e o relatório final do grupo de trabalho do Confen, aprovados em 1987, estabeleceram a retirada da ayahuasca da lista de substâncias entorpecentes proibidas pelo Ministério da Saúde, permitindo seu uso religioso designado e entendido, nesses documentos, como ritual.

É importante ressaltar que, no Brasil, a expansão do uso da ayahuasca e a emergência de um debate público sobre esse fenômeno estão, num primeiro momento, ligados à formação de religiões que se originam na região amazônica,[10] mas fundadas em tradições que remetem a uma cultura cabocla e seringueira,[11] as quais se combinam a outras tradições, como a do catolicismo popular e, em alguns grupos, a elementos de religiões afro-brasileiras e do espiritismo de Allan Kardec. Isso ocorre apesar dos anteriores usos indígenas da ayahuasca aqui existentes. Atualmente, em território brasileiro, há estimativas que indicam cerca de 42 grupos indígenas diferentes que estão ligados a usos da ayahuasca.[12] Os grupos mais tradicionalmente (ou originariamente) associados à ayahuasca pertencem sobretudo aos troncos linguísticos Pano, Tukano e Aruak. Entretanto, desde o início dos anos 2000, identificamos casos nos quais grupos de povos indígenas que não incluíam a ayahuasca entre suas tradições passaram a fazê-lo. É a situação, por exemplo, de um grupo de Guaranis situados no sul do estado de Santa Catarina.[13] Esse movimento de adoção da ayahuasca por grupos indígenas que não a utilizavam, ao menos em parte, tem ocorrido como um resultado das relações entre esses indígenas e as religiões ayahuasqueiras brasileiras.

Raimundo Irineu Serra, o Mestre Irineu, nascido em 1890 na cidade maranhense de São Vicente Férrer, negro, filho de Sancho Martinho Serra, que foi escravizado durante um período de sua vida, é o responsável por organizar o primeiro grupo das religiões ayahuasqueiras brasileiras. Ele veio para a Amazônia logo no início do século XX, inserindo-se num fluxo migratório que envolvia o deslocamento de nordestinos para trabalharem nos seringais desta região. Em muitos relatos que reuni ao longo de minhas pesquisas sobre esse tema,[14] afirma-se que o Mestre Irineu teria chegado ao estado do Acre em 1912, estabelecendo-se em Xapuri por uns anos e, depois, em Brasileia, localizada na fronteira do Brasil com a Bolívia e o Peru. Há um consenso, nos relatos sobre esse período, de que ele conheceu a ayahuasca em Brasileia, através de dois outros maranhenses que já viviam na região e trabalhavam com Irineu em seringais. Entretanto, é só anos mais tarde, em 1930, quando Irineu já havia deixado o trabalho nos seringais e residia numa zona (então) rural da cidade de Rio Branco, que ele começa a organizar o que viria a ser o primeiro grupo do que se designa hoje de religiões ayahuasqueiras brasileiras. É nesse grupo e a partir desse momento que o termo Daime se generaliza para se referir à bebida.

Após alguns anos, na década de 1940, depois que o grupo organizado pelo Mestre Irineu já se configurava uma comunidade religiosa, e inclusive compartilhando uma mesma terra numa outra região de Rio Branco, mais rural ainda, esta passa a ser conhecida pelo termo Alto Santo. O termo deriva do fato de o local ser relativamente montanhoso, destacando-se como uma parte alta de Rio Branco. A área fica numa estrada de nome Custódio Freire, e foi nessa região que o Mestre Irineu construiu a primeira igreja do seu grupo, onde iriam se realizar várias das novas cerimônias organizadas por ele e seus seguidores em torno do uso da bebida que, nesse contexto, é designada de Daime. O grupo, suas cerimônias e demais práticas de fundo religiosas que passaram a orientar o uso da bebida desenvolvido pelo Mestre Irineu com o tempo ficaram, todos, conhecidos pela designação Alto Santo. Em 1971, porém, o Mestre Irineu forneceu um caráter mais institucional ao seu grupo, elaborando, com parte dos seus integrantes, um estatuto e registrando-o, em cartório, com o nome de Centro de Iluminação Cristã Luz Universal (Ciclu). Foi também nesse ano que o Mestre Irineu faleceu.

Antes do falecimento do Mestre Irineu, no entanto, outros grupos pioneiros do movimento de religiões ayahuasqueiras brasileiras vão, também, ser organizados em Rio Branco. Em 1945, outro maranhense, Daniel Pereira de Mattos, o Mestre Daniel, após participar por cerca de dez anos das cerimônias de Daime realizadas pelo Mestre Irineu (chamadas de "trabalhos"), decide criar seu próprio centro, caracterizado também pelo uso cerimonial dessa bebida. Como o Mestre Irineu, Daniel era negro e migrou para a região amazônica no início do século XX, trabalhando como seringueiro, embora por curtos períodos. Quando jovem foi aprendiz de marinheiro e, inclusive, chegou ao Acre nessa condição. A sua passagem na Marinha talvez explique, em parte, a presença marcante de elementos ligados a essa corporação e ao mar nessa nova religião ayahuasqueira. Assim como também o termo Barquinha, o qual, apesar de não ser oficial, é bastante popular, tendo se tornado recorrente para designar os vários centros que se formaram a partir da tradição inaugurada pelo Mestre Daniel.

Quando Daniel se mudou para Rio Branco, ele se envolveu com diferentes atividades profissionais, dentre essas a de barbeiro e de músico. Conforme várias fontes, inclusive, Daniel foi, durante muitos anos, o barbeiro do Mestre Irineu. Seus conhecimentos musicais incluíam a leitura de partitura e a habilidade em tocar violão e violino. Esses conhecimentos musicais provavelmente foram importantes durante o período em que o Mestre Daniel elaborou os fundamentos da nova doutrina religiosa que envolvia o uso do Daime. Assim, de 1945 até o ano de seu falecimento, 1958, ele recebeu cerca de 200 salmos ou hinos, como também podem ser designadas essas músicas. Essas, porém, não podem ser explicadas como um mero resultado de um conhecimento musical formal, ou mesmo como produto de um processo criativo individual. Os salmos do grupo religioso da ayahuasca organizado pelo Mestre Daniel têm como base a mediunidade. Eles são mensagens enviadas aos médiuns por diversos tipos de seres do mundo espiritual, como as almas dos mortos, as entidades cultuadas em religiões afro-brasileiras – pretos-velhos, erês, caboclos, sereias – e, ainda, seres encantados diversos, os quais remetem às práticas da pajelança amazônica (como as concepções ligadas aos botos que se encantam e agem magicamente).

A mediunidade é um elemento fundamental no novo grupo religioso organizado pelo Mestre Daniel. É a partir de experiências mediúnicas e do uso do Daime que os princípios doutrinários e a estrutura ritual se constroem. Inicialmente isso ocorreu através da trajetória do próprio Mestre Daniel e, em seguida, a partir das experiências daqueles que foram ingressando na nova religião ayahuasqueira que ele começou a elaborar. De acordo com explicações que me foram dadas por adeptos antigos desse grupo, percebemos que conforme o Mestre Daniel fazia um uso mais constante do Daime, mais se intensificava o seu processo mediúnico de recebimento de hinos. Ao mesmo tempo, seu conhecimento musical possibilitava que ele fosse aprimorando as melodias dos hinos que lhes eram enviados pelos seres espirituais. Conta-se que Mestre Daniel, mesmo antes de ter experiências com o Daime, tinha uma visão recorrente de seres espirituais lhe entregando um livro azul. Após passar a utilizar o Daime, essas visões tornaram-se mais frequentes, e com o avanço da sua compreensão sobre as dimensões espirituais da experiência com a bebida, ele entendeu que o livro de suas visões era a revelação de sua missão religiosa, expressa na forma de salmos. Em muitas narrativas, afirma-se que esse livro azul foi entregue ao Mestre Daniel por dois anjos, e que ele estava vazio.[15] Na revelação era indicado que o livro precisava ser preenchido pelos salmos, essa era a missão de Mestre Daniel. As suas experiências com o Daime lhe trouxeram os seus salmos, que compõem o hinário do Livro Azul, o qual passara a ser designado de o Livro das 12 ciências e mistérios, onde estão o hinário e os princípios da doutrina religiosa fundada pelo Mestre Daniel. Além de Mestre Daniel, outros fiéis dessa religião ayahuasqueira, principalmente os que se destacam na hierarquia de posições do grupo, também recebem salmos, os quais podem ser incluídos no Livro Azul.[16]

Nas cerimônias dessa religião, feitas no interior de uma igreja (também chamada de templo), há sempre um Livro Azul na mesa central, com as letras e partituras dos salmos que serão entoados pelos participantes. Todos os tipos de cerimônias são denominados de "trabalhos", tal como na religião fundada pelo Mestre Irineu. Entretanto, as cerimônias feitas no templo são designadas de "cultos", enquanto as cerimônias que ocorrem fora do templo, na parte externa (nos "parques" ou "terreiros"), são as "festas" ou "bailados". Nos cultos do templo são entoados os salmos, que são intercalados com preces cristãs, como ave-maria, salve-rainha e pai-nosso. Nas festas são cantados os hinos-pontos ou pontos, os quais invocam a presença de entidades espirituais para que elas se manifestem ao incorporarem nos médiuns. Essa incorporação se mostra através de uma forma de dança, que pode ser diferente para cada um dos participantes, mas que tem sempre um certo rodopiar, sendo designada também pelo termo da umbanda "gira". Também vem da umbanda outra concepção e prática da religião ayahuasqueira organizada pelo Mestre Daniel, as "obras de caridade".[17] Nesses "trabalhos", os médiuns do grupo incorporam seus guias espirituais e atendem aqueles que precisam de auxílio, com conselhos, prescrições de tratamentos e passes espirituais. A religião ayahuasqueira fundada pelo Mestre Daniel, popularmente conhecida como Barquinha, abrange também as cerimônias de romarias feitas como devoção a alguns santos cristãos. A mais importante é a romaria de São Francisco, que dá continuidade à devoção do Mestre Daniel a esse santo, e faz com que a religião organizada por ele se identifique até hoje como uma ordem franciscana. Além da romaria a São Francisco, outra cerimônia obrigatória é a romaria de São Sebastião. Ao longo do tempo, os vários centros dessa religião ayahuasqueira incluíram a devoção a outros santos cristãos no seu calendário ritual de romarias. As romarias envolvem a realização de uma pequena procissão dos fiéis até a igreja e em seguida o trabalho do culto com os cantos dos salmos. Isso é feito durante vários dias, até a data em que se comemora o dia do santo. A duração de cada romaria varia, mas, no último dia, após o culto na igreja, sempre é realizado o bailado no parque. Em quase todas as cerimônias da religião criada pelo Mestre Daniel, o consumo do Daime é um ponto fundamental.

No grupo fundado pelo Mestre Daniel, há uma presença mais constante e evidente de elementos de tradições religiosas afro-brasileiras. Isso diferencia essa religião ayahuasqueira de outras que também surgiram pioneiramente na região amazônica, entre os anos 1930 e 1960. Há, porém, muito mais semelhanças e proximidades entre essas primeiras religiões ayahuasqueiras brasileiras do que diferenças radicais. A influência de tradições do catolicismo, em especial daquelas difundidas no interior de uma cultura rústica, expressa pelas populações de regiões rurais do Brasil até, principalmente, fins da década de 1940, pode ser observada em todas essas religiões ayahuasqueiras. Assim, a estrutura ritual do grupo organizado pelo Mestre Irineu tem como uma de suas bases a devoção aos santos cristãos, tal como no grupo religioso do Mestre Daniel. As datas que homenageiam alguns desses santos, dos quais o Mestre Irineu e os primeiros membros do seu grupo eram devotos, aos poucos vão compor um calendário de cerimônias nas quais os participantes utilizam o Daime e cantam os hinos recebidos pelo Mestre Irineu e outros fiéis. Essas cerimônias são chamadas de "trabalhos de hinários". Em cada data diferente, em geral o dia de um santo, os participantes cantam um hinário específico, normalmente recebido por adeptos que ocupam uma posição importante na história e memória do grupo. Essas cerimônias são marcadas por um "bailado", no qual se formam lados diferentes, um ocupado pelos homens e o outro pelas mulheres, ambos os lados contendo várias fileiras. Todos os participantes se movimentam sincronicamente, através de pequenos passos que homens e mulheres dão, movendo-se apenas alguns centímetros, e entoando juntos os hinos de um hinário. O "bailado" da religião criada pelo Mestre Irineu é diferente do "bailado" da religião criada pelo Mestre Daniel. Em ambos, porém, os fiéis utilizam roupas especiais que são designadas pelo termo "farda". Embora as fardas dos grupos que seguem a tradição do Mestre Irineu apresentem diferenças das fardas dos grupos ligados à tradição do Mestre Daniel, há vários elementos semelhantes entre elas. Nos dois casos, é possível novamente reconhecer influências de tradições do catolicismo popular de um antigo mundo rural brasileiro. Labate e Pacheco,[18] por exemplo, apontaram para várias semelhanças entre as fardas utilizadas pelos integrantes do grupo do Mestre Irineu e os adereços dos participantes do tradicional baile de São Gonçalo. Algumas dessas semelhanças podem ser estendidas a várias das fardas utilizadas em diferentes cerimônias da religião ayahuasqueira criada pelo Mestre Daniel. Assim, tanto em cerimônias dessa religião quanto no baile de São Gonçalo, há o uso de boinas brancas parecidas com as dos marinheiros.[19]

Por essas descrições, já podemos notar várias semelhanças entre os grupos fundados pelo Mestre Irineu e pelo Mestre Daniel. Um fator que provavelmente contribuiu para a existência dessas semelhanças foi a participação de Daniel no grupo criado por Mestre Irineu. Contudo, os fundadores dessas religiões têm, ainda, em comum a relação com um contexto mais amplo, cultural e social, marcado por um mesmo conjunto de tradições.

Um aspecto crucial em todas essas religiões ayahuasqueiras pioneiras é a relevância da música e seu papel preponderante tanto na revelação quanto na organização e atualização dos princípios doutrinários e de todas as suas cosmologias. Vimos como isso está expresso na história do Mestre Daniel e seu Livro Azul, mas, bem antes disso, já nas primeiras experiências do Mestre Irineu com a ayahuasca, o elemento musical se coloca como uma peça-chave para a construção dos novos usos da bebida que as doutrinas religiosas ayahuasqueiras do Brasil vão condensar. Ainda em Brasileia, o Mestre Irineu, com o uso da bebida, começa a travar contato com uma entidade espiritual feminina, dela recebendo instruções para a elaboração de sua nova doutrina religiosa. Nessa época, ele recebe seu primeiro hino e, conforme sua utilização da ayahuasca se torna mais constante, outros hinos e orientações lhe são revelados. Aqueles que seguem a tradição ayahuasqueira inaugurada pelo Mestre Irineu consideram que no seu hinário, "O Cruzeiro", está toda sua doutrina religiosa. Este hinário é o principal entre todos os outros e, ao ser cantado e bailado, em datas rituais específicas, permite que os fiéis compreendam os fundamentos de sua religião, interpretando-os de acordo com suas vivências particulares e, simultaneamente, revivendo as experiências iniciais do Mestre Irineu com a ayahuasca.

Em termos cronológicos, há ainda uma terceira religião ayahuasqueira brasileira desse período pioneiro, conhecida pelo nome de União do Vegetal, a UDV.[20] Ela foi fundada por José Gabriel da Costa, o Mestre Gabriel, em 1961, numa região da Amazônia onde atualmente é o estado de Rondônia. Mestre Gabriel, tal como os fundadores das duas outras religiões ayahuasqueiras brasileiras, nasceu no Nordeste do país, neste caso na Bahia. Ele também migrou para a Amazônia ao ser recrutado pelo governo brasileiro como mão de obra para o trabalho nos seringais, no que foi chamado de o segundo fluxo da borracha do Brasil, durante o período da Segunda Guerra Mundial, chegando em Porto Velho em 1943. Por vários anos, Gabriel transitou entre a cidade de Porto Velho e regiões da floresta, quando trabalhava nos seringais. Foi no período em que trabalhava e vivia num seringal, situado na fronteira do Brasil com a Bolívia, que ele conheceu a ayahuasca.[21] A partir de 1965, ao passar a viver de modo permanente em Porto Velho, Mestre Gabriel começa a estruturar de maneira mais sistemática a sua nova religião com foco no uso da ayahuasca, nesse grupo designada de Vegetal e *Hoasca*.

Na Amazônia, ao longo de sua circulação entre a floresta e as cidades, Mestre Gabriel, antes de conhecer a ayahuasca, participou ativamente de centros de religiões afro-brasileiras. Essa participação foi mais intensa num terreiro localizado em Porto Velho, do qual também eram frequentadores alguns dos que seriam, depois, os primeiros integrantes da nova religião ayahuasqueira fundada pelo Mestre Gabriel.[22] Em outro trabalho acadêmico, destaquei a existência de continuidades entre elementos de religiões afro-brasileiras e alguns componentes dos rituais da UDV. Algumas músicas (as "chamadas") cantadas nas cerimônias dessa religião enfocam entidades de religiões de matriz africana e se parecem com pontos de umbanda. Há também detalhes das roupas dos participantes das cerimônias da UDV (as "sessões") indicando influências de elementos de cultos afro-brasileiros.[23] Entretanto, ao organizar sua nova religião, agora centrada no uso da ayahuasca, o Mestre Gabriel e o seu primeiro grupo de adeptos reforçam as rupturas, e não as continuidades com os cultos afro-religiosos. A experiência com o Vegetal, na UDV, será concebida e praticada num formato distinto e oposto às experiências extáticas de religiões afro-brasileiras que se marcam pelo transe de possessão.[24] A meu ver, a despeito dessa ruptura, contudo, vários elementos importantes de religiões afro-brasileiras foram fundamentais para a estruturação das práticas rituais e da cosmologia da UDV.

Há a influência de práticas do catolicismo na UDV, que se apresenta publicamente, aliás, como uma religião cristã, assim como os grupos fundados pelo Mestre Irineu e pelo Mestre Daniel. Dentre as datas que compõem o calendário de cerimônias da UDV se incluem os dias de Natal, da Ressurreição de Jesus Cristo e dos Santos Reis, citando apenas alguns exemplos. Nas histórias que compõem a memória da UDV, se ressaltam associações entre o Mestre Gabriel e Jesus, tal como fazem adeptos dos grupos ligados à tradição do Mestre Irineu com relação a este.[25] No entanto, a presença de elementos católicos ou de um catolicismo popular na UDV não ocorre da mesma maneira que nos grupos ligados às tradições do Mestre Irineu e do Mestre Daniel. Na UDV não há "bailados", as cerimônias ocorrem sem danças e com todos os participantes sentados. A música é fundamental na estruturação de todas as cerimônias e da totalidade da experiência com o Vegetal, assim como é nas duas outras religiões ayahuasqueiras brasileiras. Porém, não há uso de instrumentos musicais e os sons são emitidos apenas pela modulação da voz, sempre de modo individual, quando se entoam as "chamadas" (e não hinos e salmos), quase todas deixadas e "trazidas" pelo Mestre Gabriel.

É muito evidente e forte a presença, na UDV, de várias concepções do universo cultural amazônico ligado ao uso da ayahuasca, em especial daquelas vinculadas a um contexto caboclo e seringueiro. Essa presença é importante também nas religiões fundadas pelo Mestre Irineu e Daniel. Na UDV, entretanto, a manifestação desse conjunto de tradições parece ser explicitada de modo mais enfático, através da repetição ritual de narrativas que são sempre contadas em determinadas cerimônias ("sessões") dessa religião. Dentre essas narrativas, a mais importante é a "História da *Hoasca*". Com uma estrutura mítica, é um relato detalhado e longo sobre a origem da bebida, das plantas que a compõem e também das reencarnações do fundador ou "recriador" da UDV, o Mestre Gabriel. Ela reúne vários personagens e temas, de tradições bem distintas, como a judaico-cristã e aquelas diretamente vinculadas à ayahuasca, de diferentes populações amazônicas. O foco dessa história, aliás, retoma um tipo de narrativa que é recorrente entre vários grupos indígenas ligados ao uso da ayahuasca, quando se explica a origem dessa bebida e das plantas que a compõem a partir da morte e metamorfose de seres humanos. Sobre esse assunto, vale a pena destacar mais uma analogia com a tradição religiosa fundada pelo Mestre Irineu. Embora nessa religião ayahuasqueira a configuração ritual não inclua narrativas como a "História da *Hoasca*", da UDV, o tema da transformação da ayahuasca (Daime) e de uma das plantas usada na sua preparação (o cipó) em humanos, em especial no próprio Mestre Irineu, é ressaltado em relatos sobre as primeiras experiências deste último com a bebida.[26]

Cada uma dessas religiões ayahuasqueiras brasileiras que apresento aqui como pioneiras expressa, portanto, um conjunto cerimonial, princípios doutrinários, míticos, cosmológicos etc. distintos, mas, simultaneamente, elas têm como base um mesmo conjunto de tradições. Os aspectos dessas tradições em comum são desenvolvidos de modos diferentes nas três religiões, conduzindo a separações entre elas. Todas partem de uma cultura amazônica da ayahuasca, mais diretamente associada ao contexto do trabalho nos seringais, do período de início do século XX à década de 1940. Não apenas os fundadores das três religiões estiveram envolvidos com a atividade seringueira como também vários dos seus primeiros integrantes. O mesmo pode ser afirmado com relação à influência de uma cultura nordestina, que foi trazida para a Amazônia com a migração desses trabalhadores que se transformavam em seringueiros. Vários componentes de um catolicismo mais popular e generalizado no Nordeste do país se mostram relevantes para a elaboração das estruturas de cerimônias, calendários, elementos simbólicos, posições hierárquicas, da mitologia, entre outros aspectos das religiões ayahuasqueiras fundadas pelos Mestres Irineu, Daniel e Gabriel. Há ainda relações com as práticas e cosmologias de religiões afro-brasileiras. Em alguns casos essa relação é acentuada, atuando como o suporte principal da elaboração de toda a estrutura cosmológica e ritual, como na tradição do Mestre Daniel. Em outras situações, inversamente, ela pode envolver a ênfase numa oposição de tipos de transe, mantendo a influência mais sutil de outros aspectos, como na tradição do Mestre Gabriel.

O falecimento dos fundadores dessas três religiões ayahuasqueiras brasileiras conduz a disputas de lideranças nos grupos originais, surgindo, assim, novos grupos no interior de cada uma dessas tradições. O Mestre Daniel falece em 1958. O Mestre Irineu e o Mestre Gabriel falecem ambos no mesmo ano, 1971.

Embora o processo de segmentações nessas religiões seja intenso e parece ser uma marca desse movimento religioso, as rupturas não significam necessariamente alterações radicais com relação às bases colocadas pelos grupos originais e seus fundadores.[27] Por isso, aliás, temos vários grupos distintos e opostos, mas que reivindicam igualmente uma mesma tradição e o seu legado, inaugurados por um dos três Mestres (Irineu, Daniel ou Gabriel). Podemos verificar uma homogeneidade no formato das cerimônias, nos seus elementos simbólicos, no conjunto de mitos, na organização da hierarquia, na ritualística que envolve a confecção da bebida nos diferentes grupos que se colocam como pertencentes à tradição religiosa fundada pelo Mestre Irineu, e o mesmo ocorre com os demais distintos grupos que se apresentam como continuadores, seja da tradição fundada pelo Mestre Daniel, seja pela do Mestre Gabriel.

O processo de segmentação dessas religiões expressa, na maior parte das vezes, pequenas distinções de interpretações de um legado entendido como doutrinário e como estabelecido originalmente pelos três Mestres fundadores. É depois do falecimento desses Mestres que as divergências entre as interpretações das doutrinas se acentuam a ponto de gerar disputas pela liderança de determinado grupo.

Uma das rupturas mais marcantes, com efeitos importantes, inclusive, para a configuração de posições, distanciamentos e aproximações entre os diversos grupos e sujeitos do cenário atual de uso brasileiro da ayahuasca, é a que ocorreu no grupo criado inicialmente pelo Mestre Irineu, o Alto Santo, e deu origem à Igreja do Culto Eclético da Fluente Luz Universal (Iceflu), fundada por Sebastião Mota de Melo, o padrinho Sebastião, em 1974, na periferia rural da cidade de Rio Branco, Acre. A partir dos anos 1980, a Iceflu do padrinho Sebastião estará vinculada a um movimento grande de propagação, num primeiro momento com a criação de grupos (igrejas) filiados em diversas regiões do Brasil e, em seguida, também em outros países.

Talvez de todos os grupos do movimento de religiões ayahuasqueiras surgidas nesse período, após o falecimento dos Mestres fundadores, a Iceflu seja a que está mais explicitamente associada a elementos da contracultura dos anos 1960 e 1970. O novo grupo fundado pelo padrinho Sebastião, inicialmente estabelecido em região rural de Rio Branco, naquele momento tendeu a aceitar, com mais facilidade, outros participantes para além daqueles que integravam os grupos das religiões ayahuasqueiras locais, passando a incluir um novo tipo de fiel, vindo das demais regiões do Brasil ou de outros países, com um estilo de vida ligado à cultura *hippie*. Isso permitiu que o grupo do padrinho Sebastião, eventualmente, evidenciasse uma postura aberta com relação às experiências com demais substâncias psicodélicas. Atualmente, entre vários grupos filiados à Iceflu podemos identificar também um vínculo forte com uma espiritualidade entendida como xamânica e associada a movimentos Nova Era, ligados a um interesse por substâncias designadas de medicinas sagradas (como tipos de rapé, a sananga e o kambô[28]).

Ao longo do tempo, esses fatores geraram um afastamento no que alude à criação de parcerias e alianças entre a Iceflu do padrinho Sebastião e outros grupos vinculados às religiões ayahuasqueiras pioneiras. Assim, embora a Iceflu se identifique como continuadora do legado doutrinário estabelecido pelo Mestre Irineu, essa identificação tem sido questionada, muitas vezes, inclusive, não sendo aceita por outros grupos que se apresentam como representantes desse legado. Além disso, diferentes grupos da tradição do Mestre

Irineu têm buscado se associar e construir estratégias políticas com grupos de demais religiões ayahuasqueiras, como da UDV ou da tradição do Mestre Daniel, a Barquinha, mas evitam coligações com a Iceflu.

Entretanto, nas duas últimas décadas, o cenário de uso da ayahuasca no Brasil e no mundo tem passado por várias e fortes transformações. No contexto brasileiro, há alterações significativas no perfil sociocultural e étnico dos sujeitos ligados à ayahuasca. Já desde a década de 1990, como foi destacado por Labate,[29] intensifica-se a formação de novos grupos que fazem uso da bebida, mas sem terem uma origem vinculada às religiões ayahuasqueiras brasileiras pioneiras. Labate designa esses novos grupos de "neoayahuasqueiros", caracterizando-os por comportamentos mais "alternativos", e em consonância com um movimento da Nova Era, no qual há uma presença forte de práticas simultaneamente entendidas como espirituais, terapêuticas, lúdicas etc.

Outra mudança importante no cenário brasileiro da ayahuasca que começa a se colocar com o início dos anos 2000 é o maior interesse de indígenas em se envolver tanto com diferentes tipos de usos da ayahuasca quanto com os seus debates públicos. Isso tem causado impacto no protagonismo dos diferentes atores do campo da ayahuasca no Brasil, conforme já argumentei em artigo recente.[30] Desse modo, as disputas com relação a uma maior autenticidade, pureza ou tradição, expressas entre grupos ligados às religiões ayahuasqueiras brasileiras pioneiras (não indígenas), são abaladas. Ao mesmo tempo, a disseminação do uso da ayahuasca no Brasil não pode mais ser associada apenas a um movimento de religiões não indígenas que se identificam como cristãs. Os processos de regulação da bebida pelo Estado brasileiro e demais mobilizações que visam à conquista de maior legitimidade social do fenômeno ayahuasqueiro, igualmente, passam a incluir a cada vez mais os indígenas.

Regularização da ayahuasca no Brasil e internacionalização

O último documento sancionado pelo Estado do Brasil sobre a ayahuasca é a resolução nº 1 do Conselho Nacional de Políticas sobre Drogas (Conad), do ano de 2010.[31] Essa resolução estabelece uma normatização sobre o uso religioso da ayahuasca, ratificando esse uso como um direito constitucional de liberdade de culto e fé, e reforçando assim a sua legitimidade social e pública. O documento reúne um conjunto de recomendações para o que se considera um uso adequado da ayahuasca, propondo que os grupos historicamente envolvidos com a bebida se responsabilizem pela garantia da aplicação de tais recomendações. Essa norma resultou das discussões e avaliações feitas por um novo Grupo de Trabalho instituído pelo Conad em 2004, que pela primeira vez incluiu, além de cientistas de diferentes áreas, representantes de grupos ligados à ayahuasca. Dentre estes, a maioria provinha das religiões ayahuasqueiras pioneiras (das tradições do Mestre Irineu, do Mestre Daniel, do Mestre Gabriel e da Iceflu do padrinho Sebastião), mas também abarcou um representante dos neoayahuasqueiros.

Na resolução de 2010 do Conad se destaca que o uso ritualístico religioso da ayahuasca é uma manifestação cultural ancestral da sociedade brasileira, que deve ser protegida pelo Estado devido seu valor histórico, tal como sustenta a Constituição Federal em relação a manifestações similares.[32] Salienta-se, ainda, que se trata de uma expressão cultural "indissociável da identidade das populações tradicionais da Amazônia". Além disso, esse documento traz algumas considerações acerca da realização de pesquisas científicas sobre as possibilidades terapêuticas da ayahuasca. Ele considera que o uso terapêutico da ayahuasca em contextos religiosos é apenas um "ato de fé", sobre o qual o Estado não deve intervir, distinguindo-o das atividades terapêuticas da ayahuasca fora de contextos religiosos, as quais permanecem proibidas, podendo inclusive caracterizar exercício ilegal de prática profissional e sendo passíveis de penalização legal enquanto não houver comprovação científica de sua eficácia. Ao mesmo tempo, essa resolução do Conad propõe o fomento às novas pesquisas científicas para avaliar os potenciais terapêuticos da ayahuasca.

A partir do início dos anos 2000, podemos perceber novos tipos de mobilizações e demandas políticas de diversos atores ligados ao uso da ayahuasca no Brasil. Nesse sentido, destacam-se os esforços que visam inserir o tema da ayahuasca nas discussões sobre políticas públicas culturais. Uma primeira iniciativa veio das religiões ayahuasqueiras pioneiras, quando, no ano de 2008, representantes de algumas delas submeteram um pedido de registro do uso religioso da ayahuasca como patrimônio cultural ao Instituto do Patrimônio Histórico Artístico e Nacional (Iphan). O pedido foi elaborado em conjunto por integrantes de três grupos: um ligado à tradição do Mestre Irineu, o Alto Santo, dirigido atualmente pela viúva do Mestre, Peregrina Gomes Serra; outro vinculado à tradição do Mestre Daniel[33] e o Centro

Espírita Beneficente União do Vegetal (a UDV), da tradição fundada pelo Mestre Gabriel.

Um pouco depois, a Iceflu, fundada pelo padrinho Sebastião, entrou com outra solicitação, também reivindicando o registro do uso da ayahuasca como patrimônio imaterial do Brasil, mas fez o encaminhamento junto à Secretaria de Cultura do Estado do Amazonas. Por fim, ainda no mesmo ano, indígenas de alguns grupos do tronco linguístico Pano, após descobrirem o envio de solicitações de religiões ayahuasqueiras para o registro da ayahuasca como patrimônio cultural, passaram a reivindicar, no Ministério da Cultura brasileiro, a sua participação nas discussões sobre esse tema.

Embora o Iphan tenha atendido a essas solicitações realizando, durante o ano de 2012, uma pesquisa sobre os bens culturais associados aos usos da ayahuasca no Brasil, até o atual momento não se chegou a uma decisão final sobre o assunto. Entretanto, a despeito da falta de esforços de órgãos do governo brasileiro para levar essa discussão adiante, os diferentes sujeitos ligados à ayahuasca no Brasil, atualmente, continuam ativamente estimulados em vincular esse fenômeno a uma pauta de políticas culturais.

Desde o início da história das religiões ayahuasqueiras brasileiras, considerando a década de 1930 e o contexto amazônico de sua origem, passando pelo começo de sua dispersão para demais regiões do país e pela propagação do uso da ayahuasca entre diferentes grupos sociais e meios (mais ou menos religiosos) que se manifesta atualmente, percebemos muitas mudanças. Ocorreu uma alteração no perfil dos adeptos das religiões ayahuasqueiras brasileiras, o qual passou a incluir, muito mais, classes médias ou altas e urbanizadas. Essa é uma diferença significativa em comparação ao momento inicial da história dessas religiões, fundadas e organizadas por uma maioria de ex-trabalhadores dos seringais amazônicos, migrantes nordestinos e negros. A dissipação dessas religiões para todo o país e, a partir dos anos 1980, para o exterior, também está associada a importantes transformações. É verdade que este movimento não tem como resultado direto um aumento exponencial de fiéis, tal como ocorre com outras manifestações religiosas.[34] Entretanto, como destaca Glauber Assis,[35] a difusão dessas religiões no Brasil e no mundo tem conduzido a uma diáspora de práticas, representações e invenções (ou reinvenções) de determinadas tradições. É perceptível que, desde os anos 1930, os usos da ayahuasca, num contexto brasileiro e global, vêm passando por um processo intenso de diversificação.

No Brasil, os modos de construção de legitimidade social e de diálogos com a esfera pública acionados pelos integrantes de grupos com diversos tipos de usos da ayahuasca também expressam modificações. Ao longo de sua história, as religiões ayahuasqueiras brasileiras, em parte, passaram a adotar estratégias de mobilizações políticas próprias de atores mais hegemônicos do campo religioso brasileiro.[36] Esse tipo de atuação contribuiu, inclusive, para que elas conquistassem o direito e o reconhecimento do uso religioso da ayahuasca junto ao Estado brasileiro.

A presença mais constante de indígenas no debate público sobre a ayahuasca, no Brasil, também é um fato diferente do momento atual, em comparação a um período anterior, conforme já destaquei. Essa presença e seus impactos não se dão apenas, contudo, no cenário brasileiro, e sim num contexto mundial. Ela é simultânea a uma transnacionalização da ayahuasca.

Essa propagação atual da ayahuasca pelo mundo tem implicado diversos tipos de desenvolvimentos e efeitos. Ela abarca a inclusão da ayahuasca em novas pesquisas científicas e em pautas de debates políticos priorizados pelas principais organizações internacionais, bem como em sua associação com interesses dos grandes mercados financeiros. No cenário atual global do que tem sido designado renascimento psicodélico, a ayahuasca assume uma centralidade. Desde os anos 1990, os investimentos em novas pesquisas científicas para a investigação das possibilidades de suas aplicações clínicas, em diversas áreas, vêm crescendo exponencialmente. Nos últimos anos, o interesse de grandes setores da indústria farmacêutica nesse tipo de investigação aumentou significativamente, com a criação de importantes centros de pesquisas em núcleos de universidades de diferentes regiões do mundo. Notamos, inclusive, uma demanda e interesse em registros de patentes de medicamentos que tenham como base a ayahuasca ou seus princípios ativos (como a DMT) e derivados. A multinacional Philip Morris, por exemplo, já é atualmente a maior detentora de patentes com DMT.[37]

Se o Brasil está, atualmente, bastante relacionado a esses novos interesses internacionais em pesquisas com substâncias psicodélicas (e com o movimento do renascimento psicodélico) isso se deve, em grande medida, à sua ligação bem anterior aos usos da ayahuasca e às tradições culturais que os fundamentam. A regulamentação do Conad sobre o tema, de 2010, significou maior abertura para o desenvolvimento de pesquisas científicas com a ayahuasca. Por isso, na última década essas pesquisas aumentaram consideravelmente. É preciso lembrar, porém, que a regulamentação do Conad resultou de um longo processo de articulações e diálogos com integrantes de grupos ligados ao uso da bebida, especialmente com aqueles das religiões ayahuasqueiras brasileiras pioneiras. Assim, percebemos que a história da ayahuasca no Brasil, até certo ponto, vem sendo tecida a partir de uma interlocução que relaciona e considera diferentes tipos de sujeitos e de conhecimentos. Atualmente, aliás, muitos dos centros de pesquisas brasileiros que desenvolvem investigações em laboratório e estudos clínicos com a ayahuasca a utilizam no seu formato tal como consumido pelas religiões ayahuasqueiras (a bebida, em vez da substância sintetizada). Nesse sentido, parece continuar existindo, no cenário atual nacional, certa colaboração entre cientistas e integrantes de grupos tradicionais ligados à ayahuasca.

Porém, nesse complexo cenário contemporâneo transnacional da ayahuasca, muitas questões cruciais permanecem em aberto. Um ponto essencial desse cenário é a percepção de que a internacionalização da ayahuasca se dá em dois sentidos: da ayahuasca entendida como substância ou bebida e do movimento religioso ou espiritualista. Ela implica uma propagação de cosmologias da Floresta Amazônica e do Sul Global, assim como de atualizações e ressignificações destas em um meio transnacional. A globalização da ayahuasca traz muitos desafios e transformações, envolvendo fluxos diferentes. Há alterações nos modos de usos, mas também nos de produção e de circulação da ayahuasca e de seus conhecimentos. As atualizações das práticas e saberes da ayahuasca abarcam fluxos do Sul e do Norte Global. Entretanto, esses fluxos nem sempre implicam uma horizontalidade de posições e de legitimidade social dos diversos atores e agentes ligados a esses usos e conhecimentos da ayahuasca. Nesse movimento, por exemplo, persistem e talvez se intensifiquem os receios de ameaças de violações aos direitos de populações tradicionais e de povos indígenas com relação aos seus conhecimentos associados à ayahuasca, especialmente da região amazônica.

A antropóloga Manuela Carneiro da Cunha,[38] ao abordar a importância dos conhecimentos de populações do Alto Rio Negro para uma biodiversidade agrícola, aponta para a necessidade da construção de diálogos mais intensos entre sistemas de conhecimentos das populações tradicionais e sistemas de conhecimentos da ciência moderna. Ela ressalta a importância de as pesquisas científicas levarem em consideração os conhecimentos tradicionais associados a recursos genéticos. Para a autora, o sucesso desse campo de pesquisas e conhecimento, na atualidade, depende do estabelecimento de relações de mais confiança entre cientistas e populações como indígenas, camponeses, ribeirinhos, entre outras. Nesse sentido, segundo Cunha, o grande desafio das pesquisas científicas contemporâneas seria conseguir se relacionar com os conhecimentos tradicionais sem colonizá-los. A autora, contudo, salienta que colaboração entre tipos de conhecimentos não deve significar fusão, pois é importante que se mantenha certa separação entre os diferentes sistemas de conhecimentos, para que seja preservada sua diversidade.

No que tange às discussões sobre a ayahuasca no cenário brasileiro, dos anos 1930 até a atualidade, observamos um movimento intenso e profícuo de interlocuções entre diferentes agentes, que abarca a própria ayahuasca como ator. Um dos resultados dessas interlocuções é um maior reconhecimento social dos usos da ayahuasca para além do direito legal do uso religioso, e inclusive de um aumento de sua associação a manifestações culturais que compõem a memória ancestral da nossa sociedade. Entretanto, o fenômeno da ayahuasca implica, atualmente, dimensões maiores. Ele é global e demanda, por isso, uma nova atenção, principalmente no que se refere à inclusão e ao respeito daquelas populações originárias e tradicionalmente ligadas a ela.

Conclusão

No presente capítulo, minha proposta principal foi apresentar um panorama da história das religiões ayahuasqueiras brasileiras dando enfoque a seu processo de construção de legitimidade social e pública. Defendo o argumento de que essa legitimidade foi e continua sendo elaborada e conquistada por meio de densas interlocuções entre diversos atores sociais, desde integrantes de diferentes grupos ayahuasqueiros ou outros sujeitos ligados à bebida aos cientistas de diversas áreas e gestores públicos. Por isso, procurei mostrar que a situação e a imagem atual dessas religiões diante do Estado e da sociedade brasileira foram alcançadas através do acionamento de algumas categorias, noções, ideias etc. que expressam tanto interesses e perspectivas de participantes de grupos ayahuasqueiros quanto concepções e demandas de estudiosos desse fenômeno. É o caso, a meu ver, da categoria "religiões ayahuasqueiras".

Entendo, assim, que no Brasil o debate público sobre a ayahuasca tem envolvido diferentes tipos de conhecimentos – de várias áreas científicas, bem como aqueles próprios dos sujeitos ligados aos vários contextos de usos da bebida. As discussões e os processos de regulação do uso da ayahuasca pelo Estado brasileiro, tal como procurei demonstrar aqui através de alguns exemplos, indicam esse movimento de diálogo e influência recíproca entre as perspectivas de vários agentes sociais. Nesse sentido, penso que o direito do uso religioso da ayahuasca e a identificação dos usos dessa bebida às memórias e aos patrimônios culturais brasileiros resultam desse processo gradual de construção de diálogos que envolve vários sujeitos, setores, esferas e interesses da nossa sociedade.

Simultaneamente, apresento uma síntese da história de formação, da organização e segmentação das primeiras religiões ayahuasqueiras brasileiras, bem como de suas principais características cosmológicas e estruturas rituais. Na minha exposição, destaquei também o processo de dispersão dessas religiões, da região amazônica para outras regiões do Brasil, e indiquei como esse processo está associado às transformações do perfil dos integrantes dessas religiões, bem como ao surgimento de novas mobilizações ou estratégias políticas de seus representantes no que alude às suas lutas para reconhecimento social e público. Ressaltei, ainda, como os indígenas estão cada vez mais profundamente interessados e se envolvendo com os debates sobre a ayahuasca, num cenário nacional e internacional.

Ao final do capítulo, trouxe reflexões acerca dos eventuais efeitos da internacionalização atual da ayahuasca. Considerando o vertiginoso interesse de diferentes setores da sociedade global em diversos tipos de usos ou aplicações da ayahuasca, penso que é fundamental ressaltarmos experiências, processos, debates públicos anteriores e que se fundaram no diálogo e respeito para com os interesses e as perspectivas de diferentes grupos sociais, para além das demandas dos grupos e setores hegemônicos ou do chamado "Norte Global".

Por fim, ressalto ainda um ponto. Não faço, neste capítulo, uma apresentação ou um levantamento da bibliografia brasileira existente sobre o fenômeno das religiões ayahuasqueiras brasileiras desde seu processo de formação até a atualidade.[39] Entendo, aliás, que esse levantamento, atualmente, seria um trabalho hercúleo e, talvez, apenas viável se empreendido com recortes temáticos específicos e voltados, separadamente, às diferentes áreas científicas, bem como a outros campos de conhecimentos distintos dos científicos. Isso porque a diáspora das religiões ayahuasqueiras brasileiras, aliada ao interesse global pelos vários tipos de usos da ayahuasca, também estimulou um aumento significativo da produção bibliográfica – não apenas científica ou acadêmica[40] – sobre esse fenômeno no mundo todo.

Referências bibliográficas

ANDRADE, A. P. *O fenômeno do chá e a religiosidade cabocla: um estudo centrado na União do Vegetal.* São Bernardo do Campo, Instituto Metodista de Ensino Superior, 1995 (Dissertação de Mestrado).

ARAÚJO, W. S. *Navegando sobre as ondas do Daime: história, cosmologia e ritual da Barquinha.* Campinas, Editora da Unicamp/Centro de Memória, 1999.

ASSIS, G. L. *A Religião of the Floresta: apontamentos sociológicos em direção a uma genealogia do Santo Daime e seu processo de diáspora.* Belo Horizonte, Faculdade de Filosofia e Ciências Humanas, Universidade Federal de Minas Gerais, 2017 (Tese de Doutorado).

BRASIL, 1988. Constituição da República Federativa do Brasil. Brasília, DF, Senado Federal, Centro Gráfico, art. 215, art. 216.

BRISSAC, S. *A estrela do norte iluminado até o Sul: uma etnografia da União do Vegetal em um contexto urbano.* Rio de Janeiro, Universidade Federal do Rio de Janeiro, Museu Nacional, 1999 (Dissertação de Mestrado).

CEMIN, A. B. *Ordem, xamanismo e dádiva: o poder do Santo Daime.* São Paulo, Faculdade de Filosofia, Letras e Ciências Humanas, Universidade de São Paulo, 1998 (Tese de Doutorado).

CEBUDV. *Hoasca, fundamentos e objetivos.* Brasília, Sede Geral, 1989.

CONSELHO FEDERAL DE ENTORPECENTES – Confen. "Relatório Final do Grupo de Trabalho". Brasília, DF, 1987.

CONSELHO NACIONAL ANTIDROGAS – Conad. Resolução nº 01, 26 de janeiro de 2010. *Diário Oficial da União.* Brasília, DF, Gabinete de Segurança Institucional da Presidência da República, 2010.

DA CUNHA, M. C. "Questões suscitadas pelo conhecimento tradicional". *Revista de Antropologia,* vol. 55, n. 1, 2012, pp. 439-464.

DOBKIN DE RIOS, M. "Curandeirismo con la Soga Alucinógena (Ayahuasca)". *América Indígena,* México, Instituto Indigenista Inter-Americano, 3º trimestre; vol. XXXI, 1971.

____. *Visionary vine: hallucinogenic healing in the peruvian Amazon.* San Francisco, Chandler, 1972.

ENTIDADES RELIGIOSAS USUÁRIAS DO CHÁ HOASCA. *Carta de princípios das entidades religiosas usuárias do chá Hoasca.* Rio Branco, Acre, 1991.

FLORES, D. C. M. *A Barquinha de Mestre Daniel: etnografia da música de uma tradição religiosa ayahuasqueira amazônica.* Brasília, DF, Departamento de Música, Universidade de Brasília, 2020 (Dissertação de Mestrado).

FRENOPOULO, C. "Healing performances in the Barquinha religion: the tropes of exorcisms, passes and pontos riscados". *Society for the Anthropology of Religion 2005 Meeting,* Vancouver, 2005.

GOULART, S. L. & LABATE, B. C. "A II Conferência Mundial da Ayahuasca: novas configurações locais e globais". *In*: LABATE, B. C. & GOULART, S. L. (org.). *O Uso de plantas psicoativas nas Américas.* Rio de Janeiro, Gramma, 2019, pp. 301-325.

GOULART, S. L. "A política das religiões ayahuasqueiras brasileiras: droga, religião e direitos". *Religião e Sociedade,* Rio de Janeiro, vol. 39, n. 2, 2019, pp. 200-221.

____. "As religiões ayahuasqueiras do Brasil". *In*: BOKANY, V. (org.). *Drogas no Brasil: entre a saúde e a justiça – proximidades e opiniões.* São Paulo, Fundação Perseu Abramo (ed.), 2015, pp. 237-265.

____. "Religious matrices of the União do Vegetal". *In*: LABATE, B. C. & MACRAE, E. (org.). *Ayahuasca, Ritual and Religion in Brazil.* Londres, Equinox Publishing Ltd., 2010, pp. 107-133.

____. *As Raízes culturais do Santo Daime.* São Paulo, Faculdade de Filosofia, Letras e Ciências Humanas, Universidade de São Paulo, 1996 (Dissertação de Mestrado em Antropologia Social).

____. *Contrastes e continuidades em uma tradição amazônica: as religiões da ayahuasca.* Campinas, Instituto de Filosofia e Ciências Humanas, Universidade Estadual de Campinas, 2004 (Tese de Doutorado).

LABATE, B. C. *A reinvenção do uso da ayahuasca nos centros urbanos.* Campinas, Mercado de Letras, 2004.

LABATE, B. C. & ARAÚJO, W. (org.). *O Uso ritual da ayahuasca,* Campinas, Mercado de Letras, 2002.

LABATE, B. C. & ASSIS, G.L. "Um panorama da literatura sobre a internacionalização das religiões ayahuasqueiras brasileiras". *Ciências Sociais Unisinos,* vol. 53, n. 2, 2017, pp. 242-252.

LABATE, B. C. & PACHECO G. "Matrizes maranhenses do Santo Daime". *In*: LABATE, B. C. & ARAÚJO, W. S. (org.). *O Uso ritual da ayahuasca.* 2. ed. Campinas, Mercado de Letras, 2004, pp. 303-344.

LABATE, B. C.; ROSE, I. S. & SANTOS, R. G. *Religiões Ayahuasqueiras: um balanço bibliográfico.* Campinas, Mercado de Letras, 2008.

LODI, E. *Estrela da minha vida: histórias do sertão caboclo*. Brasília, DF, Edições Entre Folhas, 2004.

LUNA, L. E. *Vegetalismo: shamanism among the mestizo population of the Peruvian Amazon*. Estocolmo, Almquist and Wiksell International, 1986.

MACRAE, E. *Guiado pela Lua – xamanismo e uso ritual da ayahuasca no culto do Santo Daime*. São Paulo, Brasiliense, 1992.

MINUANO, C. "Patentes e Tradição". Blog Ecoa/UOL, *Folha de S.Paulo*. Disponível em <https://www.uol.com.br/ecoa/reportagens-especiais/povos-indigenas-lutam-para-proteger-patentes-tradicionais/#cover>. Acesso em: 9/10/2022.

ROSE, I. S. & LANGDON, E. J. "Diálogos (neo)xamânicos: encontros entre os Guarani e a ayahuasca. *Tellus*, n. 18, 2010, pp. 83-113.

TÓFOLI, L. F. "How many ayahuasca drinkers are there in Brazil?" Disponível em <https://chacruna.net/how-many-ayahuasca-drinkers-are-there-in-brazil/>. Acesso em: 9/10/2022.

TUKANO, D. "Ayahuasca e os desafios dos conhecimentos indígenas diante da globalização", 27 de maio de 2021. Disponível em: <https://www.daiaratukano.com/post/ayahuasca-e-os-desafios-dos-conhecimentos-ind%C3%ADgenas-diante-da-globaliza%C3%A7%C3%A3o>. Acesso em: 29/9/23.

Notas

1 Expressão de origem quíchua, "ayahuasca" se refere, nesse capítulo, à bebida elaborada a partir de duas plantas: o cipó *Banisteriopsis caapi* e as folhas do arbusto *Psychotria viridis*.

2 Arneide Cemin, por exemplo, em sua tese de doutorado, de 1998, usa extensivamente "xamanismo *ayahuasquero*" e, em alguns poucos trechos, "religiões *ayahuasqueras*". Nos dois casos, recorrendo à expressão e categoria própria do contexto da Amazônia peruana, com a grafia em espanhol (Cemin, 1998). Já no seu capítulo incluído na coletânea *O uso ritual da ayahuasca* (2002), a autora usa a expressão aportuguesada "religiões ayahuasqueiras", tal como outros autores que participam desta obra e recorrem a essa noção em seus capítulos, mesmo que anteriormente eles usassem o termo em espanhol *"ayahuasquera"* ou *"ayahuasquero"*.

3 Luna, 1986; Dobkin De Rios, 1971 e 1972.

4 É o caso do livro escrito pelo antropólogo Edward MacRae, ainda no início da década de 1990, *Guiado pela lua – xamanismo e uso ritual da ayahuasca no culto do Santo Daime* (1992), obra que iria se tornar referência nesse campo de estudos e de grande impacto nas pesquisas posteriores sobre os usos da ayahuasca no contexto brasileiro. Igualmente, também em minha dissertação de mestrado, *Raízes Culturais do Santo Daime* (Goulart, 1996), uma parte importante da minha análise sobre a formação da religião inaugurada pelo Mestre Irineu se apoiou nos trabalhos de Luis Eduardo Luna (1986) sobre o vegetalismo peruano, e também em relatos etnográficos de algumas pesquisas de Marlene Dobkin de Rios (1971).

5 CEBUDV, 1989.

6 Conforme será explicado mais detalhadamente a seguir, essa investigação foi aberta como uma reação à inclusão da *Banisteriopsis caapi* na lista de substâncias proibidas no território brasileiro, determinada pela Divisão de Medicamentos do Ministério da Saúde (Dimed), em 1985.

7 Em grupos ligados às tradições inauguradas pelo Mestre Irineu, como o Alto Santo, ou o Santo Daime (neste caso, os grupos ligados à Igreja do Culto Eclético da Fluente Luz Universal-Iceflu), e pelo Mestre Daniel (popularmente conhecidos como "Barquinha"), a bebida é designada de Daime. Já na União do Vegetal (UDV), a bebida leva o nome de Vegetal, mas, frequentemente, é também denominada de *Hoasca*. Esse último termo, nessa religião, às vezes, ainda, pode ser usado apenas para designar uma das plantas empregadas para a preparação da bebida, cujo nome científico é *Psychotria viridis* (e que na UDV é denominada como chacrona).

8 Segundo Luna (1986), "*aya*" pode significar alma ou espíritos de mortos; enquanto "*wasca*" é um termo usado para designar uma espécie de liana, podendo ser associado à ideia de corda. Para esse autor, a junção desses termos poderia ser traduzida como corda que leva aos espíritos, ou, ainda, cipó que conduz aos mortos.

9 Confen, 1987.

10 Essas religiões se desenvolveram sobretudo na região amazônica brasileira que abarca as bacias dos Rios Madeira, Purus e Juruá.

11 Goulart, 1996; 2004; 2015.

12 Esse número é fornecido numa publicação de Daiara Tukano (2021). A autora, artista e ativista indígena Tukano considera, nesse levantamento, tanto grupos indígenas que tradicional e originalmente utilizam a ayahuasca quanto grupos que incluíram esse uso em suas tradições mais recentemente. Para além do território brasileiro, em toda a região da bacia do rio Amazonas, atualmente, as estimativas sobre o número de grupos indígenas ligados à ayahuasca variam entre 70 e 100.

13 Rose & Langdon, 2010.

14 Goulart, 1996; 2004.

15 Araújo, 1999; Goulart, 2004.

16 Goulart, 2004; Flores, 2020.

17 Goulart, 2004; Frenopoulo, 2005.

18 Labate & Pacheco, 2004.

19 Goulart, 2004; 2015.

20 Em 1970, o Mestre Gabriel criou o estatuto de seu grupo religioso e o registrou em cartório com o nome de Centro Espírita Beneficente União do Vegetal (CEBUDV).

21 Andrade, 1995; Brissac, 1999; Goulart, 2004.

22 Brissac, 1999; Goulart, 2004.

23 Goulart, 2004; 2010.

24 Andrade, 1995; Brissac, 1999.

25 Lodi, 2004; Goulart, 2010.

26 Goulart, 1996.

27 Goulart, 2004.

28 A sananga (*Tabernaemontana sananho*) é uma planta utilizada tradicionalmente em vários grupos indígenas do tronco linguístico Pano. Em contextos não indígenas ou de parcerias entre indígenas e não indígenas, a sananga é chamada de "colírio da floresta", pois, normalmente, se utiliza o seu sumo. O kambô é também designado de "vacina do sapo". Trata-se da secreção da rã arbórea *Phyllomedusa bicolor*. Igualmente tradicional entre grupos indígenas Pano, o uso do kambô se popularizou em certos grupos de religiões ayahuasqueiras brasileiras que têm intensificado relações e trocas com indígenas e suas medicinas da floresta (como a Iceflu).

29 Labate, 2004.

30 Goulart & Labate, 2019.

31 Conad, 2010.

32 Brasil, 1988, art. 215 e 216.

33 Trata-se do Centro Espírita e Culto de Oração Casa de Jesus Fonte de Luz, que tem origem e sede em Rio Branco, Acre.

34 Segundo dados do censo sobre pertencimento religioso no Brasil, realizado pelo IBGE em 2010, haveria cerca de 35 mil pessoas autoidentificadas como praticantes de religiões ayahuasqueiras (Brasil/IBGE, 2010). Luís Fernando Tófoli (2019) aponta para a insuficiência dos dados desse censo. Tófoli recorre a outras fontes de informações, como alguns levantamentos realizados pela UDV, e o 3º Levantamento Nacional sobre o Uso de Drogas pela População Brasileira, realizado pela Fundação Oswaldo Cruz (Fiocruz), em 2015. A partir disso, o autor estima que o número de bebedores de ayahuasca brasileiros possa, atualmente, variar entre 50 mil e 150 mil indivíduos.

35 Assis, 2017.

36 Goulart, 2019.

37 Minuano, 2021.

38 Cunha, 2012.

39 Para um levantamento bibliográfico detalhado (e que se propõe relativamente exaustivo) sobre essa bibliografia, indico consultar o livro *Religiões Ayahuasqueiras: um balanço bibliográfico*, de Labate, Rose & Santos (2008).

40 Labate e Assis (2017) apresentam, num pequeno e instigante artigo, um panorama de uma parte da bibliografia existente sobre a internacionalização das religiões ayahuasqueiras brasileiras, procurando listar vários tipos de trabalhos, acadêmicos, mas também de outros campos de conhecimentos, bem como produções de integrantes das religiões, publicados em vários idiomas, além do português.

3

Aspectos bioéticos do cuidado com ayahuasca

Luis Felipe Valêncio

Neste capítulo, abordo algumas questões bioéticas associadas aos contextos de cuidado envolvendo a ayahuasca. Esta área do conhecimento – considerada relativamente jovem quando comparada a outras disciplinas acadêmicas – pode servir como profícuo instrumental analítico para pensar a utilização da ayahuasca, especialmente em razão de seu compromisso com a inter e/ou transdisciplinaridade. Contudo, cabe ressaltar que existem poucos trabalhos sobre a bioética nos contextos de utilização da ayahuasca, ou sobre a ayahuasca e outras substâncias e plantas psicoativas no campo acadêmico da bioética. Sendo assim, a pretensão está mais em aproximar essas duas áreas do que abarcar a infinda diversidade e complexidade de usos, saberes e tradições associados. Também busquei distanciar essa reflexão bioética do tom prescritivo e hierárquico que, por vezes, instrumentaliza a teoria bioética para "resolver" temas complexos de forma reducionista. Apresento aqui alguns dos contextos de cuidado em que a ayahuasca é utilizada, seguidos de alguns de seus desdobramentos para o campo da deontologia e da ética do cuidado. Por fim, também argumento que a bioética pode contribuir para maior contextualização das questões éticas vivenciadas em espaços de utilização da ayahuasca.

Contextos de cuidado com ayahuasca

A busca para recuperar/manter a saúde é uma temática frequente em muitas das práticas envolvendo a beberagem da ayahuasca. É importante denotar, contudo, que cada contexto de cuidado traz consigo concepções singulares sobre os conceitos de "cura", "terapêutica", "cuidado" e até mesmo sobre o propósito com que é utilizada e a maneira pela qual a relação com a bebida pode produzir benefícios para a saúde de alguém. Sabe-se que a ayahuasca e outras plantas psicoativas são utilizadas com fins terapêuticos em culturas tradicionais, em que o benefício à pessoa resultaria primariamente de experiências transcendentais responsáveis por restaurar o equilíbrio entre a pessoa doente e seu cosmos simbólico.[1] Porém, também é importante denotar que a busca da "saúde" como um valor pode estar presente na experiência com a bebida, mas que ele não é o único e pode não ser o mais importante para todos os contextos de utilização da ayahuasca, que abrange outras atividades como a caça, a manipulação das condições climáticas e de recursos, a feitiçaria/magia, entre outros.[2]

Se considerarmos os grupos indígenas, segundo estimativa realizada pela pesquisadora e ativista indígena Daiara Tukano, há aproximadamente 160 grupos que utilizam a ayahuasca,[3] a qual pode ser conhecida por diferentes nomes, como *nixi pae* para os Huni Kuin, *uni* para os Yawanawá e *kamarampi* entre os Ashaninka, para citar alguns exemplos. A pesquisadora também descreve que o *kahpi* (nome dado ao cipó) ocupa, milenarmente, um papel central nas organizações sociais e diplomacia entre povos indígenas de diferentes grupos linguísticos.[4]

Populações mestiças da Amazônia também utilizam a bebida, como é o caso dos vegetalistas peruanos, que integram elementos culturais indígenas com crenças andinas e cristãs. Durante o uso da ayahuasca e de outras plantas, esses curandeiros lançam mão de dietas e de *icaros* (canções tradicionais) com diferentes propósitos, como chamar espíritos, conferir proteção, cura de determinadas doenças etc.[5]

Nos períodos 1879-1912 e 1945-1947 ocorreram intensas migrações para a região de floresta em decorrência da demanda por borracha ocasionada pela Revolução Industrial e pela Segunda Guerra. Esse período ficou conhecido como Ciclo da Borracha e é caracterizado pela intensa interação biológica e cultural entre populações indígenas e ocidentais.[6] Cabe mencionar que essa interação se deu de forma bastante precária, dado o contexto em que ocorreram essas migrações. No Segundo Ciclo, por exemplo, esses trabalhadores foram enviados pelo governo brasileiro, que ficou responsável por fornecer a mão de obra para a extração do látex para os Aliados (mediante acordos com o governo dos Estados Unidos da América), que à época era chamado de "nervo da guerra", uma vez que possibilitava a produção de produtos bélicos, calçados, instrumentos cirúrgicos, autopeças etc.[7] Esses trabalhadores foram ludibriados por mecanismos como promessas de enriquecimento, cartazes com infraestrutura excepcionalmente melhor que a disponível nos seringais amazônicos e a promessa de benefícios como indenização para suas famílias e assistência médica. Assim, reféns dos seringalistas e submetidos a doenças e extrema precariedade, quase 30 mil trabalhadores vieram a falecer.[8]

Foi nesse complexo cenário que surgiram as três religiões brasileiras que tradicionalmente fazem uso da ayahuasca. A primeira delas, conhecida como Santo Daime, começou a ser organizada em 1930 por Raimundo Irineu Serra (1892-1971) em Rio Branco (AC), também conhecido como "Mestre Irineu", um homem negro vindo do Maranhão para o Acre para trabalhar nos seringais.[9] A segunda religião a surgir foi a Barquinha, no ano de 1946, também na cidade de Rio Branco (AC), fundada por Daniel Pereira de Mattos (1888-1958), conhecido por "Frei Daniel", filho de escravizados, nascido em São Luís do Maranhão. Mais tarde, em 1961, José Gabriel da Costa (1922-1971), nascido no estado da Bahia, fundou a terceira religião ayahuasqueira, a União do Vegetal (UDV), na cidade de Porto Velho.[10] Além disso, em 1976, Sebastião Mota de Melo (1920-1990) fundou outra vertente da doutrina do Santo Daime, conhecida por Centro Eclético da Fluente Luz Universal Raimundo Irineu Serra (Cefluris, atualmente denominada Iceflu).[11]

Com a chegada da ayahuasca aos centros urbanos brasileiros (produto da inserção histórica das matrizes ayahuasqueiras nas grandes metrópoles do país), diversas pessoas entraram em contato com a bebida e novas formas de uso surgiram, configurando um processo de segmentação do consumo da ayahuasca.[12] Uma dessas novas modalidades de consumo da ayahuasca é o uso "neoxamânico", que contempla uma série de práticas diferentes entre si, inspiradas em usos xamânicos e nas religiões ayahuasqueiras tradicionais, norteadas, entre outras influências, pelo movimento sincrético da Nova Era e um projeto de autoconhecimento.[13]

Como apresentado até aqui, diferentes atores compõem as redes de utilização da ayahuasca. Se considerarmos a dimensão do debate público, além dos grupos que fazem uso ritualístico da ayahuasca, podemos citar ainda entidades midiáticas, médicas, legais etc. As primeiras acusações realizadas aos grupos que fazem uso religioso da ayahuasca, possivelmente por conta de sua utilização em cerimônias com propósito de cura, guardavam relação com "charlatanismo" ou "curandeirismo".[14] Também é possível observar que o estigma direcionado aos membros dos grupos ayahuasqueiros estava direcionado a classes vulneradas (situação na qual há a materialização da vulnerabilidade potencial) no país, como é o caso da influência dos cultos afro-brasileiros nas religiões ayahuasqueiras, vista como ameaça e como "macumba".[15]

No Brasil, a partir da década de 1980, o tema da utilização da ayahuasca atingiu um público mais amplo, especialmente em decorrência da expansão de grupos ayahuasqueiros para a região Sudeste.[16] Nas décadas seguintes, o estigma tradicionalmente associado às populações vulneradas usuárias da ayahuasca se transformou (assim como a composição sociodemográfica dessas religiões), assumindo um tom proibicionista, de condenação ao uso de "drogas", "alucinógenos", "entorpecentes" etc.[17]

O histórico do processo de regulamentação da ayahuasca ao longo de décadas pode sumarizar algumas das questões tidas como importantes pela sociedade civil e esferas governamentais. Em 1985, a Divisão Nacional de Medicamentos (Dimed, órgão que precedeu a Agência Nacional de Vigilância Sanitária, Anvisa) proibiu o cipó *Banisteriopsis caapi*. A proibição foi suspendida no ano seguinte e definitivamente suspensa em 1987, quando o uso da planta foi autorizado para o contexto religioso.[18] Em 2002, uma resolução do Conselho Nacional de Políticas sobre Drogas (Conad) proibiu a exportação da ayahuasca e seu uso por menores de idade e criou uma comissão para estudar as regras para utilização da bebida. Esse grupo, denominado Grupo Multidisciplinar de Trabalho (GMT), foi efetivamente criado em 2004, com uma nova resolução,[19] e era composto de representantes de diferentes linhas religiosas da ayahuasca, pesquisadores e membros do governo.[20]

O GMT, segundo a resolução do Conad de 2004, tinha como objetivo realizar "estudo do que é preciso fazer", ou seja, formular um documento que "traduza a deontologia do uso da ayahuasca".[21] Ao longo de suas reuniões, os membros do GMT pontuaram quais práticas se configuravam, segundo as próprias entidades ayahuasqueiras, como uso religioso adequado e responsável. De acordo com o seu relatório final:

> Nas discussões priorizaram-se os seguintes temas: definição de uso ritual, comércio, turismo, publicidade, associação da ayahuasca com outras substâncias, criação de novos centros, autossustentabilidade das entidades, procedimentos de recepção de novos interessados, curandeirismo, uso terapêutico, assim como definição de mecanismos para tornar efetivos os princípios deontológicos formulados.[22]

Abordarei em maior profundidade o Relatório Final do GMT e a resolução nº 01 de 2010 do Conad[23] na próxima seção deste texto. Para o momento, gostaria de sublinhar a atenção dada pelo GMT à dimensão da utilização primordialmente terapêutica da bebida. Em seu relatório, o GMT buscou contextualizar os chamados "trabalhos de cura" realizados em algumas linhas ayahuasqueiras, caracterizando-os como uma prática inserida no contexto da fé e distanciando-os do conceito de "terapia", tida aqui como atividades realizadas no âmbito das práticas científicas da saúde, sendo essa última forma de utilização, exclusivamente terapêutica, vedada.[24] A esse respeito, o GMT também assinalou a importância de se estimular que pesquisas sobre os usos da ayahuasca sejam realizadas por diferentes disciplinas, incluindo as pesquisas sobre suas possíveis propriedades terapêuticas e clínicas.[25]

Nos anos seguintes à publicação do relatório final, foram realizados alguns estudos clínicos envolvendo a administração da ayahuasca no Brasil, como, por exemplo, um importante trabalho sobre as propriedades antidepressivas da ayahuasca realizada pela equipe do Instituto do Cérebro da Universidade Federal do Rio Grande do Norte. No referido estudo, a bebida foi servida em contexto hospitalar para 14 pessoas que preenchiam critérios para depressão severa e resistente ao tratamento por outras vias terapêuticas farmacológicas. Os pesquisadores concluíram que a experiência com a ayahuasca foi capaz de produzir diminuição dos sintomas depressivos de forma rápida em comparação com o grupo placebo.[26]

Como vimos, a resolução nº 01 de 2010 do Conad estimula que pesquisas sobre a ayahuasca sejam realizadas. Contudo, esse contexto de utilização não foi o objeto de atenção principal das discussões do GMT, que tinha como escopo principal o contexto ayahuasqueiro religioso. Ou seja, se por um lado a resolução pode servir como um documento orientador das práticas religiosas com a ayahuasca, por outro ele informa pouco sobre "o que é preciso fazer" para administrar a ayahuasca em contextos de investigação terapêutica/clínica/biomédica.

No Brasil, as pesquisas científicas realizadas envolvendo seres humanos devem ter seus protocolos metodológicos submetidos para avaliação ética no sistema dos Comitês de Ética em Pesquisa (CEP) da Comissão Nacional de Ética em Pesquisa (Conep). Esse sistema foi criado pelo Conselho Nacional da Saúde (CNS), sendo composto de instâncias locais, conhecidas como CEPs, e uma instância nacional, a Conep.[27] A Conep e os CEPs têm composição multidisciplinar de pesquisadores e a participação de membros representantes dos usuários, de modo a favorecer a apreciação dos protocolos de pesquisa submetidos. Esses protocolos, quando realizados no contexto das pesquisas clínicas/biomédicas, são analisados principalmente quanto às exigências éticas da resolução nº 466/12.[28] Já no caso das pesquisas conduzidas no âmbito das humanidades, os protocolos de pesquisa são apreciados quanto à conformidade à resolução nº 510/2016.[29] Também têm relevância na avaliação dos protocolos de pesquisa a Declaração Universal de Bioética e Direitos Humanos (DUBDH), criada em 2005 pela Unesco.[30]

Considerando o aumento das pesquisas biomédicas acerca da eficácia terapêutica da ayahuasca, observado nas últimas duas décadas, bem como um cenário de globalização e medicalização das práticas com a bebida, diversas questões éticas relevantes ao estudo da ayahuasca são suscitadas. A bioética, como campo transdisciplinar de reflexão, busca estabelecer uma ponte entre as tecnologias desenvolvidas pelas Ciências da Vida e a reflexão acerca das aplicações dessas tecnologias desenvolvidas pelas Ciências Humanas.[31] Uma década após a criação do neologismo "bioética", esse campo do conhecimento foi bastante divulgado e popularizado pelo campo biomédico em sua versão principialista, que elencou quatro princípios centrais que informam a conduta ética das práticas biomédicas: beneficência, não maleficência, autonomia e justiça.[32] A partir dos anos 1990, diversas teorias éticas desenvolvidas por bioeticistas latino-americanos passaram a apontar as insuficiências da abordagem exclusivamente principialista para responder às demandas bioéticas do Sul Global.[33] No decorrer deste capítulo, procurarei introduzir algumas das questões éticas/bioéticas vivenciadas por pessoas responsáveis pelo cuidado religioso ou em pesquisas com ayahuasca, considerando as dimensões deontológica e da ética do cuidado.

Abordagem deontológica nos usos da ayahuasca

Quando alguém procura atendimento em determinado serviço de saúde, geralmente espera-se uma série de competências e ações dos profissionais que ali trabalham, como a confidencialidade das informações compartilhadas, a postura de acolhimento e o comprometimento com o bem da pessoa cuidada e o respeito à autonomia das pessoas, para citar alguns exemplos. Essas competências e condutas são estabelecidas com base em reflexões deontológicas realizadas por essas classes profissionais acerca do exercício dessas profissões, que são geralmente exprimidas na forma de "códigos de ética profissionais". No campo da saúde, o desenvolvimento deontológico das profissões é considerado um bem social, uma vez que favorece competências profissionais positivas que dificilmente seriam atingíveis por via legal (considerando que o Direito estaria incumbido de estabelecer uma "ética dos mínimos").[34]

Michel Maffesoli, sociólogo francês, contribuiu com considerações importantes sobre a deontologia na obra *Elogio da razão sensível*.[35] No texto crítico ao racionalismo, o autor apresenta uma discussão sobre a deontologia (*ta deonta*), aproximando-a de uma "ética das situações", em oposição à moral do "dever ser". O autor convida-nos a perceber como a "razão instrumental", repleta de ideais impositivos e universais, produz um tipo de saber ligado ao poder, ao desejo de dominação (*libido dominandi*), geradora de "uma malha estreita e sólida dos conceitos estabelecidos".[36]

Mas, se no lugar do desejo de dominação (dominar o mundo através da razão), houver o desejo de conhecimento (*libido sciendi*), poderemos então, de acordo com Maffesoli, proceder a um "saber dionisíaco", que busque incluir o incontrolável e o imprevisível; um saber que esteja próximo de seu objeto e que saiba estabelecer a "topografia da incerteza". Aí então poderemos atentar ao fervilhar existencial, cujas consequências ainda não foram *totalmente* avaliadas.[37] Em resumo, o processo deontológico para Maffesoli passa pelo exercício da consideração das situações, "naquilo que elas têm de efêmero, de sombrio, de equívoco, mas também de grandioso", em contraposição ao exercício impositivo e de pretensão universal do dever.

Se considerarmos os usos da ayahuasca aqui mencionados, como os usos indígenas, os usos por grupos religiosos ou os usos em pesquisas científicas, para citar alguns exemplos, parece evidente que não estamos diante de um fenômeno com perspectivas sempre convergentes, homogêneo em termos epistêmicos ou passível de ser contemplado em toda sua diversidade sob uma única perspectiva de pretensões universais. Ao contrário, o reconhecimento dessa diversidade evidencia que o olhar sobre essas práticas não pode ser reduzido a apenas uma ou outra episteme. Também é importante lembrar que os valores e as premissas que informam as relações em contextos de confraternização comunitária e de vivência religiosa podem ser bastante distintos dos valores e premissas que informam as práticas profissionais, por exemplo. Ou seja, não se pode confundir o processo deontológico observado nos grupos que fazem uso religioso da ayahuasca com aqueles processos deontológicos relacionados à autorregulação de determinadas profissões, embora esses processos possam compartilhar semelhanças.

A resolução nº 01 de 2010 do Conad é, em termos regulatórios, o documento que reúne tópicos bastante relevantes para o cotidiano dos grupos ayahuasqueiros, como a caracterização do uso religioso, os procedimentos para a recepção de novos adeptos, o uso da ayahuasca por menores de idade e pessoas grávidas e a sustentabilidade na produção da ayahuasca. Retomando o conceito deontológico de "ética das situações", podemos dizer que o documento é uma importante base para orientar os usos religiosos/espirituais não indígenas da ayahuasca, mas que, apesar de o documento estimular a realização de pesquisas científicas sobre os efeitos e propriedades terapêuticas da bebida, ele não abrange maiores detalhamentos/especificações sobre os usos científicos e suas possíveis aplicações terapêuticas subsequentes, que demandarão nossa atenção e cuidado constante nos próximos anos.

Ética do cuidado com ayahuasca

Ainda que lancemos mão de diferentes resoluções e guias de boas práticas para refletir sobre as questões éticas vivenciadas nos contextos de cuidado com ayahuasca, é pouco provável que esse referencial seja capaz de esgotar as questões (bio)éticas vivenciadas. Como vimos, a experiência e os saberes produzidos pelas comunidades ayahuasqueiras (incluindo o processo de autorregulação desses grupos) funcionam como indicadores do processo deontológico (sabedoria situacional) que busca delimitar e, em alguma medida prescrever, formas de utilização seguras da bebida.

No âmbito da atenção em saúde, diferentes situações das relações de cuidado mobilizam reflexões sobre como agir em determinada ocasião ou sobre qual/quais sentimentos, emoções e relações podem ser percebidas na relação com outras pessoas. De acordo com Zoboli,[38]

> [...] parece que a filologia da palavra "cuidado" indica que cuidar é mais que um ato singular; é modo de ser, a forma como a pessoa se estrutura e se realiza no mundo com os outros. É um modo de ser no mundo que funda as relações que se estabelecem com as coisas e as pessoas

No mesmo trabalho, a autora apresenta elementos históricos e diferentes contribuições da filosofia e da psicologia para a construção da noção de ética do cuidado, paradigma ético marcado pela importância das relações interpessoais e comunitárias, pela forma contextual de abordagem e pelo espaço que reserva para as emoções nas relações.

Nos diferentes espaços de cuidado envolvendo a ayahuasca, conforme apresentado, são desenvolvidas noções relacionadas às formas de dar suporte à experiência com a bebida. Essas informações podem ser transmitidas na forma de instruções antes, durante ou após as cerimônias e podem ter relação com diferentes aspectos da experiência, como as dietas e preparações, regras e acordos coletivos desses espaços, bem como o manejo a longo prazo das experiências.[39]

Uma vez que aqui estamos considerando as variadas práticas de cuidado com a bebida, também é importante trazer atenção ao fato de que essas relações e fluxos de cuidado podem assumir múltiplas configurações. É possível encontrar contextos de uso que dispõem de um(a) ou então de alguns(mas) cuidadores(as) durante as sessões, ao passo que essas cerimônias também podem conter um número variado de participantes, na forma de sessões individuais ou coletivas (com poucas ou muitas pessoas). Também é importante levar em conta que a frequência com que as pessoas participam das cerimônias enquanto buscam cuidado para determinada questão em saúde pode variar, desde uma única experiência com a bebida até aquelas que passam a beber a ayahuasca com alguma frequência determinada.

Reforçar a importância das relações sociais para o processo de cuidado é uma das importantes contribuições da ética do cuidado para o campo da saúde. Para Beauchamp e Childress, a ética do cuidado tensiona valores liberais como a ideia de imparcialidade, valorizando respostas contextuais, atentas às sutilezas, em que o aprofundamento dos relacionamentos tende a ser mais importante que o tratamento imparcial.[40] Essa perspectiva também destaca a fragilidade das generalizações, que, baseadas em princípios universais, funcionam como instrumento da imparcialidade. Por fim, os autores assinalam que dois temas são centrais para a ética do cuidar: a interdependência mútua nos relacionamentos (que considera e dá lugar à fragilidade e à vulnerabilidade nas relações) e o papel das emoções no processo de cuidar (crítico à tradição cognitivista, que busca classificar ações que levam em conta as emoções nas tomadas de decisão como inadequadas ou moralmente ruins).[41]

Conclusão

No decorrer deste texto, busquei realizar uma apresentação introdutória da diversidade de formas de utilização da ayahuasca, com enfoque nos contextos de cuidado. Também procurei situar o processo de regulamentação do uso da ayahuasca no Brasil, em especial a resolução nº 01 de 2010 do

Conad, importante dispositivo regulatório que abrange os usos religiosos não indígenas e trata parcialmente sobre o uso em pesquisas (que, no contexto das pesquisas clínicas, demanda atenção para as resoluções brasileiras sobre ética em pesquisas envolvendo seres humanos). Por fim, destaquei duas dimensões das questões éticas vivenciadas em contextos de cuidado com ayahuasca: a abordagem deontológica e a ética do cuidado.

O estudo das questões bioéticas associadas aos contextos de cuidado com ayahuasca é importante para que haja maior contextualização sobre os desafios atuais e futuros das práticas com a bebida em diferentes sistemas de cuidado. No lugar de monopólios epistemológicos e prescrições, é necessário tornar sensível a agenda bioética da ayahuasca para a diversidade, o cuidado e o respeito às populações vulneradas.

Referências bibliográficas

ALTISENT, R. "Ética, bioética y deontologia". *Revista Bioética*. Brasília, vol. 17, n. 3, mar. 2010, pp. 363-375.

ANTUNES, H. F. "Religião e esfera pública: Um estudo sobre o debate em torno do uso da ayahuasca no Brasil". Disponível em: <http://www.neip.info/novo/wp-content/uploads/2015/04/antunes_religiao.pdf>. Acesso em: 21/9/2023.

BRASIL, Ministério da Saúde & Conselho Nacional de Saúde. "Resolução nº 510, de 7 de abril de 2016". *Diário Oficial da União*, n. 98, maio 2016, pp. 44-46.

____. "Resolução nº 466, de 12 de dezembro de 2012". *Diário Oficial da União*, n. 12, jun. 2013, p. 59.

____. "Resolução nº 196, de 10 de outubro de 1996. Diretrizes e normas regulamentadoras de pesquisas envolvendo seres humanos". *Diário Oficial da União*, out. 1996.

CHILDRESS, J. F. & BEAUCHAMP, T. L. *Princípios de ética biomédica*. 2. ed. São Paulo, Loyola, 2002.

CONSELHO NACIONAL DE POLÍTICAS SOBRE DROGAS – Conad. "Resolução nº 01, de 25 de janeiro de 2010". *Diário Oficial da União*, jan. 2010.

____. "Resolução nº 04, de 4 de novembro de 2004". *Diário Oficial da União*, nov. 2004.

GARRAFA, V.; MARTORELL, L. B. & NASCIMENTO, W. F. D. "Críticas ao principialismo em bioética: perspectivas desde o norte e desde o sul". *Saúde e Sociedade*, vol. 25, n. 2, abr. 2016, pp. 442-451.

GOULART, S. L. "Estigmas de grupos ayahuasqueiros". *In*: CARNEIRO, H. S.; FIORE, M. & GOULART, S. L. *et al.* (orgs.). *Drogas e cultura: novas perspectivas*. Salvador, EDUFBA, 2008, pp. 251-288.

LABATE, B. C. & FEENEY, K. "Ayahuasca and the process of regulation in Brazil and internationally: implications and challenges". *International Journal of Drug Policy*, vol. 23, n. 2, mar. 2012, pp. 154-161.

LABATE, B. C. "A literatura sobre as religiões ayahuasqueiras". *In*: ARAÚJO, W. S. & LABATE, B. C. (orgs.). *O uso ritual da ayahuasca*. São Paulo, Mercado de Letras, 2009, pp. 231-273.

____. *A reinvenção do uso da ayahuasca nos centros urbanos*. Campinas, Mercado de Letras, 2004, p. 88.

LUNA, L. E. "Indigenous and mestizo use of ayahuasca: an overview". *In*: DOS SANTOS , R.G. (org.). *The ethnopharmacology of ayahuasca*. Kerala, Transworld Research Network, 2011, pp. 1-21.

MAFFESOLI, M. & STUCKENBRUCK, A. C. M. *Elogio da razão sensível*. Petrópolis, Vozes, 1998, p. 17.

ORGANIZAÇÃO DAS NAÇÕES UNIDAS PARA A EDUCAÇÃO, A CIÊNCIA E A CULTURA – UNESCO. "Declaração universal sobre bioética e direitos humanos". Trad. Ana Tapajós & Mauro Machado do Prado. Cátedra Unesco de Bioética da Universidade de Brasília, 2005.

PALHANO-FONTES, F.; BARRETO, D. & ONIAS, H. *et al.* "Rapid antidepressant effects of the psychedelic ayahuasca in treatment-resistant depression: a randomized placebo-controlled trial". *Psychological Medicine*, vol. 49, n. 4, jun. 2019, pp. 655-663.

PELAEZ, M. C. "Santo Daime, transcendência e cura. Interpretações sobre as possibilidades terapêuticas da bebida ritual". *In*: ARAÚJO, W. S. & LABATE, B. C. (orgs.). *O uso ritual da ayahuasca*. São Paulo, Mercado das Letras, 2002, pp. 473-491.

PONTES, C. J. F. "A guerra no inferno verde: segundo ciclo da borracha, o front da Amazônia e os soldados da borracha". *South American Journal of Basic Education, Technical and Technological*, vol. 2, n. 1, jun. 2015, pp. 56-57.

POTTER, V. R. *Bioethics: bridge to the future*. Englewood Cliffs, Prentice-Hall, INC., 1971.

TUKANO, D. "Ayahuasca e os desafios dos conhecimentos indígenas diante da globalização". 2021. Disponível em: <https://www.daiaratukano.com/post/ayahuasca-e-os-desafios-dos-conhecimentos-indígenas-diante-da-globalização>. Acesso em: 19/1/2023.

____. "Uma medicina patrimônio de 160 povos indígenas: as origens da ayahuasca antes da globalização". Disponível em: <https://www.daiaratukano.com/post/uma-medicina-indígena-as-origens-da-ayahuasca-antes-da-globalização>. Acesso em: 19/1/2023.

VALÊNCIO, L. F. S. *O processo de consentimento livre e esclarecido no uso religioso/ritualístico da ayahuasca*. São José do Rio Preto, Programa de Pós-graduação em Psicologia e Saúde, Faculdade de Medicina de São José do Rio Preto, 2019, p. 109 (Dissertação de Mestrado).

ZOBOLI, E. L. C. P. "A redescoberta da ética do cuidado: o foco e a ênfase nas relações". *Revista da Escola de Enfermagem da USP*. São Paulo, vol. 38, n. 1, mar. 2004, pp. 21-27.

Notas

1 Pelaez, 2002.

2 Luna, 2011.

3 Tukano, 2022.

4 *Idem*, 2021.

5 Luna, 2011a.

6 *Idem*, 2011b.

7 Pontes, 2015.

8 *Idem*, 2015.

9 Labate, 2009a.

10 *Idem*, 2009b.

11 *Idem*, 2009c.

12 *Idem*, 2004a.

13 *Idem*, 2004b.

[14] Goulart, 2008.
[15] *Idem*, 2008.
[16] Antunes, 2015.
[17] Goulart, 2008.
[18] Labate & Feeney, 2012a.
[19] Brasil, 2004.
[20] Labate & Feeney, 2012b.
[21] Conad, 2004.
[22] *Idem*, 2010.
[23] *Idem*, 2010a.
[24] *Idem*, 2010b.
[25] *Idem*, 2010c.
[26] Palhano-Fontes *et al.*, 2019.
[27] Brasil, 1996.
[28] *Idem*, 2012.
[29] *Idem*, 2016.
[30] Unesco, 2005.
[31] Potter, 1971.
[32] Beauchamp & Childress, 2002.
[33] Garrafa *et al.*, 2016.
[34] Altisent, 2010.
[35] Maffesoli, 1998a.
[36] *Idem*, 1998b.
[37] *Idem*, 1998c.
[38] Zoboli, 2004.
[39] Valêncio, 2019.
[40] Beauchamp & Childress, 2002a.
[41] *Idem*, 2002b.

4

Ayahuasca na mídia: abrindo as portas da redação

Nathan Fernandes

Desde o início do século XX, substâncias que alteram a consciência são demonizadas pela imprensa, com a ajuda de órgãos governamentais. Mas o aparecimento dos psicodélicos trouxe uma nova perspectiva a ser abordada – mais relacionada à saúde e menos ao crime. Ao traçar um breve panorama histórico da imprensa norte-americana e sua influência no Brasil, este capítulo busca mostrar como o proibicionismo e a visão colonialista pautaram a percepção da mídia sobre os psicodélicos, sobretudo a ayahuasca, revelando ainda como as novas descobertas científicas promovidas pelo Renascimento Psicodélico têm alterado a representação dessas substâncias na mídia nacional.

As mirações da imprensa nacional

O jornalista Otávio Frias Filho,[1] descreve os resultados da experiência que teve com o Santo Daime, no Céu do Mapiá, como "inconclusivos". "Mesmo um ateu percebe que os efeitos do Daime estão longe de ser automáticos ou de se restringir à bioquímica do córtex cerebral; eles se combinam a expectativas, lembranças e desejos, sofrem influência de fatores ambientais", escreveu ele, exemplificando o conceito de *set* e *setting*.

Entre os anos 1984 e 2018, quando morreu, Frias Filho foi diretor de redação do jornal *Folha de S.Paulo*, uma das publicações de maior circulação no país, tida também como uma das mais influentes. Assim, ao escrever sobre sua experiência na Amazônia, aquele que é considerado um dos principais nomes da imprensa nacional oferece um vislumbre de como a ayahuasca era percebida dentro das grandes redações.

No ensaio, o jornalista afirma que sua intenção é adotar um enfoque antropológico da experiência: "Estava ali como um embaixador da razão – e temia fraquejar". Alternando entre o ceticismo e a aceitação, ele descreve os efeitos do chá:

> A melhor forma que me ocorre para descrever a miração – ao menos o que ela significou para mim – é dizer que tais imagens [cenas presenciadas ou imaginadas do passado], sob a ação da ayahuasca, tornam-se magicamente vívidas e palpáveis, como se nessa terra ignota que a mente se acostumou a negligenciar, transitando rapidamente por ela cada vez que adormecemos ou despertamos, houvesse tesouros insuspeitos e recantos misteriosos em meio aos quais o sujeito é arrastado, como pela torrente de alguma inundação fabulosa, até dar nas praias da memória mais arcaica e das fantasias mais fulgurantes. É como se fosse possível, literalmente, sonhar acordado, com a vantagem de que o "sonho" é, em parte, manejável.

Ao ler o trabalho, é possível notar que a racionalidade aguçada do jornalista entra em conflito com a subjetividade da experiência. Isso fica mais evidente quando ele descreve a dogmática daimista como uma "parafernália espiritual", ou quando diz que no "Mapiá todo mundo acredita em tudo, de saci-pererê à mula sem cabeça, desde que sejam fenômenos que a ciência não comprove". Sobre a religião, Frias aponta:

> Sempre me pareceu que toda religião, por sua natureza mesma, precisa de componentes de manipulação, autoritarismo, lavagem cerebral etc., havendo diferenças apenas de grau, mas não de essência, entre elas. Não é precisamente isso que todas as seitas de todos os tempos sempre fizeram? Não é isso que esperamos delas, que nos anestesiem de uma realidade insuportável demais e nos distraiam do "silêncio eterno desses espaços infinitos"?

Apesar de anunciar um enfoque antropológico, fica evidente que o jornalista não se desfaz das lentes ocidentais, que ajustam o pensamento científico eurocêntrico como único foco possível de suas visões. Ainda que seja uma aula magna de jornalismo – demonstrando apreço pela apuração cuidadosa, a contextualização aprofundada e a escrita com preocupações literárias –, o ensaio também reflete o sentimento de exotismo que permeia o interesse pelas religiões ayahuasqueiras, mostrando que, até o início dos anos 2000, pelo menos, para aqueles que ditavam os rumos da imprensa no país, o consumo da ayahuasca não passava de uma prática excêntrica. Essa visão não é rara nas reportagens que serão citadas ao longo deste capítulo.

Desde 2006, no entanto, esse ponto de vista vem sendo confrontado com novas interpretações. Para o jornalista norte-americano Michael Pollan,[2] esse ano marca o que se convencionou chamar de Renascimento Psicodélico na ciência. Isso por conta de três eventos importantes: a comemoração do centenário do cientista suíço Albert Hofmann, considerado o "pai do LSD"; a publicação de um artigo que investigou a relação da psilocibina com a experiência mística (o primeiro do tipo em mais de 40 anos); e a liberação, nos EUA, do uso da ayahuasca nos trabalhos da União do Vegetal (UDV), religião brasileira criada em Porto Velho pelo Mestre Gabriel, em 1961.

Com isso, a pauta da ayahuasca parece ter migrado, aos poucos, das páginas de curiosidades para os cadernos científicos, como veremos. Mas para entender os caminhos da imprensa nacional, também é preciso entender como a imprensa norte-americana capturou – ou esculpiu – a percepção pública sobre os psicodélicos ao longo do século XX.

Os Estados Unidos à procura do cogumelo mágico

No início do século XX, os veículos da imprensa norte-americana tendiam a reproduzir o viés proibicionista adotado pelo governo federal, que, nos anos 1930, intensificou o perfil de combate ao tráfico de drogas. O rosto dessa cruzada era Harry J. Anslinger, comissário do Departamento Federal de Narcóticos (FBN), agência criada em 1930 para assegurar as aplicações das recentes leis antidrogas. Autointitulado "o maior especialista vivo do mundo no tráfico internacional de narcóticos",[3] Anslinger escrevia artigos, dava entrevistas e ajudava a reforçar crenças baseadas em vozes de sua própria cabeça. No livro *Acid Hype*,[4] o jornalista Stephen Siff detalha:

> O arquivo de histórias de horror que Anslinger abriu para jornalistas e em audiências no Congresso tinha um caráter mitológico. Apesar de mencionar estados e cidades, os incidentes não citavam nomes ou outros detalhes de identificação. Ele omitia informações sobre as motivações ou antecedentes criminais – como o diagnóstico psiquiátrico de seu "assassino do machado" –, em favor da suposição ingênua de que, se o crime foi cometido sob a influência de uma droga, a droga foi a principal causa do ato violento.

Os contos também foram bordados com estereótipos raciais, insinuações sexuais e detalhes lascivos ausentes dos relatórios originais. Em um artigo para a *Scientific American*, em 1943, intitulado "Maconha é mais prejudicial do que heroína e cocaína", o comissário descreveu a maconha como a substância mais horrível que se possa imaginar, capaz de transformar o indivíduo, destruindo o intelecto e dando origem a "instintos malignos". Logo, seu efeito não pode ser nada menos do que a loucura.

Ao mesmo tempo que evidenciava seu racismo e seletivismo com ares de paranoia anticomunista, Anslinger trabalhava para suprimir qualquer evidência que não o agradasse, reforçando a constatação de que a proibição de drogas nunca foi baseada em fatos científicos, mas, sim, políticos. Como escreve Siff,[5] o comissário perseguia aqueles que pesquisavam o uso de substâncias:

> Um advogado e ex-detetive da FBN lembrou: "[Anslinger] tentava suprimir os relatórios de qualquer pessoa ou informações que fossem contrárias à sua política. Se não conseguisse suprimi-los efetivamente em seus estágios iniciais, ele tentaria pintar os autores como esquisitões, pessoas de mau caráter que deveriam ser desacreditadas". Embora seja possível que o aumento da atenção dada ao tema [na imprensa] tenha incentivado algumas pessoas ao uso de narcóticos, o principal efeito foi aumentar a preocupação pública com os narcóticos como uma questão política, construindo, posteriormente, apoio para legislações proibicionistas cada vez mais punitivas.

A mentalidade da época era dominada pela associação das drogas com crimes hediondos. Nada de bom poderia vir dessas substâncias. Mas, entre 1940 e 1950, o interesse da psiquiatria pelos psicodélicos ganhou força. A popularização dos cogumelos psicoativos e da mescalina na sociedade ocidental, além da descoberta do LSD – sintetizado pela primeira vez pelo químico suíço Albert Hofmann, em 1938 –, ofereceram uma nova narrativa a ser abordada. Uma narrativa mais palatável a um público assolado pelo pânico moral. Stephen Siff[6] escreve que:

> Quando as descrições das experiências com drogas reapareceram na imprensa, na década de 1950, mesmo uma droga tão tradicional quanto a mescalina parecia chocante, sensacional e nova. Concebidas por homens de jaleco e blazer de *tweed*, as novas drogas "psicodélicas" chegaram como maravilhas da ciência, e não como artefatos do crime. Depois de anos evitando assiduamente qualquer discussão sobre os efeitos subjetivos das drogas, os jornalistas aproveitaram a oportunidade que essas novas drogas ofereciam para levar os leitores a terras desconhecidas. Era como se eles tivessem descoberto o portão para um mundo esquecido e mal pudessem esperar para seguir em frente.

O fato de os homens de jaleco serem homens brancos da elite também parece ter exercido uma influência fundamental na maneira como essas substâncias misteriosas passaram a ser percebidas. Em 1954, Aldous Huxley, proeminente escritor da nobreza britânica, já famoso pelo clássico *Admirável mundo novo*, de 1932, lançou o ensaio "As Portas da Percepção", detalhando sua experiência com a mescalina.

As descrições tão poéticas quanto inspiradoras ajudaram a dissolver o constrangimento de intelectuais em abordar o tema dos psicodélicos, disseminando essas novas experiências a uma elite progressista. "Trabalhe de forma privada. Artistas iniciados, escritores, poetas, músicos de *jazz*, cortesãs elegantes, pintores, boêmios ricos. E eles iniciarão os ricos inteligentes. Foi assim que a cultura, a beleza e a liberdade filosófica foram transmitidas", disse Huxley, durante uma experiência com psilocibina.[7]

As descrições dos efeitos das substâncias psicoativas inspiraram uma série de outras reportagens, muitas das quais comparando os efeitos psicodélicos com os usos ritualísticos de comunidades indígenas. Essas últimas deram a oportunidade para que jornalistas também pudessem explorar as experiências em primeira pessoa, em vez de descrever pesquisas ou experiências alheias.

O trabalho mais representativo nesse sentido foi feito por um executivo do banco J. P. Morgan. Em 1957, o ex-jornalista e micologista amador R. Gordon Wasson publicou uma reportagem de 17 páginas na revista *Life*, uma das maiores em circulação na época, sobre sua experiência com cogumelos mágicos. Como gostava de lembrar Wasson, "Seeking the Magic Mushroom" ("À procura do cogumelo mágico", em tradução livre) foi, provavelmente, o primeiro registro de um trabalho ritualístico do tipo feito para a imprensa ocidental. A repercussão foi imediata. Além de aumentar o fluxo de turistas na pequena vila mexicana de Huautla de Jiménez, em Oaxaca, à procura da xamã Eva Mendez (pseudônimo de Maria Sabina), que comandou a experiência, a reportagem colocou o tema dos psicodélicos como assunto da vez, mostrando, mais uma vez, como o sucesso de uma narrativa tende a ser maior quando é enunciado de lugares de privilégio, a exemplo do que escreve Siff:[8]

> Sua identificação [de Wasson] como um executivo do J. P. Morgan foi um bônus para a história, proporcionando um contraste dramático entre o autor do relato em primeira pessoa e os ambientes primitivos e experiências selvagens que ele descrevia. Além disso, as credenciais sociais sólidas isolavam Wasson das críticas que poderiam colocá-lo como um caçador de emoções ou mesmo um viciado em drogas, as quais poderiam ter sido mais facilmente empilhadas em um escritor menos credenciado. Tal como aconteceu com Huxley, os antecedentes pessoais de Wasson colocavam uma aura sob suas alegações.

Também pesou o fato de Henry Luce, o magnata por trás das maiores revistas dos EUA, ter um apreço especial por experiências psicodélicas. Responsável por títulos como *Life* e *Time*, duas das principais publicações do século XX, Luce fazia questão de demonstrar seu entusiasmo por substâncias capazes de alterar a consciência. De acordo com seu biógrafo, o empresário chegou a afirmar que, certa vez, "falou com Deus em um campo de golfe", durante uma experiência com LSD.[9]

Apesar do viés conservador, ao tratar o tema dos psicodélicos, muitas vezes, com seriedade e respeito, os veículos de Luce prolongaram o debate público e deram legitimidade às pesquisas feitas por Timothy Leary, psicólogo de Harvard que se tornou o guru da contracultura norte-americana. "Sempre afirmei que Henry Luce fez mais para popularizar o LSD do que Timothy Leary", escreveu o ativista social Abbie Hoffman.[10]

Apesar da euforia com as novas descobertas, o governo se apressou para desenvolver novas leis que criminalizassem as substâncias psicodélicas. Como na década de 1930, as agências oficiais abriram seus arquivos para distribuir aos jornalistas histórias assustadoras envolvendo o uso de LSD.

Além disso, em 1967, um estudo do geneticista Maimon Cohen, da Universidade de Nova York, foi publicado na revista *Science*, afirmando que o LSD deteriorava cromossomos de células sanguíneas. O estudo tinha sérias deficiências, e, em 1971, uma revisão constatou que, puro e em doses moderadas, o LSD não produzia os danos relatados. Mas o estrago já estava feito, tendo sido ainda associado à ideia sem embasamento de que a substância também causava defeitos congênitos em bebês. Nas palavras de Siff:[11]

> Histórias sensacionalistas e exageradas sobre o LSD pareciam verdadeiras porque tinham a aura do que Stephen Colbert poderia chamar de "veracidade": mesmo desmoronando sob um exame minucioso, pareciam verdadeiras porque pareciam certas. Erich Goode e Nachman Ben-Yehuda fincam esse sentimento na expectativa moral de que aqueles que quebram as regras da sociedade devem ser punidos.

Esse sentimento parece ter crescido à medida que o governo federal, na figura do presidente Richard Nixon, investia seus esforços em uma pesada propaganda proibicionista. Nixon havia ganhado as eleições de 1968 com a promessa de restaurar a lei e a ordem no país. Em uma mensagem ao Congresso norte-americano, no ano seguinte, ele apontou o crescimento do uso de drogas como uma séria ameaça à saúde e à segurança de milhões de norte-americanos.

Em 1970, Nixon deu carta branca para que seu principal conselheiro, John Ehrlichman, utilizasse "ainda mais a televisão na luta contra o abuso de drogas".[12] Ordens semelhantes foram dadas por outros meios e, assim, sua cruzada anti-drogas foi ganhando ares de uma luta do bem contra o mal, usando metáforas bélicas e a imprensa como uma importante arma nessa batalha. Em 1971, o presidente instaurou sua política oficial de Guerra às Drogas, fazendo com que os psicodélicos fossem proibidos não apenas para consumo, mas também na pesquisa, o que influenciou uma série de outros países a adotarem medidas semelhantes, e tingiu, por muitos anos, a psicodelia de cinza.

Os psicodélicos chegam ao Brasil

No livro *História social do LSD no Brasil*, o jornalista e historiador Júlio Delmanto faz um levantamento das principais incursões do LSD nos veículos brasileiros de grande circulação ou influência nas décadas de 1950 e 1960 – como *O Estado de S. Paulo*, *Folha de S.Paulo*, *Veja*, *Realidade* e *O Cruzeiro* –, dando um exemplo de como o tema dos psicodélicos era percebido por aqui. A referência mais antiga encontrada pelo pesquisador data de 10 de julho de 1955, na *Folha da Manhã* (que se tornaria a *Folha de S.Paulo*). No artigo "As estranhas visões da mescalina", o autor menciona que "os químicos têm fabricado várias substâncias sintéticas dotadas de efeitos semelhantes [ao da] mescalina", a mais ativa delas era o LSD, "que provoca alucinações mesmo quando injetada em doses mínimas".[13]

Até meados dos anos 1960, as reportagens davam prioridade aos usos médicos ou "descolados" da substância. Em 3 de abril de 1963, Fausto Cunha escreveu em sua coluna de literatura do *Correio da Manhã* que:

> O assunto da moda é o ácido lisérgico, a droga maravilhosa em que os escritores e pintores estão procurando a pedra filosofal. [...] A moda tem sua origem, talvez, nas experiências de Aldous Huxley com a mescalina. Posteriormente nos Estados Unidos e talvez noutros países, surgiram clubes de tomadores de psicodinâmicos [*sic*], que chegaram à perfeição de preparar *cocktails* de drogas.

De acordo com Delmanto, a partir de 1965, a pauta passou a ganhar um viés mais sensacionalista, relacionando as substâncias com o agravamento de transtornos mentais. Coincidentemente ou não, foi o mesmo ano em que a farmacêutica Sandoz parou de fabricar e divulgar o LSD. Em junho de 1966, por exemplo, uma manchete do *Correio da Manhã* cravava: "Psicóloga diz que ácido lisérgico provoca loucura". Menções negativas também passaram a frequentar as páginas d'O *Estado de S. Paulo*, em que se observavam manchetes como "LSD traria má-formação" (25 de outubro de 1967) e "O perigo dos alucinógenos" (16 de fevereiro de 1969).

Assim como na imprensa norte-americana, o pânico moral parece ter ancorado na imprensa nacional. A diferença é que, no Brasil, o uso crescente da ayahuasca trouxe outras formas de explorar esse sentimento, bem como novas abordagens para tratar de uma prática especificamente amazônica.

Ayahuasca: metamorfose ambulante

Em sua pesquisa de pós-graduação, na PUC-Minas, a comunicadora Jussara Aparecida Santos de Assis se debruçou sobre as representações jornalísticas da ayahuasca, analisando reportagens publicadas no jornal *Folha de S.Paulo* e no portal de notícias G1, entre 2006 e 2019. Assis identificou quatro categorias gerais nas quais os textos analisados se enquadram: 1) cultural indígena/artístico; 2) religioso institucional; 3) associação à droga ilícita; 4) pesquisas científicas.

Entre os exemplos levantados pela pesquisadora, em muitos é possível perceber o mesmo tom colonialista de trabalhos como o do jornalista Otávio Frias Filho, que abriu este capítulo. Isso é notável em reportagens como a que a *Folha* publicou em 2006, na ocasião da liberação do uso da ayahuasca pela UDV nos EUA. No texto intitulado "A diferença é que o peiote é produzido e consumido nos EUA, e a ayahuasca, importada do Brasil", o autor compara o uso ritualístico da ayahuasca com o do peiote, referindo-se à UDV como uma "pequena, restrita e discreta seita". A escolha do termo "seita" é recorrente ao designar religiões ayahuasqueiras na imprensa. Para Assis, essa opção não é mera casualidade. "No imaginário popular, a palavra seita, além de se relacionar com grupos minoritários, está associada com práticas religiosas heréticas e anormais", escreve.

Em 2016, a ayahuasca teve um pico de concentração de menções quando o então ministro da Justiça Eugênio Aragão deu uma entrevista à *Folha*. Na conversa, ao ser questionado sobre sua ligação com o chá, ele afirmou que tinha sido sócio da UDV, mas que não era mais um frequentador. A repercussão forneceu exemplos flagrantes de intolerância religiosa. *O Antagonista*, por exemplo – veículo à época comandado pelo ex-redator-chefe da *Veja* Mario Sabino e pelo ex-colunista da *Veja* Diogo Mainardi –, comentou que "certamente [o ministro] errou na dose de ayahuasca antes de falar com a *Folha de S.Paulo*". Já o portal R7 publicou reportagem intitulada "Simpatizante de chá, ministro da Justiça está em cargo estratégico para liberar reivindicações da seita", seguindo a linha fina: "Eugênio Aragão já foi diretor da União do Vegetal. Seita quer liberar uso de chá para menores".

Entre todas as reportagens analisadas por Assis, aquelas envolvendo o caso do assassinato do cartunista Glauco Villas Boas e de seu filho Raoni, em março de 2010, foram as que tiveram mais repercussão. Como recorda a pesquisadora, o crime não apenas envolvia membros do Santo Daime como aconteceu no âmbito religioso. Além disso, por conta da proximidade de sua regulamentação pelo governo federal, em janeiro de 2010, a ayahuasca estava em evidência, fazendo com que seus efeitos fossem duramente questionados.

Na ocasião, as duas revistas semanais de maior influência do país deram destaque para o caso em suas capas. Na revista *Época*, da Editora Globo, a chamada trazia a sugestão de que o chá poderia ter sido o culpado pelo assassinato, ao questionar "O daime provocou o crime?", seguindo com "a morte do cartunista Glauco reacende o debate sobre o uso da droga indígena ayahuasca em rituais religiosos". Já a *Veja* nao tentou sugerir, mas, sim, condenar o chá, amenizando sua parcialidade com um ponto de interrogação. Com a chamada "O psicótico e o daime: até que ponto se justifica a tolerância com uma droga usada em rituais de uma seita?", a publicação não deixava dúvidas sobre seu ponto de vista em relação à regulamentação.

O desprezo da revista de maior circulação do Brasil não era surpresa. Em uma reportagem que gerou mal-estar na comunidade ayahuasqueira, do ano 2000, intitulada "O barato legal", a publicação afirmava que "essa gente [os 15 mil adeptos do chá, segundo o texto] diz que a ayahuasca, amarga como o diabo, permite que se tenha contato com a dimensão divina e lorotas do tipo". Segundo a revista, isso "seria uma bizarrice sem importância não fosse um indicativo de como as coisas funcionam no Brasil". A reportagem ainda faz troça com a fala do general Alberto Cardoso, secretário nacional Antidrogas, o qual afirmou que não proibiria o uso do chá nos rituais, porque "religião é religião". "Se um brasileiro fundar uma religião que utilize em seus rituais maconha, cocaína, *ecstasy*, LSD ou *crack*, terá aprovação do secretário nacional Antidrogas. Afinal de contas, 'religião é religião'", provoca o texto.

Em maior ou menor grau, essa visão intolerante é bastante difundida na grande imprensa. Mas é possível perceber uma mudança gradativa quando os homens de jaleco ressurgem com o Renascimento Psicodélico. Como afirma Assis, em relação ao levantamento feito no jornal *Folha de S.Paulo* e portal G1:

Nesse trabalho foi importante notar como os meios de comunicação reafirmam os estigmas nos grupos e indivíduos que consomem a ayahuasca e cristalizam um quadro ideólogo de difícil desmontagem. Principalmente quando se fala nos grupos indígenas. Como pudemos perceber, os dois veículos, com mais ênfase a *Folha de S.Paulo*, ao longo dos anos, desqualificaram a bebida e os grupos que a consomem, associando-a a um entorpecente. A partir do momento que perceberam o caráter mercadológico da ayahuasca e sua possibilidade de tratar doenças, entre elas a depressão, considerada pela Organização Mundial da Saúde como o "mal do século XXI", tenta-se imputar à bebida outros significados. Significados que demonstram que seu uso legítimo deva ser industrializado e que "beneficie" um número maior de pessoas de forma racional. E não que fique presa a tradições primitivas e superstições.

Não à toa, de acordo com o levantamento de Assis, a categoria mais reveladora, das quatro identificadas por ela, é aquela referente aos avanços de pesquisas científicas. "Embora não tenha sido a de maior repercussão ou mesmo de maior volume", isso demonstra um interesse midiático em propor novas formas de representar a ayahuasca.

Talvez, o exemplo mais sintomático seja o da própria *Folha de S.Paulo*, que estreou, em novembro de 2020, um espaço em seu *site* dedicado exclusivamente aos psicodélicos. Com o *blog* "Virada Psicodélica", o jornalista Marcelo Leite, profissional referência na área de ciências, ampliou sua cobertura para as principais pesquisas e iniciativas empresariais no campo das substâncias alteradoras de consciência. Na apresentação do *blog*, ele afirmou:

> Eu sou um senhor de 63 anos, avô, ninguém mais insuspeito de ser propagandista de drogas. Por outro lado, eu fui adolescente na época da contracultura, mergulhado em uma atmosfera de uso de drogas, então não tenho preconceito em relação aos psicodélicos. Por isso foi relativamente fácil me deixar convencer do potencial que a ciência está mostrando, em especial para o tratamento de transtornos mentais.

O interesse de Leite pelo tema já podia ser visto em 2017, quando o jornalista publicou um ensaio no caderno "Ilustríssima", da *Folha*, intitulado "Maluquez com lucidez", no qual narra suas impressões sobre o Congresso Ciência Psicodélica daquele ano. O texto é significativo porque, ao trazer as impressões pessoais do autor sobre o uso de MDMA, ele rompe com formalidades jornalísticas esperadas para uma cobertura científica da imprensa tradicional. O jornalista escreve:

Enquanto discorro sobre afetos e netos para quase estranhos, nos quais, estranhamente, confio, consigo observar meu próprio comportamento e analisá-lo. Rio da preocupação emergente com o fato de minhas pernas parecerem incorpóreas, ao mesmo tempo que percebo de modo intenso o impacto das passadas nas calçadas largas de Oakland.

Assim como um jornalista de viagem reporta sobre os lugares que conhece, descrevendo e avaliando sua experiência, a descrição da viagem pessoal com psicodélicos também é uma técnica jornalística e literária eficaz para aumentar o envolvimento do leitor com o texto. Em outro exemplo, na reportagem intitulada "Repórter relata experiência com microdoses de psicodélicos durante um mês", do portal UOL, um dos mais influentes do país, o jornalista Carlos Minuano explica desde como foi a obtenção de cogumelos até a manifestação dos efeitos, descrevendo:

> O mal-estar com a mortadela [que havia comido antes] antecedeu bons instantes de *insights*. Um estado introspectivo, que me pôs a pensar sobre a minha vida e a qualidade dela. De alimentação à rotina acelerada, começou a rolar uma espécie de balanço geral. Os efeitos foram suaves, mas animadores.

Apesar da impossibilidade de narrar um evento inefável, as narrativas fantásticas aliviam o peso dos brutos dados científicos e situam essas substâncias em um lugar exatamente oposto ao das narrativas convencionais sobre drogas, que, em muitos casos, envolvem crimes e histórias de sofrimento.

A técnica não é nova no jornalismo, como foi visto no exemplo da clássica reportagem de Gordon Wasson, na revista *Life*, em 1957. Mas a conexão com os recentes dados trazidos pela ciência parece romper a preocupação que os jornalistas têm de se colocarem à parte da história. Essa abertura para a experimentação jornalística possibilita até mesmo que veículos que tradicionalmente se dedicam à cobertura de ciências abram espaço para questões mais subjetivas e metafísicas. Em 2018, por exemplo, em uma reportagem de capa intitulada "A Cura Psicodélica", o autor deste capítulo narrou sua experiência mística com ayahuasca na revista *Galileu*, tradicional veículo de divulgação científica da Editora Globo.

A popularização do chá nos grandes centros urbanos parece ajudar a fazer com que o assunto deixe de ser considerado uma pauta exótica – a exemplo da reportagem de Wasson e Frias Filho – para se transformar em um tema que faz parte também da vivência dos próprios jornalistas.

No manifesto de lançamento do *site* Elástica, veículo dedicado às pautas culturais de público jovem da Editora Abril, consta que:

> Convocamos da elite e da periferia os insatisfeitos com a narrativa que querem nos impor e que nunca vamos engolir. Na nossa corrente se somam ateus, os que se inspiram em Deus, Cristo, Alá, Buda e Krishna, quem é filho de Orixá e quem está no caminho da ayahuasca e do yoga. Somos um canal que dá voz para quem gosta de arte, política, tecnologia, psicodelia, sexo e espiritualidade.

Em sua pesquisa, Assis observa que as representações jornalísticas da ayahuasca se transformaram ao longo da história, e estão longe de estagnar. "Entendemos que as representações se tratam de um processo em constante desenvolvimento. Compreendemos que os enquadramentos midiáticos são móveis, flexíveis e estão em constante desenvolvimento ao longo do tempo. Sendo, portanto, possível a reivindicação por novos modos de representação", escreve.

O meio é a mensagem

A conexão entre Timothy Leary, um dos principais nomes da psicodelia norte-americana, e Marshall McLuhan, um dos principais nomes da teoria da comunicação, revela o cordão umbilical que une os psicodélicos à imprensa. De acordo com Leary, quem criou o *slogan* pelo qual ele ficaria famoso nos Estados Unidos, popularizando o uso do LSD, foi o teórico canadense. O mantra "*turn on, tune in, drop out*" ("se liga, sintoniza e cai fora [do sistema]", em tradução livre) foi concebido por McLuhan em um almoço em Nova York. "Ele estava muito interessado em ideias e *marketing*, e começou a cantar algo como: '*Psychedelics hit the spot / Five hundred micrograms, that's a lot*', para um *jingle* da Pepsi. E aí ele começou a falar '*Turn on, Tune in, Drop out*'", lembra Leary.[14] Não há registros de McLuhan sobre a conversa, mas, como lembra Stephen Siff:[15]

> Havia razões óbvias pelas quais Leary, que frequentemente ignorava fatos inconvenientes e era propenso a se automitologizar, poderia assumir o crédito pela frase, e por que McLuhan, um acadêmico em atividade, não. [...] Ligar e sintonizar rádios e televisores eram atividades com as quais os norte-americanos estavam cada vez mais familiarizados. A frase era consistente com a visão de McLuhan de humanos estendendo sua consciência ao acessar novos tipos de experiência oferecidos pela tecnologia, e sua convicção de que essa mudança cultural deveria ser adotada.

O teórico canadense já havia provado sua capacidade de sintetizar ideias complexas em frases cativantes. Nos Estados Unidos, ele era ovacionado pela expressão "o meio é a mensagem", do livro *Os meios de comunicação como extensão do homem*, no qual ele atentou para as diferenças existentes na transmissão de discurso em cada suporte de mídia, como rádio, jornal e televisão.

Em uma fala que disseca o pensamento semiótico de McLuhan, o teórico orienta Leary a usar sua própria imagem para promover o LSD:[16] "As tediosas audiências e tribunais do Senado não são as plataformas para sua mensagem, Tim. Você se diz um filósofo, um transformador. Ótimo. Mas a chave para o seu trabalho é a publicidade. Você está promovendo um produto. O novo e moderno cérebro acelerado. Você deve usar as táticas mais atuais para despertar o interesse do consumidor. Associe o LSD com todas as coisas boas que o cérebro pode produzir – beleza, diversão, maravilhas filosóficas, revelações religiosas, inteligência aumentada, romances místicos... Para dissipar o medo, você deve usar sua imagem pública. Você é o produto básico a ser endossado. Sempre que for fotografado, sorria. Acene de forma tranquila. Irradie coragem. Nunca reclame ou pareça zangado. Tudo bem se você parecer extravagante e excêntrico. Você é um professor, afinal. Mas uma atitude confiante é a melhor propaganda. Você deve ser conhecido por seu sorriso."

O conselho parece ter sido seguido à risca, uma vez que Leary aparecia sorrindo e acenando até nas ocasiões em que ia preso. Mas a relação entre os psicodélicos e a mídia vai além. Como lembrou McLuhan, em uma entrevista à revista *Playboy* concedida em 1969, da mesma forma que uma pessoa "liga" a televisão ou o rádio para se informar e buscar notícias, ela também "liga" a sua mente quando vivencia uma experiência psicodélica. O verbo é o mesmo. Nesse sentido, é como se os meios de comunicação pudessem assumir uma dimensão transcendental semelhante à dos psicodélicos, ao guiar a atenção das pessoas para novas formas de perceber a realidade.

Conclusão

Desde os primeiros relatos de fascínio e curiosidade até os períodos de estigmatização e pânico moral, a imprensa desempenhou um papel essencial na formação da opinião pública sobre os psicodélicos. Como se viu, a história da cobertura midiática de substâncias como a ayahuasca é uma narrativa em constante transformação, que evolui ao longo do tempo e pode ser influenciada por uma variedade de fatores. A cobertura midiática, portanto, pode ser entendida como uma "fresta" pela qual a sociedade tem a oportunidade de entrar para aprofundar e expandir seu conhecimento sobre o tema. À medida que jornalistas e veículos de comunicação exploram novos ângulos e perspectivas, cria-se espaço para uma cobertura mais rica e equilibrada, que reflete a complexidade dos psicodélicos, sugerindo a possibilidade de uma representação mais aberta e informada dessas substâncias no futuro.

Referências bibliográficas

ASSIS, J. A. S. *Representações jornalísticas da ayahuasca: análise de matérias do Jornal* Folha de S.Paulo *e Portal de Notícias G1*. Belo Horizonte, Interações Midiatizadas, Pontifícia Universidade Católica de Minas Gerais, 2021, p. 129 (Dissertação de Mestrado).

BRINKLEY, A. *The publisher: Henry Luce and his american century*. New York, Knopf, 2010.

DELMANTO, J. *História social do LSD no Brasil: os primeiros usos medicinais e o começo da repressão*. São Paulo, Elefante, 2020.

EPSTEIN, E. J. *Agency of fear: opiates and political power in America*. New York, Verso, 1990.

FILHO, O. F. *Queda livre: ensaios de risco*. São Paulo, Companhia das Letras, 2003.

LEITE, M. "Pesquisas científicas sobre psicodélicos são tema de novo *blog* da *Folha*". *Folha de S.Paulo*. Disponível em: <https://www1.folha.uol.com.br/ciencia/2020/10/pesquisas-cientificas-sobre-psicodelicos-sao-tema-de-novo-blog-da-folha.shtml>. Acesso em: 3/10/2022.

JONNES, J. *Hep-cats, narcs, and pipe dreams*. Maryland, John Hopkins University Press, 1999.

LEARY, T. *Flashbacks: a personal and cultural history of an era*. New York, G. P. Putnam's Sons, 1990.

LEITE, M. "Maluquez com lucidez". São Paulo, *Folha de S.Paulo*, n. 32.211, 2017.

NORDEN, E. "The Playboy interview: Marshall McLuhan". *Playboy*. Disponível em: <http://www.nomads.usp.br/leuphana/mcluhan_the_playboy_interview.pdf>. Acesso em: 3/10/2022.

POLLAN, M. *Como mudar sua mente: o que a nova ciência das substâncias psicodélicas pode nos ensinar sobre consciência, morte, vícios, depressão e transcendência*. Rio de Janeiro, Intrínseca, 2018.

SHEED, W. *Clare Boothe Luce*. New York, E. P. Dutton, 1982.

STEPHEN, S. *Acid hype: american news media and the psychedelic experience*. Illinois, University of Illinois Press, 2015.

STRAUSS, N. *Everyone loves you when you're dead*. New York, HarperCollins, 2011.

Notas

1 Filho, 2003.
2 Pollan, 2018.
3 Jonnes, 1999.
4 Stephen, 2015.
5 *Idem*.
6 *Idem*.
7 Leary, 1990.
8 Stephen, 2015.
9 Sheed, 1982.
10 Brinkley, 2010.
11 Stephen, 2015.
12 Epstein, 1990.
13 Delmanto, 2020.
14 Strauss, 2011.
15 Stephen, 2015.
16 Leary, 1990.

PARTE 2
Ayahuasca e saúde mental

5

Fronteiras do conhecimento científico sobre o potencial terapêutico da ayahuasca

Lucas Oliveira Maia e *Dimitri Daldegan-Bueno*

O potencial terapêutico da ayahuasca tem sido alvo de um número crescente de estudos biomédicos nas últimas duas décadas, incluindo: estudos pré-clínicos, empregando modelos experimentais *in vitro* e modelos animais; estudos observacionais, avaliando parâmetros diversos em amostras de pessoas que fazem uso cerimonial de ayahuasca; e estudos clínicos, em que ocorre a administração da bebida a pacientes em contextos de pesquisa clínica.[1] A maior parte desses estudos tem focado no tratamento de depressão ou de transtornos por uso de substâncias ("dependência de drogas"). Sem dúvida, essas condições acumulam o maior volume de estudos e evidências até o momento. No entanto, uma gama de investigações para outras condições clínicas sugere que a ayahuasca pode apresentar um potencial terapêutico mais amplo. Neste capítulo, apresentamos os achados de estudos que investigaram possíveis efeitos terapêuticos da ayahuasca para diversos transtornos psiquiátricos, incluindo depressão, uso de substâncias, ansiedade, transtornos alimentares, luto prolongado, transtorno de estresse pós-traumático e transtornos de personalidade. Além disso, descrevemos trabalhos que avaliam efeitos terapêuticos da ayahuasca para pessoas com condições físicas e neurológicas, como câncer, doença de Parkinson e doença de Alzheimer. No final de cada seção, discutimos sobre as limitações dos estudos realizados até o momento e sobre as perspectivas para estudos futuros que possam elucidar as lacunas atuais acerca do potencial terapêutico da ayahuasca.

Transtornos psiquiátricos

A primeira condição que iremos abordar será a *depressão*, que é o transtorno psiquiátrico mais investigado e, consequentemente, com maior grau de evidência terapêutica no campo da ayahuasca. Estudos pré-clínicos, observacionais, transversais e até ensaios clínicos randomizados e duplo-cego – um dos níveis de evidência com maior rigor no campo biomédico – já foram realizados investigando efeitos antidepressivos da ayahuasca. A evidência mais robusta parte de um estudo realizado por pesquisadores(as) da Universidade Federal do Rio Grande do Norte, coordenado pelo professor Dráulio de Araújo, em que cerca de 30 pacientes diagnosticados com depressão resistente ao tratamento receberam ayahuasca ou placebo em um ensaio clínico duplo-cego. Esse estudo identificou que uma única dose de ayahuasca em contexto clínico pode reduzir os sintomas de depressão até sete dias após a ingestão quando comparado ao grupo placebo.[2] Outros estudos realizados com os mesmos pacientes identificaram a presença de associações de marcadores biológicos relacionados à depressão, como níveis de cortisol e o fator neurotrófico derivado do cérebro (BDNF), com menores sintomas de depressão.[3] Apesar de esses estudos serem pioneiros por utilizar um desenho experimental duplo-cego, estudos anteriores já haviam identificado melhoras de sintomatologia depressiva até 21 dias após a ingestão da ayahuasca em pacientes com depressão recorrente através de ensaios clínicos abertos (sem a administração de placebo).[4] Fora do contexto de pesquisas clínicas ou de laboratório, diversos outros estudos investigaram indicadores de depressão em diferentes populações e contextos. Esses estudos utilizaram métodos retrospectivos através de questionários *on-line*, compararam pessoas que frequentam religiões ayahuasqueiras com pessoas sem contato com ayahuasca (caso-controle) ou investigaram os níveis de depressão antes e depois de uma experiência com ayahuasca em contexto naturalístico. De maneira geral, essas pesquisas apontam que a experiência com ayahuasca em contextos cerimoniais está relacionada com menores sintomas de depressão em populações sem diagnóstico de depressão clínica.[5] Para além de estudos com humanos, há também evidência de efeitos antidepressivos da ayahuasca ou dos seus componentes isolados, em especial a harmina, em estudos pré-clínicos utilizando modelos animais ou estudos *in vitro*.[6]

Em seguida, podemos considerar a *ansiedade*. Diversos estudos observacionais verificaram diminuições em níveis de ansiedade, avaliados por meio de questionários aplicados antes e depois de experiência(s) com ayahuasca ou por meio da comparação entre usuários e não usuários de ayahuasca.[7] Esses resultados indicam que o uso da bebida pode estar relacionado à diminuição de ansiedade. Um ensaio randomizado controlado por placebo, realizado na Universidade de São Paulo em Ribeirão Preto, avaliou parâmetros de ansiedade em pacientes com transtorno de ansiedade social ("fobia social"), comparados a um grupo controle saudável, após uma sessão com ayahuasca no laboratório. Os resultados mostraram melhoras na autopercepção de desempenho em uma simulação de fala em público, mas não mostrou efeitos significativos sobre sintomas de ansiedade avaliados por meio de questionários padronizados.[8] Em estudos utilizando modelos animais os resultados são mistos, e em alguns casos a administração de ayahuasca gerou efeitos ansiolíticos (diminuição de ansiedade), mas na maioria dos estudos gerou efeitos ansiogênicos (aumento de ansiedade) ou não teve efeito.[9]

Outra grande área investigada no campo científico da ayahuasca é seu potencial para tratar transtornos por uso de substâncias. Assim como no caso da ansiedade, ainda não há ensaios clínicos randomizados, porém existem diversos estudos, incluindo estudos retrospectivos, estudos caso-controle e estudos longitudinais investigando indicadores relacionados ao uso de substâncias em pessoas com experiência com ayahuasca. Estudos acompanhando pessoas com problemas relacionados ao uso de substância em retiros com ayahuasca identificaram diminuição nos níveis de fissura e da quantidade de uso de diversas drogas, incluindo álcool, tabaco, cocaína e *crack*.[10] Diversos estudos conduzidos em religiões ayahuasqueiras indicam que frequentadores dessas religiões têm menos uso de drogas comparados com não frequentadores e podem apresentar remissão de problemas relacionados ao uso de substâncias após ingressarem na religião, além de sugerirem uma associação com o número de sessões com ayahuasca e sua frequência de uso com um menor uso de drogas ou menos chances de ter transtornos relacionados ao uso de substâncias.[11] Estudos etnográficos e qualitativos indicam que fatores individuais e sociais – como processos psicológicos, espirituais e suporte social – exercem um papel essencial nos benefícios do uso da ayahuasca para transtornos relacionados ao uso de substâncias.[12] Além disso, estudos utilizando modelos animais indicam um potencial terapêutico da ayahuasca e de algumas das betacarbolinas presentes no chá para transtornos relacionados ao uso de álcool e anfetaminas.[13]

Considerando outros transtornos psiquiátricos, uma linha de pesquisa que vem crescendo refere-se ao *luto*. Em alguns casos, quando muito prolongado, o luto pode ser considerado um diagnóstico psiquiátrico. A psicóloga espanhola Débora González e colaboradores realizaram dois estudos observacionais com pessoas em processo de luto que fizeram uso cerimonial de ayahuasca. Em um dos estudos, os participantes foram seguidos por um ano. Os resultados, avaliados por meio de questionários psicométricos e entrevistas qualitativas, demonstram reduções sustentadas na severidade do luto e em sintomas psicopatológicos, como ansiedade e depressão. Além disso, verificaram-se melhorias na qualidade de vida e nas relações interpessoais.[14]

Outros dois estudos, realizados no Canadá e utilizando entrevistas qualitativas, investigaram o potencial terapêutico da ayahuasca para pessoas com *transtornos alimentares*. Os participantes relataram que as experiências com ayahuasca influenciaram o modo como eles compreendiam a doença e as suas causas, além de terem promovido melhoras na capacidade de experimentar e regular emoções dolorosas e facilitar a autoaceitação e o amor-próprio. Em comparação com os tratamentos psiquiátricos convencionais para transtornos alimentares, os participantes consideraram que o uso cerimonial de ayahuasca promoveu melhoras mais consistentes e duradouras.[15]

Em relação ao *transtorno de estresse pós-traumático* (Tept), alguns pesquisadores e terapeutas têm defendido que a ayahuasca pode ser um agente terapêutico no tratamento de pessoas vítimas de traumas, como veteranos de guerra ou vítimas de abuso sexual.[16] Um desses pesquisadores é o médico canadense Gabor Maté. Ele argumenta que a experiência com ayahuasca pode trazer à tona memórias traumáticas reprimidas há muito tempo – muitas vezes, desde a infância – e propiciar um reprocessamento emocional relacionado ao trauma. Ele também considera que a cerimônia, o cenário, o canto, a relação com o guia ou xamã são tão importantes quanto a bebida.[17] Recentemente, um estudo observacional prospectivo acompanhou um grupo de 63 pessoas antes e até seis meses depois de um retiro de ayahuasca no Peru. Os participantes responderam a um questionário que avaliava memórias autobiográficas e o grau de traumas relacionados à infância. Os resultados mostraram que os participantes responderam de forma menos negativa a memórias traumáticas após as experiências com ayahuasca. Os participantes com maiores índices de trauma na infância foram aqueles que observaram maiores melhoras em sintomas de depressão. Além disso, uma análise genética realizada por meio da coleta e análise de saliva indicou que as melhoras verificadas podem estar associadas a alterações epigenéticas no gene que codifica um receptor específico, o receptor sigma-1, que está relacionado a traumas e que é ativado pela *N,N*-dimetil-triptamina (DMT) presente na ayahuasca.[18]

Sobre *transtornos de personalidade*, resultados indiretos sugerem possíveis efeitos terapêuticos da ayahuasca para alguns tipos específicos de diagnósticos dentro do espectro dos transtornos de personalidade. No ensaio clínico realizado na Universidade Federal do Rio Grande do Norte, em que se administrou ayahuasca em laboratório para pacientes com depressão, 76% dos participantes também foram diagnosticados com transtornos de personalidade, a maior parte dentro do chamado "*cluster* B", que compreende os diagnósticos de transtorno de personalidade antissocial, *borderline*, histriônico e narcisista. Esse estudo não avaliou especificamente melhoras em sintomas ligados aos transtornos de personalidade; no entanto, as melhoras observadas nos sintomas de depressão podem indicar possíveis benefícios a pessoas com transtornos de personalidade.[19] Uma análise secundária de dados do mesmo estudo verificou diminuições em índices de ideação suicida entre os cinco participantes diagnosticados com transtorno de personalidade *borderline* que passaram pela experiência com ayahuasca durante o estudo, indicando efeitos terapêuticos.[20] Outro estudo, realizado na Espanha, verificou melhoras em parâmetros de desregulação emocional – um sintoma central em diversos transtornos mentais, incluindo transtornos de personalidade – em um grupo de 12 participantes com traços de transtorno de personalidade *borderline*.[21] Embora sugestivos de um possível potencial terapêutico da ayahuasca para transtornos de personalidade, faltam estudos com amostras de pacientes com diagnósticos específicos, de forma que ainda é cedo afirmar que a ayahuasca poderia ser uma opção terapêutica para esses casos.

No âmbito dos *transtornos psicóticos*, o uso de ayahuasca ou outros psicodélicos é contraindicado para pessoas com histórico pessoal ou familiar de transtornos psiquiátricos que cursam com sintomas psicóticos, como esquizofrenia, transtorno bipolar e algumas formas de depressão. Tal como acontece com outros psicodélicos, a ayahuasca pode induzir reações disfóricas que podem gerar ansiedade e, possivelmente, sintomas psicóticos – que, na maior parte das vezes, se restringem ao período de efeitos agudos da substância. No entanto, existem relatos na literatura biomédica de pessoas que apresentaram sintomas psicóticos (crise psicótica aguda, mania) após o uso de ayahuasca e que se sustentaram após os efeitos agudos.[22] Uma análise detalhada de casos dessa natureza concluiu que a maior parte deles envolveu indivíduos com histórico pessoal ou familiar de psicoses ou o uso concomitante de outras substâncias psicoativas. Além disso, os pesquisadores também concluíram que o contexto em que ocorre o uso pode ter um papel essencial, e ambientes não supervisionados (como contextos de uso recreativo) apresentam maior risco de reações adversas sérias. Já em contextos controlados, como contextos cerimoniais e de pesquisa, a ocorrência de episódios psicóticos é rara .[23]

Por outro lado, um estudo exploratório em andamento na Austrália investiga o potencial terapêutico da ayahuasca para pessoas com *transtorno bipolar*. Resultados preliminares foram apresentados em conferências científicas internacionais; os pesquisadores entrevistaram 62 pessoas com diagnóstico de transtorno bipolar e que haviam feito uso de ayahuasca. Trinta e oito participantes (61%) relataram experiências positivas e melhoras nos sintomas da doença, enquanto 14 participantes (23%) relataram experiências negativas e piora nos sintomas, e 10 participantes (16%) relataram que tiveram algumas experiências positivas e outras negativas, que variaram de acordo com as características do contexto de uso ou o perfil fitoquímico da substância, isto é, a concentração variável dos princípios ativos em cada amostra da bebida.[24] Contudo, esse estudo ainda se encontra em andamento e não passou pelo crivo da revisão por pares para publicação em revistas científicas, que aumenta a confiabilidade nos resultados. Desse modo, é preciso olhar com cautela os resultados preliminares apresentados.

Tomando em conjunto os diferentes estudos e as condições psiquiátricas para as quais já existem evidências sobre o potencial terapêutico da ayahuasca, podemos dizer que o futuro da ayahuasca na psiquiatria é promissor. No entanto, a natureza preliminar dos estudos disponíveis implica que os resultados descritos não são conclusivos e estudos mais rigorosos são necessários para avaliar mais precisamente os efeitos terapêuticos da ayahuasca no âmbito psiquiátrico. Uma série de fatores de confusão presentes nos estudos observacionais limita a generalização dos resultados. Dessa forma, não sabemos até que ponto os efeitos terapêuticos observados podem ser explicados por propriedades farmacológicas da ayahuasca ou por influência de fatores ligados ao contexto de uso. Por exemplo, influências do contexto ritual, que é marcado por uma pluralidade de características variáveis entre os diversos grupos ayahuasqueiros; e influências do contexto social, incluindo as interações interpessoais e uma série de outros elementos que podem influenciar a experiência e os efeitos psicológicos e comportamentais gerados a partir do uso cerimonial de ayahuasca.[25] Assim, estudos que possam controlar variáveis extrafarmacológicas se fazem fundamentais para confirmar os resultados dos estudos observacionais. Os estudos clínicos controlados, realizados em contextos de pesquisa clínica (hospitais, laboratórios), fazem esse papel ao isolar o uso da substância do contexto ritual e utilizar a comparação com um grupo placebo. A falta de estudos controlados no âmbito da pesquisa sobre o potencial terapêutico da ayahuasca para os transtornos psiquiátricos diferentes da depressão configura uma lacuna elementar para o avanço dessas linhas de pesquisa. Tais tipos de estudo poderão permitir também avaliar de forma mais precisa os efeitos de diferentes doses terapêuticas e a persistência dos efeitos ao longo do tempo.

Condições físicas e neurológicas

Alguns estudos têm focado no potencial terapêutico da ayahuasca para pessoas com doenças físicas graves, principalmente câncer. Dois estudos exploratórios realizaram entrevistas com pessoas que utilizaram ayahuasca durante o curso de doenças físicas graves (câncer, HIV, doenças reumáticas e dor crônica), as quais relataram que a experiência de uso ritual da bebida catalisou o processo terapêutico relacionado à doença, facilitou a aceitação e o enfrentamento do adoecimento, promoveu novos significados para a doença, melhorou a adesão ao tratamento e diminuiu o medo da morte – efeitos que foram acompanhados de melhoras clínicas, de acordo com o relato dos participantes.[26] Anteriormente, Schenberg[27] compilou nove relatos de casos de pessoas com câncer que utilizaram ayahuasca e observaram melhoras nos seus quadros clínicos. Esse mesmo autor descreve também evidências experimentais de estudos *in vitro* que demonstram ações antitumorais de alguns compostos da ayahuasca, como a DMT e a harmina.

Outra vertente promissora diz respeito a doenças neurológicas e neurodegenerativas, em particular as *doenças de Parkinson e Alzheimer*. Entre as décadas de 1920 e 1930, uma série de estudos clínicos não controlados avaliou os efeitos da harmina (na época, também chamada de "banisterina") sobre sintomas motores em pacientes com variadas formas de parkinsonismo.[28] Muitos desses estudos verificaram melhoras nos sintomas motores após a administração de harmina; no entanto, em alguns casos a harmina não teve efeito ou gerou piora de determinados sintomas, particularmente tremores. Essa inconsistência de resultados diminuiu o interesse farmacêutico na harmina. Ao mesmo tempo, outras substâncias, como a escopolamina, apresentavam melhores resultados, o que levou ao abandono das pesquisas com a harmina.[29] Mais recentemente, estudos *in vitro* utilizando modelos celulares e análises moleculares sofisticadas têm retomado a investigação do potencial neuroprotetivo da harmina e de outras betacarbolinas, sugerindo que esses compostos podem ter um valor terapêutico para a doença de Parkinson e outras doenças neurodegenerativas, como a doença de Alzheimer.[30] Além disso, estudos recentes têm demonstrado que os principais compostos da ayahuasca, incluindo a DMT e as betacarbolinas, são capazes de promover a proliferação e o crescimento de neurônios – processos conhecidos como neurogênese e neuroplasticidade – em modelos experimentais *in vitro* e modelos animais, representando assim possíveis terapias para doenças neurodegenerativas.[31]

No entanto, é importante apontar as limitações desses estudos. Embora promissores, não sabemos ainda se os efeitos verificados em modelos celulares e animais serão replicados em humanos e se terão implicações clínicas de fato. Em outras palavras, mesmo que a ayahuasca produza tais efeitos (antitumorais, neuroprotetivos, neurogênese) em humanos, não sabemos se a magnitude desses efeitos seria grande o suficiente para gerar melhoras clinicamente significativas. É notável que esse campo de pesquisa é incipiente e diversos estudos pré-clínicos e clínicos são necessários para investigar de forma mais pormenorizada e confirmar ou não os possíveis efeitos terapêuticos da ayahuasca para doenças físicas e neurológicas.

Ayahuasca, qualidade de vida e bem-estar

Diferentes estudos investigaram parâmetros relacionados à qualidade de vida e bem-estar em pessoas que utilizaram ayahuasca. Os resultados, de forma geral, indicam que o uso cerimonial de ayahuasca pode estar relacionado a melhoras nesses parâmetros. Um estudo observacional que acompanhou 200 participantes que responderam questionários padronizados sobre qualidade de vida e bem-estar antes e depois de participarem de um retiro de ayahuasca no Peru verificou aumentos nas medidas avaliadas 15 dias e 1 ano após o retiro.[32] Por outro lado, Jiménez-Garrido e colaboradores não encontraram efeitos significativos em um grupo de 40 participantes que responderam questionários sobre qualidade de vida antes, um mês e seis meses após utilizar ayahuasca pela primeira vez. No entanto, ao comparar as medidas de base (antes de utilizar ayahuasca) desses participantes com as mesmas medidas em usuários a longo prazo, os usuários a longo prazo apresentaram níveis de qualidade de vida maiores.[33] Dialogando com esses resultados, um estudo recente verificou que usuários regulares (uso quinzenal, n=101) de ayahuasca mostraram níveis maiores de qualidade de vida em comparação a usuários não regulares (n=185).[34] Anteriormente, um levantamento realizado na Espanha com 380 usuários a longo prazo de ayahuasca mostrou que, em comparação com a população geral espanhola, usuários de ayahuasca apresentaram melhores indicadores de saúde física e mental.[35] Resultados semelhantes foram encontrados na Holanda.[36]

Levantamentos globais realizados com grandes amostras verificaram que usuários de ayahuasca (n=527) relataram níveis de bem-estar maiores do que usuários de outros psicodélicos (n=18,138) ou não usuários de psicodélicos (n=78,236);[37] e que as diferentes motivações para o uso de ayahuasca (para fins terapêuticos, experimentação ou busca de autoconhecimento) podem influenciar desfechos relacionados ao bem-estar psicológico.[38]

Embora os resultados indiquem associações positivas entre o uso de ayahuasca e aumento da qualidade de vida, é essencial reconhecer que estudos transversais podem superestimar os benefícios potenciais, tendo em vista a possibilidade de que as pessoas que obtêm algum benefício a partir do uso de ayahuasca têm maiores chances de manter essa prática – constituindo assim um viés de amostragem. Além disso, outra vez, não sabemos até que ponto fatores ligados ao contexto de uso cerimonial podem explicar os desfechos avaliados. De todo modo, os resultados sugerem que o uso de ayahuasca não está associado a prejuízos sobre a qualidade de vida e o bem-estar, podendo estar associado a melhoras, ainda que mais estudos prospectivos sejam necessários para confirmar esses resultados.

Mecanismos farmacológicos e psicológicos

Diversas linhas de pesquisa atuais têm buscado elucidar os mecanismos que poderiam explicar as bases psicobiológicas dos efeitos terapêuticos da ayahuasca. No âmbito das doenças físicas, em relação ao câncer, estudos celulares evidenciam ações antitumorais (redução do suprimento sanguíneo tumoral, ativação de vias de apoptose celular e diminuição da proliferação celular) de compostos presentes na ayahuasca.[39] Evidências preliminares indicam que a ayahuasca ou seus compostos isolados podem exercer ações de regulação do sistema imunológico.[40] Além disso, os receptores sigma-1, que são ativados pela DMT, atuam em uma série de processos fisiopatológicos (inflamação crônica de baixo grau, estresse oxidativo, disfunção mitocondrial) sabidamente envolvidos em uma gama de doenças, como síndrome metabólica, doenças cardiovasculares, doenças autoimunes, doenças neurodegenerativas, entre outras.[41] Nesse sentido, teoricamente, os receptores sigma-1 poderiam influenciar na mitigação de tais processos patológicos, de forma que o uso de ayahuasca poderia ter algum papel para o tratamento de tais tipos de doenças.

Em relação aos mecanismos neurofarmacológicos, as evidências disponíveis até o momento apontam para um papel essencial do receptor de serotonina subtipo 2A (5-HT_{2A}), que está relacionado aos efeitos subjetivos induzidos pela ayahuasca e por outros psicodélicos. Além disso, alguns estudos utilizando métodos de neuroimagem demonstram que a ayahuasca produz alterações sobre a atividade e conectividade do cérebro.[42] Estudos controlados realizados com pacientes com depressão verificaram que a ayahuasca pode modular sistemas neuroendócrinos relacionados à fisiopatologia da depressão, agindo sobre a regulação de hormônios como o cortisol, a proteína C reativa (ligada a processos inflamatórios) e o fator neurotrófico BDNF, uma proteína envolvida com a diferenciação, o crescimento e a manutenção de neurônios.[43] É possível que efeitos similares estejam envolvidos nos efeitos terapêuticos da ayahuasca para outras condições psiquiátricas. No entanto, são necessários estudos experimentais pré-clínicos e clínicos que avaliem essa hipótese.

No âmbito dos efeitos psicológicos, estudos que aplicaram questionários psicométricos a voluntários após o uso de ayahuasca verificaram um aumento de capacidades *mindfulness* ("atenção plena" – observar, descrever, agir com consciência, não julgar e não reagir) e capacidades de descentralização (observar pensamentos, sentimentos e experiências internas de uma forma imparcial ou desapegada), além do aumento da flexibilidade cognitiva, mudanças em parâmetros de pensamento convergente e divergente e melhoras em medidas de autocompaixão e bem-estar.[44] Além disso, a experiência mística ou a experiência de dissolução do ego induzida pela ayahuasca se mostrou correlacionada com certos efeitos terapêuticos, incluindo melhorias em parâmetros de estresse e depressão[45] e cessação do tabagismo.[46] Ademais, estudos qualitativos sugerem que a experiência com ayahuasca pode evocar memórias autobiográficas, promover o reprocessamento psicoemocional e catalisar processos terapêuticos. Mudanças de perspectiva e a atribuição de novos significados para a vida, a doença e a morte, acompanhado por mudanças no estilo de vida e diminuição do medo da morte, também foram relatadas em estudos qualitativos.[47]

Conclusão

Nos últimos anos, estudos envolvendo variados diagnósticos psiquiátricos têm sido desenvolvidos em diversas partes do mundo, com resultados promissores, ainda que preliminares. Além disso, outros estudos têm investigado o potencial terapêutico da ayahuasca para além da psiquiatria, incluindo condições físicas e neurológicas. No geral, as evidências relativas à depressão são mais consistentes. No entanto, há um corpo significativo de evidências para os transtornos por uso de substâncias e ansiedade e evidências preliminares indicando novos alvos emergentes de investigação, como luto, transtornos alimentares, transtorno de estresse pós-traumático, transtornos de personalidade, doença de Parkinson, doença de Alzheimer e doenças físicas graves, como câncer e condições crônicas. Ademais, estudos realizados com amostras numerosas de pessoas que utilizaram ayahuasca por um longo período de tempo não encontraram prejuízos à saúde mental, física ou social, mas possíveis benefícios para a saúde individual e coletiva, embora as evidências ainda sejam preliminares.

Entre as principais limitações, destaca-se a natureza não confirmatória da maior parte dos estudos disponíveis até o momento, que estão sujeitos a diversas variáveis que dificultam o entendimento do fenômeno, como aquelas ligadas aos diferentes contextos de uso, incluindo elementos rituais e sociais. Estudos clínicos controlados avaliando os efeitos da ayahuasca ainda são escassos e se fazem necessários para confirmar evidências preliminares indicativas de eficácia para múltiplas condições patológicas de saúde física e mental. Para além do âmbito patológico, estudos adicionais sobre os possíveis benefícios do uso de ayahuasca para a qualidade de vida e o bem-estar individual, bem como estudos em nível populacional, fazem-se essenciais em um cenário de expansão global do uso da ayahuasca.

Referências bibliográficas

BERLOWITZ, I.; WALT, H. & GHASARIAN, C. *et al.* "Short-term treatment effects of a substance use disorder therapy involving traditional amazonian medicine". *Journal of Psychoactive Drugs,* vol. 51, n. 4, 2019, pp. 323-334.

BRIERLEY, D. I. & DAVIDSON, C. "Developments in harmine pharmacology –implications for ayahuasca use and drug-dependence treatment". *Progress in Neuropsychopharmacology and Biological Psychiatry*, vol. 39, n. 2, 2012, pp. 263-272.

CAMERON, L. P. & OLSON, D. E. "Dark classics in chemical neuroscience: *N*, *N*-dimethyltryptamine (DMT)". *ACS Chemical Neuroscience*, vol. 9, n. 10, 2018, pp. 2344-2357.

CRUZ, J. I. & NAPPO, S. A. "Is ayahuasca an option for the treatment of crack cocaine dependence?". *Journal Psychoactive Drugs*, vol. 50, n. 3, 2018, pp. 274-255.

DALDEGAN-BUENO, D.; MAIA, L. O. & MASSARENTTI, C. M. *et al.* "Ayahuasca and tobacco smoking cessation: results from an online survey in Brazil". *Psychopharmacology (Berl)*, vol. 239, n. 6, 2022a, pp. 1767-1782.

DALDEGAN-BUENO, D.; RÉVÉSZ, D. & MORAIS, P. R. *et al.* "Psychosocial and drug use assessment of regular vs. non-regular ayahuasca users in a brazilian sample: a web-based survey". *Substance Use Misuse*, vol. 57, n. 7, 2022b, pp. 1.072-1.081.

DJAMSHIDIAN, A.; BERNSCHNEIDER-REIF, S. & POEWE, W. *et al.* "*Banisteriopsis caapi*, a forgotten potential therapy for Parkinson's disease?" *Movement Disorders Clinical Practice*, vol. 3, n. 1, 2016, pp. 19-26.

DOMÍNGUEZ-CLAVÉ, E.; SOLER, J. & PASCUAL, J. C. *et al.* "Ayahuasca improves emotion dysregulation in a community sample and in individuals with borderline-like traits". *Psychopharmacology*, vol. 236, n. 2, 2019, pp. 573-580.

DOS SANTOS, R. G.; BOUSO, J. C. & HALLAK, J. E. C. "Ayahuasca, dimethyltryptamine, and psychosis: a systematic review of human studies". *Therapeutic Advances in Psychopharmacology*, vol. 7, n. 4, 2017, pp. 141-157.

DOS SANTOS, R. G.; BALTHAZAR, F. M. & BOUSO, J. C. *et al.* "The current state of research on ayahuasca: a systematic review of human studies assessing psychiatric symptoms, neuropsychological functioning, and neuroimaging". *Journal of Psychopharmacology*, vol. 30, n. 12, 2016, pp. 1.230-1.247.

DOS SANTOS, R. G.; DE LIMA OSÓRIO, F. & ROCHA, J. M. *et al.* "Ayahuasca improves self-perception of speech performance in subjects with social anxiety disorder: a pilot, proof-of-concept, randomized, placebo-controlled trial". *Journal of Clinical Psychopharmacology*, vol. 41, n. 5, 2021, pp. 540-550.

FERRAZ, C. A. A.; DE OLIVEIRA JÚNIOR, R. G. & PICOT, L. *et al.* "Pre-clinical investigations of β-carboline alkaloids as antidepressant agents: a systematic review". *Fitoterapia*, vol. 137, 2019, p. 104.196.

FRECSKA, E.; BOKOR, P. & WINKELMAN, M. "The therapeutic potentials of ayahuasca: possible effects against various diseases of civilization". *Frontiers in Pharmacology*, vol. 7, 2016, p. 35.

FRECSKA, E.; SZABO, A. & WINKELMAN, M. J. *et al.* "A possibly sigma-1 receptor mediated role of dimethyltryptamine in tissue protection, regeneration, and immunity". *Journal of Neural Transmission*, vol. 120, n. 9, 2013, pp. 1295-1303.

GONZÁLEZ, D.; CANTILLO, J. & PÉREZ, I. *et al.* "The shipibo ceremonial use of ayahuasca to promote well-being: an observational study". *Frontiers in Pharmacology*, vol. 12, 2021, p. 623.923.

GONZÁLEZ, D.; CANTILLO, J. & PÉREZ, I. *et al.* "Therapeutic potential of ayahuasca in grief: a prospective, observational study". *Psychopharmacology*, vol. 237, n. 4, 2020, pp. 1.171-1.182.

GONZÁLEZ, D.; CARVALHO, M. & CANTILLO, J. *et al.* "Potential use of ayahuasca in grief therapy". *OMEGA-Journal of Death and Dying*, vol. 79, n. 3, 2019, pp. 260-285.

HAMILL, J.; HALLAK, J. & DURSUN, S. M. *et al.* "Ayahuasca: psychological and physiologic effects, pharmacology and potential uses in addiction and mental illness". *Current Neuropharmacology*, vol. 17, n. 2, 2019, pp. 108-128.

HARTOGSOHN, I. "Set and setting in the santo daime". *Frontiers in Pharmacology*, vol. 12, 2021, p. 610.

JIMÉNEZ-GARRIDO, D. F.; GÓMEZ-SOUSA, M. & ONA, G. *et al.* "Effects of ayahuasca on mental health and quality of life in naïve users: a longitudinal and cross-sectional study combination". *Scientific Reports*, vol. 10, n. 1, 2020, pp. 1-12.

KATCHBORIAN-NETO, A.; SANTOS, W. T. & NICÁCIO, K. J. *et al.* "Neuroprotective potential of ayahuasca and untargeted metabolomics analyses: applicability to Parkinson's disease". *Journal of Ethnopharmacology*, vol. 255, 2020, p. 112.743.

KOHEK, M.; ONA, G. & VAN ELK, M. *et al.* "Ayahuasca and public health II: health *status* in a large sample of ayahuasca-ceremony participants in the Netherlands". *Journal of Psychoactive Drugs*, 2022, pp. 1-12.

LAFRANCE, A.; LOIZAGA-VELDER, A. & FLETCHER, J. *et al.* "Nourishing the spirit: exploratory research on ayahuasca experiences along the continuum of recovery from eating disorders". *Journal of Psychoactive Drugs*, vol. 49, n. 5, 2017, pp. 427-435.

LAWN, W.; HALLAK, J. E. & CRIPPA, J. A. *et al.* "Well-being, problematic alcohol consumption and acute subjective drug effects in past-year ayahuasca users: a large, international, self-selecting online survey". *Scientific Reports*, vol. 7, n. 1, 2017, p. 15.201.

LOIZAGA-VELDER, A. & PAZZI, A. L. "Therapist and patient perspectives on ayahuasca-assisted treatment for substance dependence". *In*: CAVNAR, C. & LABATE, B. C. (ed.). *The therapeutic use of ayahuasca*. Heidelberg, Springer, 2014.

MAIA, L. O.; DALDEGAN-BUENO, D. & TÓFOLI, L. F. "The ritual use of ayahuasca during treatment of severe physical illnesses: a qualitative study". *Journal of Psychoactive Drugs*, vol. 53, n. 3, 2021, pp. 272-282.

MUDGE, B. "The therapeutic potential of ayahuasca for people with bipolar disorder". Disponível em <https://www.youtube.com/watch?v=d-gMAK9ZnRs>. Acesso em: 15/9/2022.

NIELSON, J. L. & MEGLER, J. D. "Ayahuasca as a candidate therapy for PTSD". *In*: CAVNAR, C. & LABATE, B. C. (ed.). *The therapeutic use of ayahuasca*. Heidelberg, Springer, 2014.

NUNES, A. A.; DOS SANTOS, R. G. & OSORIO, F. L. *et al.* "Effects of ayahuasca and its alkaloids on drug dependence: a systematic literature review of quantitative studies in animals and humans". *Journal of Psychoactive Drugs*, vol. 48, n. 3, 2016, pp. 195-205.

ONA, G.; KOHEK, M. & MASSAGUER, T. *et al.* "Ayahuasca and public health: health *status*, psychosocial well-being, lifestyle, and coping strategies in a large sample of ritual ayahuasca users". *Journal of Psychoactive Drugs*, vol. 51, n. 2, 2019, pp. 135-145.

ORSOLINI, L.; CHIAPPINI, S. & PAPANTI, D. *et al.* "How does ayahuasca work from a psychiatric perspective? Pros and cons of the entheogenic therapy". *Human Psychopharmacology: clinical and experimental*, vol. 35, n. 3, 2020, e2728.

OSORIO, F. L.; SANCHES, R. F. & MACEDO, L. R. *et al.* "Antidepressant effects of a single dose of ayahuasca in patients with recurrent depression: a preliminary report". *Revista Brasileira de Psiquiatria*, vol. 37, n. 1, 2015, pp. 13-20.

PALHANO-FONTES, F.; BARRETO, D. & ONIAS, H. *et al.* "Rapid antidepressant effects of the psychedelic ayahuasca in treatment-resistant depression: a randomized placebo-controlled trial. *Psychological Medicine*, vol. 49, n. 4, 2019, pp. 655-663.

PALHANO-FONTES, F.; SOARES, B. L. & GALVÃO-COELHO, N. L. *et al.* "Ayahuasca for the treatment of depression". *In*: BARRETT, F. S. & PRELLER, K. H. (ed.). *Disruptive Psychopharmacology (Current Topics in Behavioral Neurosciences, 56)*. Cham, Springer, 2022.

PALMA-ÁLVAREZ, R. F.; GRAU-LÓPEZ, L. & ROS-CUCURULL, E. *et al.* "Psychosis induced by abuse of ayahuasca: a case report". *Revista Colombiana de Psiquiatría*, vol. 50, n. 1, 2021, pp. 43-46.

PERKINS, D.; SCHUBERT, V. & SIMONOVÁ, H. *et al.* "Influence of context and setting on the mental health and wellbeing outcomes of ayahuasca drinkers: results of a large international survey". *Frontiers in Pharmacology*, vol. 12, 2021, p. 469.

PONTUAL, A. A. D.; TÓFOLI, L. F. & COLLARES, C. F *et al.* "The setting questionnaire for the ayahuasca experience: questionnaire development and internal structure". *Frontiers in Psychology*, 2021, p. 2.347.

RENELLI, M.; FLETCHER, J. & TUPPER, K. W. *et al.* "An exploratory study of experiences with conventional eating disorder treatment and ceremonial ayahuasca for the healing of eating disorders". *Eating and Weight Disorders*, vol. 25, n. 2, 2020, pp. 437-444.

RODRIGUES, L. S.; ROSSI, G. N. & ROCHA, J. M. *et al.* "Effects of ayahuasca and its alkaloids on substance use disorders: an updated (2016-2020) systematic review of preclinical and human studies". *European Archives of Psychiatry and Clinical Neuroscience*, vol. 272, n. 4, 2022, pp. 1-16.

RUFFELL, S. G. D.; NETZBAND, N. & TSANG, W. *et al.* "Ceremonial ayahuasca in amazonian retreats – mental health and epigenetic outcomes from a six-month naturalistic study". *Frontiers in Psychiatry*, vol. 12, 2021, p. 898.

SANCHES, R. F.; DE LIMA OSÓRIO, F. & DOS SANTOS, R. G. *et al.* "Antidepressant effects of a single dose of ayahuasca in patients with recurrent depression: a SPECT study". *Journal of Clinical Psychopharmacology*, vol. 36, n. 1, 2016, pp. 77-81.

SCHENBERG, E. E. "Ayahuasca and cancer treatment". *SAGE Open Medicine*, vol. 1, 2013, p. 2.050.312.113.508.389.

SCHMID, J. T.; JUNGABERLE, H. & VERRES, R. "Subjective theories about (self-) treatment with ayahuasca". *Anthropology of Consciousness*, vol. 21, n. 2, 2010, pp. 188-204.

SERRANO-DUEÑAS, M.; CARDOZO-PELAEZ, F. & SÁNCHEZ-RAMOS, J. R. "Effects of *Banisteriopsis caapi* extract on Parkinson's disease". *The Scientific Review of Alternative Medicine*, vol. 5, n. 3, 2001, pp. 127-132.

TALIN, P. & SANABRIA, E. "Ayahuasca's entwined efficacy: an ethnographic study of ritual healing from 'addiction'". *International Journal of Drug Policy*, vol. 44, 2017, pp. 23-30.

THOMAS, G.; LUCAS, P. & CAPLER, N. R. *et al.* "Ayahuasca-assisted therapy for addiction: results from a preliminary observational study in Canada". *Current Drug Abuse Reviews*, vol. 6, n. 1, 2013, pp. 30-42.

UTHAUG, M. V.; VAN OORSOUW, K. & KUYPERS, K. P. C. *et al.* "Sub-acute and long-term effects of ayahuasca on affect and cognitive thinking style and their association with ego dissolution". *Psychopharmacology (Berl)*, vol. 235, n. 10, 2018, pp. 2.979-2.989.

ZEIFMAN, R. J.; PALHANO-FONTES, F. & HALLAK, J. *et al.* "The impact of ayahuasca on suicidality: results from a randomized controlled trial". *Frontiers in Pharmacology*, vol. 10, 2019, p. 1.325.

Notas

1 Neste capítulo, entende-se “uso cerimonial” como uso ritualístico, religioso ou não, isto é, atrelado a uma religião ayahuasqueira institucionalizada ou não. Sendo assim, o uso cerimonial engloba também contextos de uso que empregam práticas rituais, mas não necessariamente atrelados a uma religião institucionalizada. Por exemplo, inclui-se como uso cerimonial os usos em contextos neoxamânicos e indígenas.

2 Palhano-Fontes *et al.*, 2019.

3 *Idem*, 2022.

4 Osorio *et al.*, 2015; Sanches *et al.*, 2016.

5 Dos Santos *et al.*, 2016.

6 Para maiores detalhes, consultar o capítulo “O que as pesquisas com modelos animais nos dizem sobre a ayahuasca”. Cameron & Olson, 2018; Ferraz *et al.*, 2019.

7 Dos Santos *et al.*, 2016; Orsolini *et al.*, 2020.

8 Dos Santos *et al.*, 2021

9 Estudos com ayahuasca em modelos animais foram abordados em detalhes nos capítulos 10 (“Estudos experimentais com ayahuasca e animais”) e 11 (“O que as pesquisas pré-clínicas nos dizem sobre a ayahuasca”).

10 Thomas *et al.*, 2013; Berlowitz *et al.*, 2019.

11 Lawn *et al.*, 2017; Hamill *et al.*, 2019; Rodrigues *et al.*, 2022; Daldegan-Bueno *et al.*, 2022a, b.

12 Loizaga-Velder & Pazzi, 2014; Talin & Sanabria, 2017; Cruz & Nappo, 2018.

13 Brierley & Davidson, 2012; Nunes *et al.*, 2016.

14 González *et al.*, 2019, 2020.

15 Lafrance *et al.*, 2017; Renelli *et al.*, 2018.

16 Nielson & Megler, 2014.

17 Maté, 2014.

18 Ruffell *et al.*, 2021.

19 Palhano-Fontes *et al.*, 2019.

20 Zeifman *et al.*, 2019.

21 Domínguez-Clavé *et al.*, 2019.

22 Palma-Álvarez *et al.*, 2021.

23 Dos Santos *et al.*, 2017.

24 Mudge, 2019.

25 Hartogsohn, 2021; Pontual *et al.*, 2021.

26 Schmid *et al.*, 2010; Maia *et al.*, 2021.

27 Schenberg, 2013.

28 Parkinsonismo se refere a qualquer condição clínica marcada por anormalidades de movimento observadas na doença de Parkinson, como tremor, movimento lento, fala prejudicada ou rigidez muscular.

29 Serrano-Dueñas *et al.*, 2001; Djamshidian *et al.*, 2016.

30 Katchborian-Neto *et al.*, 2020.

31 Esses estudos serão abordados em detalhe no capítulo 12 (“Ayahuasca e o cérebro”).

32 González *et al.*, 2021.

33 Jiménez-Garrido *et al.*, 2020.

34 Daldegan-Bueno *et al.*, 2022b.

35 Ona *et al.*, 2019.

36 Kohek *et al.*, 2022.
37 Lawn *et al.*, 2017
38 Perkins *et al.*, 2021.
39 Schenberg, 2013.
40 Frecska *et al.*, 2013.
41 *Idem*, 2016.
42 Dados detalhados sobre isso no capítulo 12 ("Ayahuasca e o cérebro").
43 Palhano-Fontes *et al.*, 2022.
44 Orsolini *et al.*, 2020
45 Uthaug *et al.*, 2018.
46 Daldegan-Bueno *et al.*, 2022a.
47 Loizaga-Velder & Pazzi, 2014; Maia *et al.*, 2021.

6

O uso da ayahuasca no cuidado de pessoas com uso problemático de drogas

Fabio Carezzato

Este capítulo pretende, a partir do pressuposto de que nem todo uso de drogas é problemático, apresentar os pilares de uma visão pautada na centralidade do indivíduo para essa questão. Os fatores que podem levar uma pessoa a ter uma relação complicada com o uso de drogas são complexos e múltiplos. Compreendem as relações entre pessoa, como organismo e sujeito, ambiente e substância. A partir da ética da Redução de Danos, pretendemos realizar um panorama sobre o cuidado aos usuários de drogas e possíveis vias de intervenção. Assim, delimitar possíveis maneiras pelas quais o uso da ayahuasca pode auxiliar nos processos de cura.

Uso de drogas e dependência

O uso, por comunidades humanas, de drogas com propriedades de alterar a consciência data de milênios, com diversos registros desse consumo ao redor do mundo.[1] Porém, com o avanço do sistema mercantil mundial, ao longo do século XX, a disponibilidade dessas substâncias alcançou patamares inéditos.[2] Em paralelo a essa disponibilidade, o consumo também cresceu ao longo das últimas décadas, apesar do proibicionismo oficial, demonstrando a ineficácia dessa política. Dados recentes indicam que 43% da população mundial fez uso de álcool em 2016, segundo a Organização Mundial de Saúde,[3] enquanto 1,3 bilhão de pessoas no mundo são tabagistas[4] e 271 milhões de pessoas fizeram uso de drogas ilícitas ou medicações não prescritas em 2017, segundo o United Nations Office on Drugs and Crime.[5]

No Brasil, os dados são semelhantes. O III Levantamento Nacional sobre uso de drogas pela população brasileira (Lenad)[6] apontou que 43% dos brasileiros utilizaram álcool, 17,1% fizeram uso de tabaco, 3,2% de drogas ilícitas e 3,2% de medicamentos não prescritos nos 12 meses prévios à pesquisa. Desses usuários, apenas 1,5% reportaram ter procurado e recebido tratamento para problemas relacionados a esse consumo.[7] Se por um lado podemos considerar que o estigma criado pela ideologia proibicionista hegemônica desencoraja pessoas a procurarem ajuda em relação ao seu uso de drogas,[8] por outro, é certo que uma minoria das pessoas consome substâncias psicoativas que vão desenvolver uma relação problemática.[9]

Nessa linha, podemos identificar diferentes características relacionadas à maneira que uma pessoa utiliza uma substância. Esse uso pode ser ritualístico, ou seja, regulamentado por normas sociais prescritivas sobre quem, como e quando ele se realiza; pode ser classificado em relação à sua frequência como esporádico, habitual ou diário; ou por seu objetivo como medicinal, recreativo, abusivo; ou então pela forma que impacta a vida do usuário. É sobre essa última categorização que se debruça a avaliação psiquiátrica, que pretende discernir se a relação da pessoa com seu uso de drogas preserva a funcionalidade do indivíduo das diferentes esferas de sua vida, ou se nelas promove prejuízos. Independentemente das outras características, é nesse último caso que iremos entender esse comportamento como problemático, avaliando também o controle ou descontrole associado.

Nos Estados Unidos, o levantamento mais recente apontou que 17,4% dos homens e 10,5% das mulheres residentes nesse país apresentavam transtorno relacionado ao seu consumo de álcool,[10] enquanto 4,9% dos homens e 3,2% das mulheres teriam problemas com drogas ilícitas.[11] Já no Brasil, o II Lenad observou 13,6% dos homens e 3,6% das mulheres com alcoolismo,[12] enquanto o III Lenad apontou que 2,4% dos homens e 0,7% das mulheres teriam problemas relacionados ao uso de álcool e 0,8% da população seria dependente de outras drogas, excluídos álcool e tabaco, uma proporção de 13,6% dos consumidores.[13] Esses dados trazem o questionamento sobre a razão pela qual uma minoria de pessoas desenvolve uma relação problemática com seu uso de drogas enquanto a maior parte não. Para essa investigação, é importante partir de um olhar amplo sobre o uso de drogas e seus efeitos, que contemple os eixos do indivíduo, contexto e substância.[14] A formação desse tripé pode ser ilustrada da seguinte maneira:

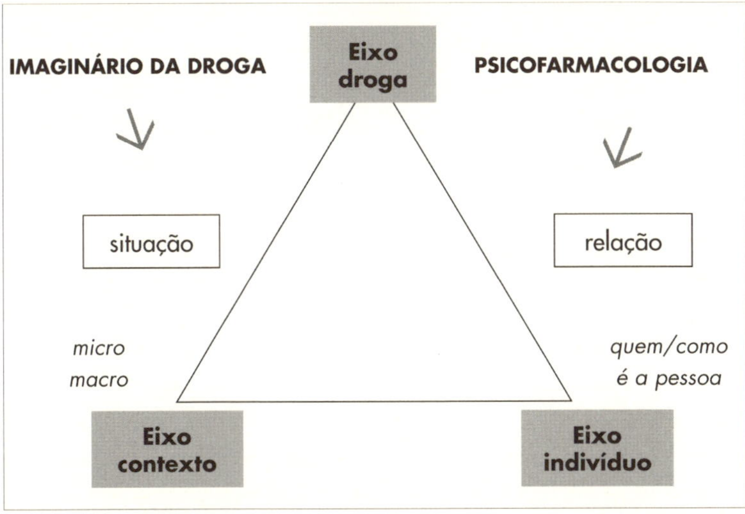

Figura 6.1: Fonte – Reale & Carezzato, 2017.

Nesse sentido, ao nos depararmos com um caso de uso problemático, precisamos atentar a quem é essa pessoa, sua historicidade, sua inserção social; na droga de predileção, o que busca e imagina sobre seu uso, como a utiliza, qualifica e quantifica esse uso; onde se realiza esse uso e com quem, como esse uso é visto socialmente, o caráter legal associado à droga. Todas essas informações são importantes para podermos classificar e organizar uma abordagem ao consumo dessa substância.[15] É importante frisar a complexidade ao redor do uso de drogas para se contrapor ao pensamento proibicionista que insiste na demonização da substância e em políticas públicas e tratamentos focados em diminuir a disponibilidade e o acesso às drogas. Um dado que ilustra a fragilidade desse pensamento é a relação entre a prevalência de usuários de substâncias psicoativas e de dependência na população de diferentes níveis de escolaridade. Enquanto se registrou um uso menor de álcool e outras drogas na população sem instrução ou que não completou o Ensino Fundamental em comparação com os demais níveis de escolaridade, inclusive notando o crescimento da proporção de usuários conforme aumentam os anos de estudo, observou-se maior proporção de usuários problemáticos nos níveis de menor escolaridade.[16] Ou seja, há uma total dissociação entre maior exposição às substâncias e o desenvolvimento de uma relação problemática com seu consumo.

Assim, podemos concluir que outros aspectos associados ao menor nível de escolaridade, como baixa renda, menor acesso à saúde, à cidade, à moradia, ao lazer e a direitos, maior vulnerabilidade social e mesmo questões relacionadas à educação em si, podem influenciar em como se estabelece a relação da pessoa com a droga, mais do que o contato com elas. Outro estudo que referenda esse olhar multifatorial e ampliado sobre a questão das drogas é o experimento de Alexander *et al.*[17] que ficou conhecido como *rat park*, ou parque dos ratos. Nesse estudo, os pesquisadores observaram o impacto do isolamento social e da oferta de prazeres diversos sobre o uso de morfina em ratos. Perceberam que, enquanto ratos isolados em uma gaiola procuravam mais o opioide, animais que estavam em grupo, com oferta de comida, lazer e objetos interativos, faziam um uso insignificante do entorpecente. Dessa maneira, podemos perceber que o descontrole sobre o uso de substância se relaciona à menor possibilidade de se encontrar satisfação e sentido por outras vias. Também levanta a questão do isolamento, que pode ser causa e, também, consequência de uma relação problemática com as drogas, criando um ciclo que se retroalimenta.

Da mesma forma, vemos que comorbidades psiquiátricas podem originar, perpetuar ou serem consequência de um consumo intenso. Por exemplo, o uso de álcool é um fator de risco para depressão, assim como um episódio depressivo pode levar uma pessoa a procurar o álcool como alívio. Isso ocorre também com outras associações, como cannabis e ansiedade ou psicose. Outro ponto que pode influenciar a relação de uma pessoa com seu uso de droga são as questões psicodinâmicas envolvidas, o lugar em que a droga se aloja no psiquismo do sujeito, qual papel o uso interpreta em sua fantasia, qual é seu lugar transferencial.

Se por um lado não devemos dar hegemonia a uma explicação neurobiológica da compulsão do uso de droga, não podemos ignorar os efeitos sobre o sistema de recompensa. Sua ativação pela ação das drogas direta ou indireta sobre seus receptores, principalmente na amídala, córtex pré-frontal e núcleo *accumbens*, associa os comportamentos de busca e consumo da droga com a geração de prazer, em um processo de aprendizado associativo que pode gerar sua repetição compulsiva. Observou-se que sinais e estímulos associados ao uso de droga podem gerar a ativação dopaminérgica no núcleo *accumbens*, incentivando essa recorrência. Essa resposta pode gerar outras repercussões somáticas, como um todo criando a sensação de "fissura".[18] Em diversos desses aspectos, a ayahuasca se apresenta de forma diversa às outras substâncias psicoativas que mais comumente estão associadas aos transtornos relacionados ao seu uso. Veremos a seguir como pode, inclusive, auxiliar em tratamentos para essas patologias.

Ayahuasca no tratamento do uso problemático de drogas

O uso de psicodélicos clássicos é percebido por especialistas como menos nocivos que cocaína, álcool, cannabis e opioides.[19] Mas, mais do que isso, existem dados que sugerem seu benefício à saúde mental. Um estudo epidemiológico americano que seguiu mais 130 mil pessoas por três anos entre 2008 e 2011, sendo 19 mil usuários de psicodélicos, não percebeu associação desse uso com transtornos depressivos, ansiedade, ideação ou tentativa de suicídio, pelo contrário, observou que essa população teve menos internações psiquiátricas que a de não usuários.[20] No caso da ayahuasca, um estudo clínico randomizado brasileiro observou melhora de sintomas em pacientes deprimidos com a ingestão do chá.[21] Os sinais de benefícios também foram percebidos para a diminuição do consumo do uso de substâncias, observando-se que pessoas que frequentam religiões ayahuasqueiras têm um consumo menor de álcool e tabaco, apesar de maior exposição prévia, quando comparado com a população geral.[22] A partir dessas observações e da discussão sobre o aspecto multifatorial dos efeitos das drogas, podemos pensar diversos mecanismos pelos quais o hábito de consumo ou ingestão pontual de ayahuasca pode auxiliar o tratamento de pessoas com transtorno relacionado ao uso de substâncias.

No caso de uso de substâncias secundário ou intensificado por sintomas depressivos ou de ansiedade, é provável que a ação da ayahuasca nas vias serotoninérgicas resulte em uma remissão parcial ou total destes, de modo semelhante aos medicamentos da indústria farmacêutica, como os inibidores seletivos da recaptação da serotonina e inibidores da monoaminoxidase. Outra ação sobre neurotransmissores dos princípios ativos do chá está no sistema dopaminérgico, ligado à recompensa. Em um primeiro momento, de forma secundária à liberação serotoninérgica, haveria uma liberação da dopamina que traria equilíbrio para seus níveis, mas com uma ação inibitória que impediria uma variação abrupta e picos que predispusessem à dependência.[23] A harmina e harmalina também parecem ter efeito direto sobre o sistema dopaminérgico, atuando nesse processo pelo aumento da liberação de dopamina. Em modelos animais, observou-se que a harmina inibiu efeitos da cocaína e diminuiu sintomas de abstinência de morfina, enquanto a harmalina diminuiu o consumo de cocaína e morfina.[24] A ayahuasca predispõe a produção de fatores neurotróficos como o BDNF, fazendo com que os neurônios criem novas sinapses, o que facilita mudanças cognitivas e comportamentais a partir da neuroplasticidade adquirida. Esse processo atua sobre o padrão de comportamento desadaptativo criado nos casos de dependência a drogas.

Em casos de alcoolismo, especificamente, nota-se que há uma hiperconectividade na região ligada à *default mode network* (DMN), área que tem papel importante na coordenação da transmissão de informação dentro do cérebro.[25] Essa hiperconectividade também é observada em casos de depressão e estaria associada nos transtornos de humor a ruminação de pensamentos negativos. No caso do alcoolismo, esse processo pode estar associado ao comportamento compulsivo e à falta de repertório para reagir a desconfortos. A ayahuasca, como outros psicodélicos clássicos, altera o funcionamento da DMN e, consequentemente, a conectividade. Para além da atenuação na hiperconectividade no alcoolismo, essa ação da ayahuasca sobre a DMN apresenta outras repercussões interessantes. Com a ampliação dos neurônios estimulados, surgem afetos e associações não comuns, que permitem que o sujeito experiencie de maneira diversa suas questões. Isso pode se dar tanto na forma de *insights*, ou seja, com a ressignificação de pensamentos, sentimentos e comportamentos, mas também com o fenômeno de experimentar uma sensação nova, como de bem-estar ou confiança, que podem alterar a forma de estar no mundo dessa pessoa.

A emergência de associações novas e a vivacidade das memórias podem auxiliar em processos terapêuticos, apontando pontos de partida para psicoterapias, tanto psicodinâmicas como cognitivas, e trazer compreensão sobre a relação do sujeito com seu uso de drogas. Podem ocorrer revivências de experiências traumáticas, contato com emoções bloqueadas, perdão a si mesmo e a outros, confronto com seus comportamentos mal adaptativos e de dependência e percepção acentuada de seus recursos positivos.[26] Esse processo também passa pelas alterações sensoriais. Com o uso dos psicodélicos ocorre um aumento da interocepção. Isso possibilita uma alteração na relação com o próprio corpo, muitas vezes deixado de lado quando se está com um consumo descontrolado de drogas. O reinvestimento no corpo é um caminho do tratamento, seja por pequenos cuidados, como beber água, se alimentar e evitar danos maiores pelo consumo de droga, seja por restabelecer um contato prazeroso por via de autocuidado, estética e mesmo por sensações. O efeito da ayahuasca pode tanto proporcionar essas sensações de prazer como chamar atenção para como a pessoa está tratando seu organismo. Outra estratégia de cuidado que pode ser reforçada por essa sensação é o *mindfulness*, utilizado para controle de fissura e para proporcionar *insights* de uma melhor qualidade de vida.[27]

A ampliação da percepção sem um aumento proporcional do processamento causada pela droga traz um estado de desorganização cerebral que pode proporcionar experiências de pico e dissolução do ego, que são associadas a respostas clínicas e mudanças consistentes nos padrões de comportamento.[28] Esses fenômenos também estão relacionados às alterações de saliência, ou seja, da função do sistema nervoso central associado a realçar informações perceptivas e priorizá-las, o que está intimamente ligado ao trabalho de previsão realizado pelo nosso cérebro. A alteração nesse sistema pode fazer com que se busque respostas novas às situações vividas, podendo gerar ressignificação para elas.[29] Além disso, esse processo de dissolução do ego é aproximado, por Carhart-Harris *et al.*,[30] ao sentimento oceânico descrito por Freud[31] no texto "Mal-Estar na Civilização". Nesse texto, o psicanalista fala de uma sensação de pertencimento e plenitude, que seria apropriada pelas religiões, mas que existiria para além delas.

É comum nos casos de uso problemático de substâncias o isolamento e a sensação de falta de sentido na vida. Assim, compreende-se como esse sentimento oceânico apresenta potencial em um momento de procura de tratamento. Experimentar fazer parte de algo ou mesmo encontrar um motivo para viver pode ser grande motivador para uma mudança. A dissolução do ego e a experiência mística causada pelo chá podem amplificar essas sensações. Nesse aspecto, podemos entender que o contexto de uso ritualístico pode ter uma influência importante no processo de tratamento. Um primeiro mecanismo é o acolhimento do grupo, com a restituição do indivíduo em um laço social, facilitado pelos efeitos que acabamos de descrever da ayahuasca. Em um contexto ritualístico, é comum também a atribuição de um sentido místico para a experiência com a droga, estabelecendo a percepção de encontro com uma verdade universal, uma comunhão com o universo e de um sentido maior para a vida. Também apresentam experiências de morte e de cura espiritual que, de maneira similar, são fatores de transformação.[32]

A significação da experiência pode também agir a partir de sua eficácia simbólica.[33] A partir da nomeação de um evento do ritual como purga ou purificação, por exemplo, cria-se a sensação de limpeza e livramento do corpo em relação à droga-problema, fato que é relatado em processos de cura.[34] A ayahuasca, como os demais psicodélicos clássicos, ainda aumenta a suscetibilidade da pessoa à sugestionabilidade, o que pode também criar um efeito placebo.[35] A atenuação do sofrimento mental, da fissura e outros sintomas psiquiátricos e físicos auxilia em alguns aspectos do tratamento de uso de drogas, muitas vezes sendo necessária inclusive para o início e a aderência deste. Mas deve-se levar em conta que os efeitos da sugestionabilidade são intimamente associados com a transferência com o curador ou instituição, correndo o risco de cessarem quando essa relação for abalada.[36]

Conclusão

Apesar de o consumo de psicoativos ser relativamente comum, a menor parte das pessoas que tem contato com eles apresenta dificuldades associadas à sua utilização. O desenvolvimento de uma relação problemática com o uso de drogas, como vimos, pode se dar pela conjunção de diferentes fatores. No desenho de um projeto terapêutico singular para o cuidado daqueles que perdem o controle sobre esse comportamento, é importante considerar esse aspecto multidimensional.

Pode acontecer de pessoas com sintomas psiquiátricos se automedicarem com certas drogas e isso levar a um consumo compulsivo. Os diferentes metabólitos da ayahuasca podem atuar por diferentes vias de maneira similar às medicações psiquiátricas convencionais, estimulando a neuroplasticidade e atenuando esses sintomas. O alívio do sofrimento a partir dessas ações é uma das formas que a ayahuasca pode auxiliar no tratamento. Uma das principais causas de recaída é a sensação de fissura. A utilização do chá parece atenuar esses sintomas, hipoteticamente por ações secundárias e diretas sobre os níveis de dopamina em áreas do sistema de recompensa.

O prejuízo nos laços sociais parece ser um fator importante para instauração ou manutenção de um quadro de uso problemático de drogas. O uso da ayahuasca em um contexto ritual ou coletivo propicia ao usuário um espaço de coletividade, estimulado pela maior sensação de pertencimento propiciada pelos seus efeitos. Para além disso, o uso ritualístico, associado também à experiência proporcionada pelo chá, pode gerar uma vivência de limpeza, de purga, que tem o potencial de alterar a relação da pessoa com seu organismo e com seu uso de drogas. A sugestionabilidade ampliada pela ação da ayahuasca pode ser utilizada também para a atenuação dos sintomas e das mudanças comportamentais importantes para o decorrer do tratamento.

As alterações perceptivas geradas pelo psicodélico também podem ter um papel terapêutico. Elas também têm potencial de alterar a maneira como a pessoa se relaciona com seu corpo, podem facilitar processos de *mindfullness* e, também, estão associadas a experiências de pico. Tais experiências de pico, que incluem a sensação de dissolução do ego, são vias para a ressignificação de experiências, do estar no mundo e do sentido da existência. Recuperar um sentido para sua vida é algo marcante para pessoas cujo consumo descontrolado de drogas trouxe prejuízos enormes em diversas esferas do seu ser. As alterações de consciência também agem como transformadoras pela sua capacidade de gerar *insights* e de rememorar cenas de maneira vívida, experiências que também podem ressignificar relações com outras pessoas, consigo mesmo e com o uso de drogas. São passos que podem iniciar ou auxiliar um trabalho psicoterapêutico. Assim, existem razões para acreditarmos que a utilização terapêutica da Ayahuasca seja benéfica em processos de cuidado a pessoas com relação problemática com seu uso de drogas. Necessitamos, porém, de mais pesquisas e investigações focadas nesse tema para comprovar sua eficácia e afinar sua indicação.

Referências bibliográficas

ALEXANDER, B. K.; HADAWAY, P. & COAMBS, R. "Rat park chronicle". *British Columbia Medical Journal*, vol. 22, n. 2, 1980, pp. 32-45.

ANTHONY, J. C.; WARNER, L. A. & KESSLER, R. C. "Comparative epidemiology of dependence on tobacco, alcohol, controlled substances, and inhalants: basic findings from the National Comorbidity Survey". *Experimental and Clinical Psychopharmacology*, vol. 2, 1994, pp. 244-268.

BARBOSA, P. C.; TÓFOLI, L. F. & BOGENSCHUTZ, M. P. *et al.* "Assessment of alcohol and tobacco use disorders among religious users of ayahuasca". *Frontiers in Psychiatry*, vol. 9, 2018, p. 136.

BASTOS, F. I.; VASCONCELOS, M. L. & DE BONI, R. B. *et al.* (org.). "III Levantamento Nacional sobre o uso de drogas pela população brasileira. Rio de Janeiro, 2017, FIOCRUZ/ICICT. Disponível em: <https://www.arca.fiocruz.br/handle/icict/34614>. Acesso em: 21/3/2022.

BECKER, J. & DUFFY, C. "Women drug users and drugs service provision: service-level responses to engagement and retention". London, Home Office, 2002.

CAREZZATO, F. "Comentários sobre o uso de psicodélicos na clínica". *Revista Quimera*, vol. 1, n. 2, out 2021. Disponível em: <http://www.revistaquimera.org/?p=534>. Acesso em: 21/3/2022.

CARHART-HARRIS, R. L.; LEECH, R. & HELLYER, P. J. *et al.* "The entropic brain: a theory of conscious states informed by neuroimaging research with psychedelic drugs". *Frontiers in Human Neuroscience*, vol. 8, 2014, p. 20.

CARNEIRO, H. "As necessidades humanas e o proibicionismo das drogas no século XX". *Revista Outubro*, vol. 6, n. 6, 2002, pp. 115-128.

ESCOHOTADO, A. *História elementar das drogas*. Lisboa, Antígona, 2004.

FREUD, S. (1930). "O mal-estar na civilização". *Obras Completas*, vol. 18. Trad. Paulo César Souza. São Paulo, Companhia das Letras, 2010, pp. 12-122.

GOMES, B. R. *O uso ritual da Ayahuasca na atenção à população em situação de rua*. Salvador, Eduf-BA, 2016.

GRANT, B. D.; GOLDSTEIN, R. B. & TULSHI, D. S. *et al.* "Epidemiology of DSM-5 alcohol use disorder". *JAMA Psychiatry*, vol. 72, 2015, pp. 757-766.

GRANT, B. D.; TULSHI, D. S. & RUAN, W. J. *et al.* "Epidemiology of DSM-5 drug use disorder". *JAMA Psychiatry*, vol. 73, 2016, pp. 39-47.

HARTOGSOHN, I. "Set and setting, psychedelics and the placebo response: an extra-pharmacological perspective on psychopharmacology". *Journal of Psychopharmacology*, vol. 30, 2016, pp. 1.259-1.267.

JOHANSEN, P-Ø. & KREBS, T. S. "Psychedelics not linked to mental health problems or suicidal behavior: a population study". *Journal of Psychopharmacology*, vol. 29, n. 3, 2015, pp. 270-279.

LARANJEIRA, R.; MADRUGA, C. & PINSKY, I. *et al. II Levantamento Nacional de Álcool e Drogas (Lenad).* São Paulo, Instituto Nacional de Ciências e Tecnologia para Políticas Públicas de Álcool e outras Drogas (INPAD), Unifesp, 2014.

LÉVI-STRAUSS, C. "A eficácia simbólica". *Antropologia estrutural.* Trad. Beatriz Perrone-Moises. São Paulo, Ubu, 2017.

LOIZAGA-VELDER, A. & PAZZI, A. L. "Therapist and patient perspectives on ayahuasca-assisted treatment for substance dependence". *In*: CAVNAR, C. & LABATE, B. C. (ed.). *The therapeutic use of ayahuasca.* Berlin, Springer-Verlag, 2014.

NUNES A.; DOS SANTOS R. & OSÓRIO F. *et al.* "Effects of ayahuasca and its alkaloids on drug dependence: a systematic literature review of quantitative studies in animals and humans. *Journal of Psychoactive Drugs*, vol. 48, 2016, pp. 195-205.

NUTT, D. J.; KING, L. A. & PHILLIPS, L. D. "Drug harms in the UK: a multicriteria decision analysis". *The Lancet*, vol. 376, n. 9.752, 2010, pp. 1.558-1.565.

ORGANIZAÇÃO MUNDIAL DA SAÚDE (OMS). "Global status report on alcohol and health 2018". *World Health Organization.* Disponível em: <https://apps.who.int/iris/bitstream/handle/10665/274603/9789241565639-eng.pdf>. Acesso em: 21/3/2022.

____. "Tobacco". Disponível em: <https://www.who.int/news-room/fact-sheets/detail/tobacco>. Acesso em: 21/3/2022.

PALHANO-FONTES, F.; BARRETO, D. & ONIAS, H. *et al.* "Rapid antidepressant effects of the psychedelic ayahuasca in treatment-resistant depression: a randomized placebo-controlled trial". *Psychological Medicine*, vol. 49, n. 4, 2019, pp. 655-663.

RAY, L. A. & ROCHE, D. J. "Neurobiology of craving: current findings and new directions". *Current Addiction Reports*, vol. 5, n. 2, 2018, pp. 102-109.

REALE, D. & CAREZZATO, F. "Drogas e tratamento: panorama crítico". *In*: ADORNO, R.; FEFFERMANN, M. & FIGUEIREDO, R. (ed.). *Drogas e sociedade contemporânea: perspectivas para além do proibicionismo.* São Paulo, Instituto de Saúde, Coleção Temas em Saúde Coletiva, n. 22, 2017.

TÓFOLI, L. F. & DE ARAUJO, D. B. "Treating addiction: perspectives from EEG and imaging studies on psychedelics". *International Review of Neurobiology*, vol. 129, 2016, pp. 157-185.

UNITED NATIONS OFFICE ON DRUGS AND CRIME (UNODC). "WorldDrug Report". Vienna, UNODC, 2019. Disponível em: <https://www.unodc.org/wdr2019/>. Acesso em: 21/3/2022.

WIEßNER, I.; FALCHI, M & PALHANO-FONTES, F. *et al.* "LSD, madness and healing: mystical experiences as possible link between psychosis model and therapy model". *Psychological Medicine*, 2021, pp. 1-15.

WITKIEWITZ, K.; BOWEN, S. & DOUGLAS, H. *et al.* "Mindfulness-based relapse prevention for substance craving". *Addictive Behaviors*, vol. 38, n. 2, 2013, pp. 1563-1571.

Notas

1 Escohotado, 2004.
2 Carneiro, 2002.
3 OMS, 2018.
4 *Idem*, 2021
5 UNODC, 2019.
6 Bastos *et al.*, 2017.
7 *Idem*.
8 Becker & Duffy, 2002.
9 Anthony *et al.*, 1994.
10 Grant *et al.*, 2015.
11 *Idem*, 2016.
12 Laranjeira *et al.*, 2014.
13 Bastos *et al.*, 2017.
14 Zinberg, 1986.
15 Reale & Carezzato, 2017.
16 Bastos *et al.*, 2017.
17 Alexander *et al.*, 1980.
18 Ray & Roche, 2018.
19 Nutt *et al.*, 2010.
20 Ideação suicida é a persistência de pensamentos ou planejamento de cometer suicídio. Johansen & Krebs, 2015.
21 Palhano-Fontes *et al.*, 2019.
22 Barbosa *et al.*, 2018a.
23 *Idem*, 2018b.
24 Nunes *et al.*, 2016.
25 Tófoli & Araújo, 2016.
26 Loizaga-Velder & Pazzi, 2014.
27 Witkiewitz *et al.*, 2013; Wießner *et al.*, 2021.
28 Carhart-Harris *et al.*, 2014.
29 Carezzato, 2021; Wießner *et al.*, 2021.
30 Carhart-Harris *et al.*, 2014.
31 Freud, 1930/2010.
32 Loizaga-Velder & Pazzi, 2014; Gomes, 2016.
33 Lévi-Strauss, 2017.
34 Gomes, 2016.
35 Hartogsohn, 2016.
36 Carezzato, 2021.

7

Como avaliar cientificamente os efeitos subjetivos proporcionados pela ingestão da ayahuasca

Dimitri Daldegan-Bueno e *Alexandre Augusto de Deus Pontual*

A avaliação dos efeitos subjetivos da ayahuasca é um grande desafio no campo científico, tendo em vista que são extremamente complexos e variados. Uma das formas de avaliar esses efeitos é através de testes, questionários, escalas e outros instrumentos de avaliação e mensuração psicométrica. A psicometria é uma área da Psicologia que se propõe a avaliar e mensurar fenômenos psicológicos que não são diretamente observados. No campo dos psicodélicos existem diversos instrumentos psicométricos elaborados para avaliar a experiência subjetiva proporcionada pelo uso de psicodélicos. Cada um desses instrumentos foi elaborado para avaliar aspectos específicos da experiência, a depender da teoria no qual ele se baseia. Por ser um psicodélico, as escalas disponíveis nesse campo também são utilizadas para avaliar a experiência subjetiva proporcionada pela ayahuasca. Dessa forma, este capítulo tem como foco apresentar e discutir as principais escalas utilizadas no campo dos psicodélicos e no estudo científico da ayahuasca.

§

Um dos grandes desafios no campo da ayahuasca diz respeito à avaliação científica da experiência subjetiva que a ingestão da bebida proporciona. Isso se dá devido à natureza complexa dos efeitos psicológicos das substâncias psicodélicas. De forma geral, é possível elencar duas grandes formas para investigar a experiência subjetiva da ayahuasca: (1) qualitativamente, através de métodos de entrevistas individuais e de pequenos grupos e (2) quantitativamente, utilizando escalas padronizadas por uma grande amostra de respondentes, com técnicas de matemática, estatística e computação.

O campo da Psicologia que se propõe a realizar e desenvolver essa forma de medida se chama "psicometria" (do grego *psiké, alma* + *metron,* medida). Embora seja um dos campos mais antigos da Psicologia, recentemente tem ganhado força com o avanço na capacidade dos computadores modernos de trabalhar com grandes dados e com a possibilidade de coletar grandes amostras pela internet.

Ambos os métodos, qualitativo e quantitativo, dependem do intermédio da linguagem e têm características próprias que devem ser consideradas à luz da proposta de estudo. As entrevistas qualitativas, em geral, permitem profundidade maior na investigação de experiências individuais ou de grupos específicos, porém apresentam menor potencial de generalização dos resultados para diferentes grupos e culturas. As ferramentas psicométricas, por sua vez, proporcionam menor profundidade para avaliar fenômenos individuais, porém permitem maior poder de generalização dos resultados e, consequentemente, maior comparabilidade entre diferentes culturas.[1] Embora a psicometria seja um campo de estudos antigo, a psicometria dos efeitos psicodélicos é um campo científico relativamente novo e emergente. Até 2010, havia apenas três escalas para avaliar as experiências psicodélicas publicadas em periódicos científicos. De 2010 até 2021, seis novas escalas foram desenvolvidas.[2] Cada uma com seu histórico próprio de desenvolvimento, embasamento teórico e experimentos de validação para avaliar a diversidade da experiência subjetiva proporcionada pelos psicodélicos. As escalas mais antigas têm história mais complexa e, após revisões, apresentam diferentes versões, estruturas e nomes. É importante ressaltar que não há no campo científico escalas desenvolvidas para a avaliação exclusiva dos efeitos da ayahuasca, porém as escalas desenvolvidas a partir de outros psicodélicos têm sido utilizadas com esse intuito. A seguir, apresentamos as principais escalas psicométricas utilizadas no campo dos psicodélicos, incluindo seu histórico de desenvolvimento, principais estudos e aplicabilidade. Um sumário dessas escalas pode ser encontrado na Tabela 1.

*Questionário de experiências místicas (*Mystical experience questionnaire – *MEQ30)*

O Questionário de experiências místicas, mais conhecido como MEQ30, é uma escala desenvolvida para avaliar a incidência e quantificar a intensidade de experiências místicas induzidas por psicodélicos. Seu embasamento teórico se dá a partir de relatos históricos, tanto de origens religiosas quanto não religiosas, mostrando que diferentes culturas compartilham uma experiência subjetiva com aspectos fenomenológicos em comum – experiência esta chamada de "mística" ou "espiritual".[3] Esse fenômeno tem como característica a experiência subjetiva de profunda unidade com tudo o que existe, sentimento de sacralidade, de vivenciar a realidade em seu nível essencial, um sentimento profundo positivo, transcendência do tempo e do espaço e inefabilidade – ou seja, dificuldade de traduzir a experiência em palavras. A experiência mística pode ocorrer de forma espontânea; porém existem diversas práticas, como a meditação, privação sensorial e o uso de psicodélicos, que são utilizadas para induzir experiências do tipo mística. Dessa forma, os psicodélicos, incluindo a ayahuasca, podem atuar como uma ferramenta para induzir e, portanto, facilitar a investigação científica da experiência mística.[4]

Nesse contexto, o psiquiatra Walter Phanke desenvolveu a primeira versão do questionário MEQ30 nos Estados Unidos na década de 1960, com o intuito de avaliar a experiência mística induzida pelo uso de psilocibina.[5] Durante muito tempo, essa escala foi utilizada avaliando sete fatores da experiência mística que foram determinados por critérios teóricos, mas sem investigação estatística.[6] Foi somente em 2012, em um estudo retrospectivo *on-line* com pessoas que utilizaram psilocibina, que a primeira investigação psicométrica da escala foi realizada. Através de análises estatísticas fatoriais exploratória e confirmatória, os autores identificaram que a escala poderia ser composta de 30 questões e 4 dimensões.[7] Posteriormente, esses quatro fatores foram confirmados utilizando dados de estudos experimentais com psilocibina.[8] A escala também foi traduzida para o espanhol e teve suas propriedades psicométricas investigadas a partir de dados coletados após sessões ritualísticas com ayahuasca. Nesse estudo, em vez da divisão da escala em quatro fatores já existentes, os autores identificaram uma estrutura nas respostas que seria mais adequadamente explicada se considerasse a existência de apenas dois fatores.[9] Essa divergência de resultados foi alvo de debate na comunidade científica e discutida à luz de diferenças experimentais e culturais.[10] No Brasil, a escala foi traduzida, teve a linguagem culturalmente adaptada e teve suas propriedades psicométricas analisadas a partir de uma amostra *on-line* de pessoas que utilizaram diversos psicodélicos, como ayahuasca, LSD e psilocibina. Nesse estudo, os quatro fatores propostos por Maclean *et al.*[11] foram confirmados com os dados brasileiros a partir de análise fatorial confirmatória.[12] Dessa forma, a MEQ30 é uma escala contendo 30 afirmações seguidas por uma escala numérica do tipo Likert de 0 a 5 e avalia a experiência mística em quatro fatores: experiência mística com um todo; humor positivo; transcendência do tempo e do espaço; e inefabilidade (impossibilidade de expressar a experiência com palavras).[13] Exemplos das afirmações incluem: "Perda de seu sentido usual de tempo", "Percepção da vida ou de uma presença viva em todas as coisas" e "Experiência de unidade com a realidade última". A depender das versões em que a escala foi utilizada, é possível identificar diferentes nomes para a MEQ30, incluindo, entre outros, Questionário de estados de consciência (*State of consciousness questionnaire* – SOCQ) e MEQ47.

Estados alterados de consciência (Altered states of consciousness – *ASC)*

Similar à MEQ30, a escala de Estados alterados de consciência (*Altered states of consciousness* – ASC) parte da hipótese de que estados alterados de consciência são uma experiência fenomenológica similar em diversas culturas. Os estados alterados de consciência, nessa perspectiva, são considerados uma experiência subjetiva ou funcionamento psicológico diferente do estado de vigília normal, acompanhado de uma experiência atípica do eu, do ambiente e com uma duração limitada. Apesar de esses estados poderem ocorrer de forma espontânea, eles frequentemente são autoinduzidos através de diversas práticas, incluindo a diminuição ou o aumento de estímulos sensoriais e o uso de substâncias psicoativas.[14] Na década de 1970, Adolf Dittrich conduziu uma série de experimentos na Suíça utilizando diferentes métodos, como a hipnose, privação sensorial e administração de psicodélicos, para induzir estados alterados de consciência. Dittrich identificou, com base em análise fatorial, de *cluster* e escalonamento multidimensional, que poderia organizar o instrumento em itens sobre três fatores diferentes dos estados alterados de consciência, que se mostraram constantes independentemente da forma de indução. Essa primeira versão da escala, chamada de APZ (do alemão *abnormer psychischer Zustände* – estados anormais da mente), teve sua validade testada e confirmada fora do contexto experimental e em outras culturas, a partir da aplicação em pessoas de seis países diferentes que experienciaram estados alterados de consciência.[15] Já na década de 1990, a escala foi aprimorada, reduzindo o número de questões e alterando seus formatos de resposta, tendo sido renomeada para OAV em referência às três dimensões dos estados alterados de consciência que avaliavam na língua alemã. No entanto, Dittrich ainda tinha como hipótese a existência de mais dois fatores na mensuração dos estados alterados de consciência. Assim, ele trabalhou em uma segunda escala chamada BETA, fazendo referência às duas dimensões que tinha como hipótese.[16] A combinação da OAV com a BETA resultou na conhecida escala 5D-ASC, ou 5 Dimensões dos Estados Alterados de Consciência (5-Dimension Altered States of Consciousness). Em 2010, com o mais recente estudo dessa escala, as propriedades psicométricas da OAV foram avaliadas a partir de dados experimentais de estudos que administraram psilocibina, cetamina e MDMA em voluntários. Através de um extenso trabalho estatístico com modelagem de equação estrutural, os autores reformularam a quantidade de itens e encontraram 11 fatores, em vez dos três propostos por Dittrich.[17]

Dessa forma, a mais recente e aceita versão da ASC contém 42 questões com respostas análogo-visuais (o participante indica o quanto concorda com a afirmação em uma linha de 0 a 100) e 11 fatores: experiência de unidade; experiência espiritual; estado de alegria; esclarecimento; despersonalização; prejuízo no controle e na cognição; ansiedade; imagens complexas; imagens elementares; sinestesia audiovisual; alteração de significados de percepções. Exemplos das questões incluem "Vi coisas que eu sabia que não eram reais", "Vi padrões regulares em completa escuridão ou de olhos fechados" e "Me senti à beira da inconsciência". Atualmente, a escala completa (incluindo os itens da OAV e da BETA) é comumente aplicada em estudos científicos; porém também é comum que somente os itens referentes à versão da OAV sejam analisados. Dependendo das versões e preferências de autores, a escala pode ser encontrada na literatura científica por diversos nomes, incluindo APZ, OAV, 5D-ASC, 11D-ASC ou somente ASC. Ainda não há uma versão brasileira da escala, apesar de ela já ter sido traduzida, adaptada culturalmente e aplicada em estudos no Brasil.[18]

Escala de avaliação alucinógena (Hallucinogenic rating scale - *HRS*)

A Escala de avaliação alucinógena, diferentemente da MEQ30 e da ASC, não partiu de uma teoria específica; ela foi desenvolvida com base no relato de pessoas que tiveram experiências com DMT. Esses relatos partiram de um estudo-piloto desenvolvido na década de 1990 nos Estados Unidos. Nesse estudo, Rickman Strassman administrou DMT de forma intravenosa em voluntários experientes no uso de psicodélicos e realizou entrevistas qualitativas para avaliar a experiência subjetiva dos participantes. A partir dos relatos, Strassman desenvolveu a HRS com seis fatores hipotéticos. Esses fatores foram confirmados estatisticamente através da análise de componente principal com uma amostra pequena – 11 pessoas.[19] Até o presente momento, não há novos estudos investigando as propriedades psicométricas da escala na língua inglesa. Porém, em 2001, uma versão da escala em espanhol foi analisada utilizando dados de pessoas que participaram de cerimônias de ayahuasca e dados retrospectivos de pessoas que tinham experiência com psicodélicos.[20] Os autores encontraram sustentação estatística para duas dimensões em vez das seis originais. Mais recentemente, a versão espanhola foi reavaliada utilizando dados coletados após cerimônias com ayahuasca e novamente, através de análise fatorial confirmatória, não foi possível encontrar as dimensões propostas originalmente; os autores encontraram outras seis dimensões.[21] Devido ao pequeno número da amostra – 158 pessoas – utilizada nesse estudo, os autores recomendaram que mais estudos sejam conduzidos para melhor caracterizar essa escala. Dessa forma, sua versão mais recente contém 59 itens quantificáveis com respostas do tipo Likert (de 0 a 4) e seis dimensões: distorções sensoriais; cognitivas e visuais; agitação; segurança/controle e qualidade da experiência. Exemplos das questões incluem: "Você se sentiu como em movimento, caindo ou voando pelo espaço?", "Sentiu que estava compreendendo os sentimentos dos outros" e "Ficou eufórico?". A escala foi traduzida para o português brasileiro,[22] porém suas propriedades psicométricas ainda não foram avaliadas no Brasil.

Inventário de dissolução do ego (Ego-dissolution inventory - *EDI)*

O Inventário de dissolução do ego foi desenvolvido a partir de evidências tanto clínicas quanto teóricas de que a experiência psicodélica pode causar distorções subjetivas na autorreferência, incluindo a experiência de dissolução do ego.[23] Esse tipo de experiência pode estar relacionado a experiências agradáveis e efeitos terapêuticos, tais quais os relatados nas experiências místicas. Porém, a possibilidade de que a dissolução do ego seja um fenômeno central da psicose e da esquizofrenia também tem sido investigada.[24] O EDI foi desenvolvido através de análise fatorial exploratória de dados retrospectivos de pessoas que tiveram experiências com psicodélicos coletados *on-line*, resultando em um fator. Dessa forma, o EDI contém oito afirmações com respostas análogo-visuais que mensuram a experiência de dissolução de forma unifatorial. Exemplos das afirmações incluem: "Eu senti união com os outros"; "Perdi toda a sensação de ego", e "Eu me senti um com o universo". Assim como a ASC, ainda não há uma versão brasileira da escala, apesar de ela já ter sido traduzida e utilizada em estudos no Brasil.[25]

Questionário de experiências desafiadoras (Challenging experience questionnaire - *CEQ - 2016)*

O Questionário de experiências desafiadoras foi desenvolvido a partir de embasamento teórico e de evidências clínicas de que os psicodélicos podem induzir experiências desafiadoras ou desagradáveis (popularmente chamadas de *bad trips*). A escala foi desenvolvida nos Estados Unidos em 2016, com questões retiradas da MEQ, ASC e da HRS. Para validá-la estatisticamente, foi realizada uma análise fatorial exploratória e, posteriormente, uma análise fatorial confirmatória com dados retrospectivos de *surveys* com pessoas que tiveram experiências desafiadoras com psilocibina. A escala consiste em 26 questões e 6 dimensões: luto; morte; insanidade; isolamento; sofrimento físico e paranoia.[26] As questões têm a mesma estrutura de resposta da MEQ30, ou seja, uma escala numérica do tipo Likert de 0 a 5. Exemplos das questões incluem: "Experiência de medo", "Sentimentos de desespero" e "Experiência profunda da sua própria morte".

Inventário de epifania emocional (Emotional breakthrough inventory - *EBI)*

O Inventário de epifania emocional foi desenvolvido em 2019 para mensurar momentos catárticos de experiências psicodélicas que resultam na superação de bloqueios cognitivos ou emocionais, levando a um sentimento de alívio e libertação. Apesar de ser uma escala recente, os autores têm como hipótese que altos escores nessa escala podem predizer resultados positivos para pacientes que estão em processo terapêutico auxiliado por psicodélicos. Para o seu desenvolvimento, uma amostra *on-line* com pessoas que usaram psicodélicos foi utilizada. Os autores identificaram um fator através da análise de componente principal. Dessa forma, a EBI contém seis afirmações seguidas de uma resposta análogo-visual (de 0 a 100) e avalia a descoberta emocional de forma unidimensional.[27] Exemplos das afirmações incluem: "Eu tive uma epifania emocional", "Eu fui capaz de compreender um problema emocional" e "Eu tive uma catarse emocional seguida de um sentimento de alívio".

Questionário de insight *psicológico* (Psychological insight questionnaire - *PIQ)*

O Questionário de *insight* psicológico foi desenvolvido em 2021 para mensurar realizações ou descobertas de aspectos importantes da vida durante uma experiência psicodélica, como personalidade, relações interpessoais, padrões comportamentais e emoções. A sua elaboração partiu de entrevistas com pessoas que tinham prática em facilitar sessões terapêuticas com psilocibina. Após a definição das questões, foi realizada uma análise de componente principal com dados retrospectivos coletados *on-line* de pessoas que usaram LSD e psilocibina. O PIQ consiste em 23 itens com respostas do tipo Likert de 0 a 5, e contém duas dimensões: *insights* mal adaptativos e sobre padrões de evitação e *insights* de metas e padrões adaptativos.[28] Exemplos dos itens incluem: "Compreendi a importância da minha vida", "Compreendi formas as quais minhas crenças podem ser disfuncionais" e "Descobri um sentimento vívido dos paradoxos da vida".

Tabela 1. Principais escalas utilizadas para avaliar a experiência subjetiva proporcionada por substâncias psicodélicas.

Escala	**N° de Itens (fatores)***	**Estudos investigando propriedades psicométricas**	**Versão brasileira**
MEQ30	30 (4)	Maclean *et al.* (2012) Barrett *et al.* (2015) Bouso *et al.* (2016) Schenberg *et al.* (2017)	Traduzida, adaptada culturalmente e investigada psicometricamente (Schenberg *et al.*, 2017)
ASC	42 (11)	Studerus *et al.* (2010)	Traduzida, mas não publicada
HRS	59 (6)	Strassman *et al.* (1994) Bouso *et al.* (2016)	Traduzida e adaptada culturalmente (Mizumoto *et al.*, 2011)
EDI	8 (1)	Nour *et al.* (2016)	Traduzida, mas não publicada
CEQ	26 (6)	Barrett *et al.* (2016)	Traduzida, mas não publicada
PIQ	23 (2)	Davis *et al.* (2021)	Não desenvolvida
EBI	6 (1)	Roseman *et al.* (2019)	Não desenvolvida

*Dependendo do estudo utilizado como referência, as quantidades de itens e dimensões podem variar.

Outras escalas de interesse

Além das escalas elencadas, existem ainda duas outras que partem de uma perspectiva de que o uso de psicodélicos pode, em algumas pessoas, desencadear ou simular experiências similares a transtornos do tipo psicótico. São elas a Wave (2020) e o Inventário de estados psicotomiméticos (*Psychotomimetic states inventory* – PSI, 2008). A Wave foi elaborada a partir de escalas utilizadas na pesquisa psiquiátrica para avaliar o risco de desenvolver transtornos do tipo psicótico ou bipolar a partir do uso de psicodélicos durante um processo terapêutico. Essa escala é composta de 30 questões com respostas do tipo Likert, que devem ser respondidas tendo como base o estado mental antes da experiência psicodélica. O instrumento apresenta dois fatores: risco de desenvolver um transtorno psicótico e risco de desenvolver um transtorno bipolar.[29] O PSI foi desenvolvido através de experimentos com cannabis e cetamina para avaliar potenciais efeitos psicóticos causados pelo uso recreativo de psicodélicos. Ele é composto de 48 itens e tem 6 fatores: pensamentos delirantes, distorções perceptivas, desorganização cognitiva, anedonia, mania e paranoia.

Considerações sobre avaliações psicométricas no campo dos psicodélicos e da ayahuasca

Como é possível observar nas descrições anteriores, existem diversas escalas desenvolvidas para avaliar as particularidades da experiência subjetiva com psicodélicos. Cada escala foi desenvolvida a partir de um embasamento teórico, com o intuito de avaliar aspectos específicos do fenômeno, o que nos fornece diversas aplicações tanto na pesquisa quanto na área clínica. Por exemplo, a MEQ30 é uma escala amplamente utilizada para investigar a experiência mística e seus potenciais terapêuticos induzidos por psicodélicos, especialmente pelo grupo em que ela foi desenvolvida na Universidade Johns Hopkins (Maryland, Estados Unidos). Dentre vários desdobramentos positivos associados à experiência mística, vale citar estudos que identificaram a relação dessa experiência induzida por psicodélicos, incluindo a ayahuasca, com diminuição no uso de cigarro e diminuição em sintomas de ansiedade e depressão em pacientes com câncer.[30] Dessa maneira, a ocorrência de experiência mística é atualmente investigada como, entre vários outros, um dos mecanismos terapêuticos dos psicodélicos.[31] Da mesma forma, um estudo utilizando a EDI identificou uma relação positiva entre a intensidade da experiência de dissolução do ego e o aumento de parâmetros de *mindfulness* em pessoas que beberam ayahuasca.[32] Já a ASC, por avaliar diversas dimensões, é uma excelente escala para investigar nuances dos efeitos psicodélicos de diferentes substâncias. Como no estudo que utilizou essa escala e verificou que pessoas que ingeriram psilocibina tiveram maiores escores nas dimensões de "imagens complexas e elementares" em comparação com quem ingeriu MDMA, da mesma forma a cetamina induziu maiores escores de "dissolução do ego" na comparação entre psilocibina e MDMA.[33] Esses resultados corroboram, de maneira científica, relatos de que a cetamina frequentemente proporciona uma forte experiência de dissolução do ego e que o MDMA proporciona menores efeitos visuais do que outros psicodélicos clássicos, como a psilocibina. Para além das mensurações de experiências subjetivas que podem ter efeitos terapêuticos, a identificação de características que podem estar relacionadas com maior incidência de experiências desafiadoras, tanto individuais ("*set*") quanto de contexto ("*setting*"), apresenta um importante avanço no campo dos psicodélicos. Por exemplo, estudos utilizando a CEQ identificaram que pessoas com fortes traços de personalidade de neuroticismo podem ter maior chance de ter experiências desafiadoras.[34] Dessa forma, ter altos traços de neuroticismo tem sido usado como critério de exclusão em alguns estudos.[35]

Devido às características fenomenológicas complexas ao se tratar da experiência subjetiva dos psicodélicos, somadas ao fato de a psicometria dos psicodélicos ser um campo emergente, é possível observar limitações que devem ser melhoradas na área. Dentre os diversos desafios no campo, vale ressaltar as diferenças nas populações estudadas. Existem trabalhos investigando as propriedades psicométricas das escalas através de dados oriundos de pesquisas em contexto experimental, dados retrospectivos de *surveys* e dados coletados após uma experiência com psicodélico (normalmente ayahuasca) em contextos ritualísticos. Ter resultados oriundos de diferentes populações apresenta vantagens e limitações. A utilização de *surveys* possibilita o recrutamento de uma grande amostra, o que é muito positivo em termos de técnicas estatísticas; por outro lado, a amostra acaba sendo muito mais heterogênea se comparada com uma amostra de estudos experimentais. Ainda, é necessário considerar diferenças culturais e possíveis diferenças populacionais ligadas à substância que está sendo investigada.

Todos esses fatores aumentam o nível de complexidade e dificultam a comparação dos estudos realizados – podendo ocasionar diferenças nos resultados e na estrutura das escalas.[36] Apesar da possibilidade de utilizar essas escalas no contexto da ayahuasca, é importante ressaltar que todas foram desenvolvidas em outras culturas, sem envolver o uso específico da bebida. Nesse sentido, ainda é necessário investigar e, possivelmente, desenvolver uma escala que leve em conta as idiossincrasias do uso ritualístico da ayahuasca, especialmente no contexto brasileiro onde os usos ritualísticos e religioso são difundidos. Além disso, algumas escalas avaliam processos difíceis, como a CEQ ou o fator de "ansiedade" da ASC, porém, elas não consideram esses processos no contexto cultural no qual a ayahuasca está inserida. Processos desafiadores e desconfortáveis na experiência com ayahuasca, normalmente acompanhados de vômito e/ou diarreia, são conhecidos como "peia" e frequentemente consistem em um fenômeno importante ou até mesmo desejável nos rituais.[37]

Conclusão

A despeito das limitações existentes no campo da psicometria dos psicodélicos em geral e, em especial da ayahuasca, as escalas existentes já se mostraram úteis não só para investigar os mecanismos terapêuticos psicológicos dos psicodélicos, mas também para promover boas práticas em relação ao bem-estar de participantes de pesquisas e, consequentemente, de pessoas que bebem ayahuasca e usam outros psicodélicos. Considerando que a psicometria dos efeitos psicodélicos é um campo recente, é esperado que o campo evolua, aprimorando as escalas existentes e desenvolvendo novas para avaliar a complexidade dos efeitos psicodélicos em geral e da ayahuasca em específico.

Referências bibliográficas

BARRETT, F. S. & GRIFFITHS, R. R. "The factor structure of the Mystical experience questionnaire (MEQ): reply to Bouso *et al.*, 2016". *Human Psychopharmacology: clinical and experimental*, vol. 32, n. 1, 2017a.

____. "Classic hallucinogens and mystical experiences: phenomenology and neural correlates". *Current Topics in Behavioral Neurosciences*, vol. 36, 2017b, pp. 393-430.

BARRETT, F. S.; BRADSTREET, M. P. & LEOUTSAKOS, J. M. S. *et al.* "The challenging experience questionnaire: characterization of challenging experiences with psilocybin mushrooms". *Journal of Psychopharmacology (Oxford, England)*, vol. 30, n. 12, 2016, pp. 1.279-1.295.

BARRETT, F. S.; JOHNSON, M. W. & GRIFFITHS, R. R. "Neuroticism is associated with challenging experiences with psilocybin mushrooms". *Personality and Individual Differences*, vol. 117, 2017, pp. 155-160.

____. "Validation of the revised Mystical experience questionnaire in experimental sessions with psilocybin". *Journal of Psychopharmacology*, vol. 29, n. 11, 2015, pp. 1.182-1.190.

BOUSO, J. C.; PEDRERO-PÉREZ, E. J. & GANDY, S. *et al.* "Measuring the subjective: revisiting the psychometric properties of three rating scales that assess the acute effects of hallucinogens". *Human Psychopharmacology*, vol. 31, n. 5, 2016, pp. 356-372.

____. "The factor structure of the Mystical experience questionnaire (MEQ): reply to Barrett & Griffiths (2016)". *Human Psychopharmacology: clinical and experimental*, vol. 32, n. 1, 2017.

DALDEGAN-BUENO, D.; MAIA, L. O. & MASSARENTTI, C. M. *et al.* "Ayahuasca and tobacco smoking cessation: results from an online survey in Brazil". *Psychopharmacology (Berl.)*, vol. 239, n. 6, 2022, pp.1.767-1.782.

DAVIS, A. K.; BARRETT, F. S. & SO, S., *et al.* "Development of the Psychological Insight Questionnaire among a sample of people who have consumed psilocybin or LSD". *Journal of Psychopharmacology*, vol. 35, n. 4, 2021, pp. 437-446.

DITTRICH, A. "The standardized psychometric assessment of altered states of consciousness (ASCs) in humans". *Pharmacopsychiatry*, vol. 31, Suppl 2, 1998, p. 80-84.

DITTRICH, A.; VON ARX, S. & STAUB, S. "International study on altered states of consciousness (ISASC): summary of results". *German Journal of Psychology*, vol. 9, n. 4, 1985, pp. 319-339.

GARCIA-ROMEU, A.; GRIFFITHS, R. R. & JOHNSON, M. W. "Psilocybin-occasioned mystical experiences in the treatment of tobacco addiction". *Current Drug Abuse Reviews*, vol. 7, n. 3, 2014, pp. 157-164.

GRIFFITHS, R. R.; JOHNSON, M. W. & CARDUCCI, M. A. "Psilocybin produces substantial and sustained decreases in depression and anxiety in patients with life-threatening cancer: a randomized double-blind trial". *Journal of Psychopharmacology*, vol. 30, n. 12, 2016, pp. 1.181-1.197.

GRIFFITHS, R. R.; RICHARDS, W. A. & MCCANN, U. *et al.* "Psilocybin can occasion mystical-type experiences having substantial and sustained personal meaning and spiritual significance". *Psychopharmacology (Berl)*, vol. 187, n. 3, 2006, pp. 268-283.

JAMES, W. *The varieties of religious experience*. Cambridge, Harvard University Press, 1985.

MACLEAN, K. A.; LEOUTSAKOS, J. M. & JOHNSON, M. W. *et al.* "Factor analysis of the Mystical Experience Questionnaire: a study of experiences occasioned by the hallucinogen psilocybin. *Journal for the Scientific Study of Religion*, vol. 51, n. 4, 2012, pp. 721-737.

MASON, O. J.; MORGAN, C. J. & STEFANOVIC, A. *et al.* "The psychotomimetic states inventory (PSI): measuring psychotic-type experiences from ketamine and cannabis". *Schizophrenia Research*, vol. 103, n. 1-3, 2008, pp. 138-142.

MINAYO, M. C. S. & SANCHES, O. "Quantitativo – qualitativo: oposição ou complementaridade?". *Cadernos de saúde pública*, vol. 9, n. 3, 1993, pp. 237-248.

MIZUMOTO, S.; DA SILVEIRA, D. X. & BARBOSA, P. C. B. *et al.* "Hallucinogen Rating Scale (HRS) – Versão brasileira: tradução e adaptação transcultural". *Archives of Clinical Psychiatry*, vol. 38, n. 6, 2011, pp. 231-237.

NOUR, M. M.; EVANS, L. & NUTT, D. *et al.* "Ego-dissolution and psychedelics: validation of the Ego-Dissolution Inventory (EDI). *Frontiers in Human Neuroscience*, vol. 10, 2016, p. 269.

ONA, G. "Development and validation of a questionnaire to detect the risk of serious adverse reactions due to use of psychedelic drugs in therapy". *International Journal of Psychology and Psychological Therapy*, vol. 20, 2020, pp. 211-222.

PAHNKE, W. M. *Drugs and Mysticism: an analysis of the relationship between psychedelic drugs and the mystical consciousness.* Cambridge, Harvard University, 1963.

PONTUAL, A. A. D.; SENHORINI, H. G. & CORRADI-WEBSTER, C. M. *et al.* "Systematic review of psychometric instruments used in research with psychedelics". *Journal of Psychoactive Drugs*, vol. 55, n. 3, 2023, pp. 359-368.

RIBA, J.; RODRÍGUEZ-FORNELLS, A. & STRASSMAN, R. J. *et al.* "Psychometric assessment of the Hallucinogen Rating Scale". *Drug and Alcohol Dependence*, vol. 62, n. 3, 2001, pp. 215-223.

ROSEMAN, L.; HAIJEN, E. & IDIALU-IKATO, K. *et al.* "Emotional breakthrough and psychedelics: validation of the Emotional Breakthrough Inventory". *Journal of Psychopharmacology (Oxford, England)*, vol. 33, n. 9, 2019, pp. 1.076-1.087.

SCHENBERG, E. E.; TÓFOLI, L. F. & REZINOVSKY, D. *et al.* "Translation and cultural adaptation of the States of Consciousness Questionnaire (SOCQ) and statistical validation of the Mystical Experience Questionnaire (MEQ30) in Brazilian Portuguese". *Archives of Clinical Psychiatry (São Paulo)*, vol. 44, 2017, pp. 1-5.

SHANON, B. "Moments of insight, healing, and transformation: a cognitive phenomenological analysis". *In*: CAVNAR, C. & LABATE, B. C. (ed.). *The therapeutic use of ayahuasca*. Heidelberg, Springer-Verlag, 2014.

STACE, W. T. *Mysticism and philosophy*. New York, St. Martin's Press, 1960.

STRASSMAN, R. J.; QUALLS, C. R. & UHLENHUTH, E. H., *et al.* "Dose-response study of *N,N*-dimethyltryptamine in humans: II. Subjective effects and preliminary results of a new rating scale". *Archives of General Psychiatry*, vol. 51, n. 2, 1994, pp. 98-108

STUDERUS, E.; GAMMA, A. & KOMETER, M. *et al.* "Prediction of psilocybin response in healthy volunteers". *PLOS ONE*, vol. 7, n. 2, 2012, e30800.

STUDERUS, E.; GAMMA, A. & VOLLENWEIDER, F. X. "Psychometric evaluation of the altered states of consciousness rating scale (OAV)". *PLOS ONE*, vol. 5, n. 8, 2010, e12412.

UTHAUG, M. V.; VAN OORSOUW, K. & KUYPERS, K. P. C. *et al.* "Sub-acute and long-term effects of ayahuasca on affect and cognitive thinking style and their association with ego dissolution". *Psychopharmacology (Berl)*, vol. 235, n. 10, 2018, pp. 2.979-2.989.

WIEßNER, I.; FALCHI, M. & PALHANO-FONTES *et al.* "LSD, madness and healing: mystical experiences as possible link between psychosis model and therapy model". *Psychological Medicine*, vol. 53, n. 4, 2023, pp. 1.151-1.165.

Notas

1 Minayo & Sanches, 1993.
2 Pontual *et al.*, 2023.
3 Stace, 1960; James, 1985.
4 Barrett & Griffiths, 2018.
5 Pahnke, 1963.
6 Griffiths *et al.*, 2006; Barrett *et al.*, 2015.
7 Maclean *et al.*, 2012.
8 Barrett *et al.*, 2015.
9 Bouso *et al.*, 2016.
10 Barrett & Griffiths, 2017a; Bouso *et al.*, 2017.
11 Maclean *et al.*, 2012.
12 Schenberg *et al.*, 2017.
13 Maclean *et al.*, 2012.
14 Dittrich, 1998.
15 Dittrich *et al.*, 1985; Dittrich, 1998.
16 Studerus *et al.*, 2010.
17 *Idem*.
18 Wießner *et al.*, 2023.
19 Strassman *et al.*, 1994.
20 Riba *et al.*, 2001.
21 Bouso *et al.*, 2016.
22 Mizumoto *et al.*, 2011.
23 Nour *et al.*, 2016a.
24 *Idem*, 2016b; Wießner *et al.*, 2023.
25 Wießner *et al.*, 2023.
26 Barrett *et al.*, 2016.
27 Roseman *et al.*, 2019.
28 Davis *et al.*, 2021.
29 Ona, 2020.
30 Garcia-Romeu *et al.*, 2014; Griffiths *et al.*, 2016; Daldegan-Bueno *et al.*, 2022.
31 Barrett & Griffiths, 2018.

[32] Uthaug *et al.*, 2018.
[33] Studerus *et al.*, 2010.
[34] Barrett *et al.*, 2017b.
[35] Studerus *et al.*, 2012.
[36] Bouso *et al.*, 2016.
[37] Shanon, 2014.

8

Ayahuasca e os fenômenos psíquicos: uma exploração à luz da psicanálise

Daniel Kazahaya

Os efeitos da ayahuasca em nossa mente/psiquismo são extremamente complexos e admitem variadas e distintas interpretações. Neste capítulo iremos utilizar os conhecimentos da psicanálise e da psicologia descritiva para buscar traçar um entendimento psicológico sobre os efeitos da ayahuasca. Para tal, vamos propor categorizar e descrever quatro níveis de efeitos psíquicos: 1) O nível perceptual; 2) O nível rememorativo-psicodinâmico; 3) O nível simbólico existencial; e 4) O nível de profunda integração ou transcendência do *self*. Após essa descrição, faremos uma análise de cada nível tentando mostrar as possibilidades analíticas e terapêuticas presentes. Ao final, esperamos que os leitores tenham maior capacidade de entendimento, além de maior amplitude linguística e conceitual para falar sobre os efeitos da ayahuasca.

Efeitos da ayahuasca no psiquismo

"Tal como no teatro
O mistério da vida não termina quando
Se abrem as cortinas
Ele apenas inicia..."

Augusto Branco

A exploração científica e psicanalítica sobre os efeitos dos psicodélicos na mente/psiquismo consegue traduzir para uma linguagem descritiva grande parte dos fenômenos manifestados na ayahuasca. É importante termos claro que os efeitos encontrados ao se ingerir um psicodélico clássico, entre eles a ayahuasca, podem variar muito em termos de quantidade e de qualidade da experiência, dependendo basicamente de três fatores: (A) o ambiente de uso; (B) a qualidade da substância psicodélica; e (C) a pessoa em si, por exemplo, onde o estado saudável ou depressivo pode promover influência decisiva na experiência psicodélica.[1]

Conforme esses três elementos básicos variam, podemos encontrar uma infinita variedade de efeitos subjetivos em cada pessoa, indo desde a extrema satisfação com profundos *insights*, processos de cura, abertura ao conhecimento pessoal, até as experiências de angústias abismais e disruptivas, as chamadas *bad trips*.[2] Além disso, a experiência psicodélica com a ayahuasca e o percurso de uma análise psicanalítica são, ambas, experiências subjetivas e emocionais vividas e, em última análise, sempre experiências únicas e pessoais, jamais transmissíveis por inteiro para outra pessoa. Inclusive, temos que uma das características mais citadas pelos ayahuasqueiros e ayahuasqueiras é o inefável, aquilo que não se explica.[3]

Apesar disso, é possível localizar certa evolução característica dos efeitos quando analisados em larga escala de comparação – utilizando muitas pessoas nos estudos – sendo factível realizar uma espécie de cartografia dos efeitos dos psicodélicos, um mapa dos efeitos. Num estudo abordando essas possibilidades de efeitos, os pesquisadores de psicodélicos Master e Houston[4] propõem uma análise em termos de "estágios de desenvolvimento" dos efeitos.[5] Eles apresentam o seguinte desenvolvimento: 1) O nível perceptual; 2) O nível rememorativo-psicodinâmico; 3) O nível simbólico existencial; e 4) O nível de profunda integração ou transcendência do *self*.

Vamos utilizar esses quatro níveis para buscar realizar uma leitura psicanalítica e interpretativa desses fenômenos.

1. Nível perceptual

O nível perceptual é o mais frequente e robusto efeito que surge com os psicodélicos. As alterações surgem em todas as modalidades sensoriais, mas há um predomínio dos efeitos visuais, que podem surgir como cores vívidas, movimentos acelerados, visões de formas geométricas elementares que podem ir constituindo figuras complexas ou cenas envolvendo pessoas, animais, arquiteturas e paisagens, além de serem relatadas alterações da percepção corporal. Nesse ponto das experiências, essas alterações se apresentam, normalmente, desprovidas de maiores sentidos pessoais.[6]

Em alguns grupos ayahuasqueiros, esses fenômenos são denominados mirações, que dizem respeitos às visões e percepções sensoriais experienciadas durante o uso da ayahuasca.[7] Essas visões se assemelham muito à atividade onírica, os sonhos. É comum também trazerem mensagens subliminares de caráter inconsciente que surgem como uma espécie de associação livre, em que lembranças, sons, imagens, cenas, recordações variadas ganham forma. Essas interações e as cadências entre os conteúdos, que parecem sem sentido a princípio, *a posteriori* podem ganhar uma conotação de revelação de conteúdos pessoais (*insights*) e, por vezes, profundo autoconhecimento sobre algo que diga respeito ao sujeito.[8]

1.1. Acesso ao inconsciente

A associação livre foi o método criado por Freud em substituição e superação ao antigo método da hipnose. A hipnose tinha uma série de inconvenientes do ponto de vista terapêutico e ético, talvez o principal deles fosse o estado passivo e obediente no qual os pacientes ficavam. Em sua prática com clínica, Freud foi percebendo que os próprios pacientes lhe davam dicas preciosas e diziam abertamente o que fazer: "Não me hipnotize, deixe eu falar livremente"; e, usando essas dicas, eles poderiam alcançar os mesmos conteúdos inconscientes que a hipnose proporcionava, porém, com a vantagem de o paciente estar vígil e participando ativamente do trabalho terapêutico – implicando sua melhora e elaboração dos conteúdos.[9] Para surpresa de Freud, quando ele abandona a hipnose e introduz a associação livre, os conteúdos da fala de seus pacientes começam a vir impregnados de sonhos. Lembrando que os sonhos, naquela época, eram totalmente banidos da Ciência e da Medicina.

A modernidade havia relegado os sonhos a um evento de quinta categoria psicológica, merecedora, senão de esquecimento, ao menos de escárnio.[10] John Locke, fundador do empirismo, acreditava que os sonhos eram uma "lamentável interrupção das vontades de Deus aos humanos".[11] David Hume comparava o sonho à febre e ao delírio.[12] A historiadora das religiões Karen Armstrong[13] pontua que o sucesso das ciências e suas tecnologias no séc. XVI foi acompanhado de uma grande valorização do conhecimento construído com base na lógica, na razão, no observável e no que é passível de testagem – ou empírico – que eram os pilares das ciências daquela época. Por outro lado, tudo aquilo que não funcionaria por essa lógica científica racional, como os sonhos, teria um valor diminuído ou igual a zero. Os sonhos eram algo próximo à ilusão, à falsa realidade, ou ao entendimento equivocado, à superstição. Por consequência, a sociedade ocidental deixou uma ferida psicológica ao diminuir e desvalorizar fenômenos como os sonhos, que davam acesso aos fenômenos mais profundos da existência humana. Talvez por isso, continua Karen,[14] ao nascer nos anos 1900 a psicanálise pôde trazer à tona, novamente, esses fenômenos que estavam relegados ao esquecimento e fadados ao desdém, ao limbo. Freud passa a escutar de seus pacientes o que quase ninguém mais estava disposto a escutar, ele começa a dar valor para aquilo, tratar com atenção e respeito, dar dignidade àqueles conteúdos, levar a sério. Essas falas vinham, sobretudo, com um formato onírico, recheadas de tudo aquilo que surge quando alguém está relaxado o suficiente para falar à vontade. Piadinhas, confusões, lapsos, equívocos, trocadilhos, atos falhos, declarações afetuosas a Freud.[15] Esse seria o produto da associação livre: vislumbres codificados do inconsciente. Caberia agora ao analista e analisando fazer um trabalho de decodificação, de processamento e elaboração desse conteúdo.

É um material psíquico muito próximo – para não dizer o mesmo – daquele que a ayahuasca proporciona. Sob efeito da ayahuasca, a pessoa passa a vislumbrar imagens, pensamentos, ideias, lembranças, memórias que estavam ocultas. Passa, então, a estabelecer relações entre esses elementos e a buscar formas de compreendê-los, contemplá-los.[16] Apesar de terem suas diferenças e particularidades, temos várias similaridades e aproximações entre os dois fenômenos, os sonhos e as mirações (efeito do nível perceptual). Em termos de investigação do psiquismo e em termos terapêuticos, ambos servem um mesmo fim, o acesso ao inconsciente. Inclusive, Freud vai dizer que os sonhos são a principal via de acesso ao inconsciente.

1.2. Desejo inconsciente

Sonhar é um processo constante que acontece tanto à noite quanto de dia na vigília inconsciente. Freud utilizava a metáfora das estrelas no céu para explicar esse fenômeno: quando a noite vem podemos perceber as estrelas e seus movimentos acima de nós, porém, durante o dia a luz do Sol é muito forte e impede que vejamos as estrelas, mas nem por isso elas deixam de existir, estão ali nos influenciando sem percebermos. Essa vida estelar, cósmica e infinita, que está ali no céu, é comparada à vida inconsciente. Essa vida inconsciente seria o que Freud denominou de *desejo*. Ele relacionou os sonhos diretamente ao que ele denominou de desejo inconsciente. O desejo, na obra de Freud, tem uma importância basal no psiquismo: é o que dá movimento à vida, que nos faz continuar buscando e "desejando" sempre algo novo. Seria algo próximo à ideia de instinto em um animal, que é movido por forças de origem orgânica, em sua maior parte. No humano, aquilo que seria do nível instintual está muito borrado pelo que é cultural, por isso o termo instinto pode confundir. Podemos então compreender o desejo como o motor do psiquismo; além disso, uma vez que grande parte do desejo é movido por forças as quais não conseguimos nomear, temos então o "desejo inconsciente", ou algo que nos movimenta e não sabemos ainda o porquê.[17]

Devido à sua grande importância no psiquismo, o desejo, ao encontrar problemas, é capaz de afetar, por consequência, os sonhos, o sono, as atividades diárias etc. Um exemplo disso seriam alguns tipos de depressão, ou seja, o próprio empobrecimento do desejo, sendo um dos principais sintomas da depressão o nada querer, nada desejar.[18] Diante disso, temos que a ayahuasca impulsiona a atividade onírica e os sonhos, portanto, a atividade desejante.[19] Desta maneira, pode vir a ter um duplo efeito terapêutico ao auxiliar tanto em questões de repressão, de inconsciente, quanto em questões de empobrecimento desejante, do movimento da vida, como no caso de parte das depressões.

1.3. Elaboração imaginativa da função

Uma hipótese muito interessante para investigar são os elementos em comum que surgem no nível perceptual, especialmente nos aspectos visuais. Tomemos as formas geométricas, por exemplo. Por que esse padrão aparece para as mais diferentes pessoas dos mais diversos locais do globo?

O psicólogo Carl Jung[20] acreditava que fenômenos como esse seriam uma expressão de algo mental/psíquico que é transmitido via organismo, algo que já estaria escrito no nosso código genético (ácido desoxirribonucleico – DNA). Daí seu enorme interesse no estudo de mandalas, da espiritualidade e da necessidade humana de criar deuses. Para Jung, seriam confirmações de que existe um conhecimento herdado e transmitido em nível orgânico, o que ele denominou de "inconsciente coletivo".

Na psicanálise esse conceito não prosperou, assim como a amizade e troca de trabalho entre Freud e Jung também foi cindida por diversos motivos. Todavia, anos após a morte desses pensadores, um pediatra e psicanalista chamado Donald Winnicott[21] passou a se interessar pelo tema da possibilidade de haver algo de mental já escrito em nossas células a partir do DNA. Ele denominou esses elementos de "elaboração imaginativa da função" para expressar uma hipótese teórica da inclusão do corpo como um elemento fundamental na origem da vida psíquica. Os pesquisadores e psicanalistas Marcia Campo e Leopoldo Fulgêncio, num artigo sobre a elaboração imaginativa da função, vão afirmar que:

> Sendo o campo sensorial o ponto de partida para atribuição de sentido, às sensações corporais nos primórdios da existência a capacidade de elaborar imaginativamente inaugura o processo de apreensão da integração psicossomática, assim como a possibilidade de manter viva e presente na vida adulta a conexão entre o campo da sensorialidade, o campo afetivo e a vida de representação.[22]

Seguindo essa abordagem de Winnicott, a elaboração imaginativa está na origem da atividade desejante, assim como da criação, do sonhar, do brincar e do simbolizar sendo um elemento importante no tratamento psicanalítico. Da mesma maneira, se a ayahuasca promove esse tipo de vivência, de elaborações imaginativas das funções que se expressam em formas, cores, sons e outras vivências sensoriais, portanto, a substância tem um enorme efeito terapêutico em questões que envolvem problemáticas psicossomáticas.

1.4. A capacidade de sonhar

O sonho é uma espécie de processador de experiências sensoriais e vivências do dia a dia: ele as processa e as faz circular. Sonhar é, portanto, uma importante e nobre função da mente. A pessoa que sonha está bem, está criando e transformando suas vivências. Quando as pessoas têm um pesadelo, isto é, um sonho ruim, significa que o seu psiquismo consegue sonhar até certo ponto, depois o nível de angústia e sofrimento se torna transbordante e normalmente a pessoa acorda. Esse é o limite do psiquismo dela naquele momento, dali para frente precisaria de "uma outra cabeça" para sonhar o pesadelo, podendo esta ser a cabeça do analista, ou até mesmo a experiência com a ayahuasca ou uma conversa com um grupo ayahuasqueiro. Existe também o não sonhar, que seria um acúmulo de experiências sensoriais brutas que não conseguem ser processadas e, então, precisam ser ejetadas, expurgadas do psiquismo para ele não colapsar totalmente. Esse fenômeno seria o que chamamos de terror noturno e, talvez, os casos de sonambulismo.

O psicanalista Thomas Ogden, em seu livro *Esta arte da psicanálise: sonhando sonhos não sonhados e gritos interrompidos*,[23] propõe que essas duas formas de eventos possam servir de paradigmas, modelos, de sofrimento da atualidade. Há um tipo de sofrimento em forma de pesadelo, tanto durante o sono quanto o pesadelo acordado, ou seja, uma metáfora do pesadelo, porém em estado desperto; e há o sofrimento em forma de terror noturno, que também é entendido em sentido ampliado, ou seja, durante o sono ou vigília, sendo esta uma metáfora do terror noturno, mas em estado desperto. Portanto, é possível observar na psicanálise a relevância atribuída aos sonhos e aos caminhos por onde a ayahuasca parece trabalhar no psiquismo com total relação às problemáticas oníricas e desejantes. As linhas de pesquisa e de investigação terapêutica acerca de ambas as produções de saberes são vastas.

2. Nível rememorativo-psicodinâmico

O nível rememorativo-psicodinâmico inaugura uma aproximação rumo ao efeito de pico, em que as visões tornam-se mais personalizadas e as fronteiras entre o consciente e inconsciente se "dissolvem", o que pode causar um recordar e uma atuação de experiências passadas e memórias. Pode haver liberação de emoções durante o processo.[24-25]

O termo "rememorar" vem de memória, trazer à memória novamente, lembrar, tornar consciente aquilo que estava esquecido. O termo "psicodinâmica" remete à ideia do movimento do psiquismo, de como os conteúdos da mente se organizam, por onde circulam, como isso é feito etc. Abarcando a união desses conceitos, os efeitos da ayahuasca podem ser observados em nível da promoção de recordações, lembranças de algo esquecido, o que se relaciona ao movimento dos conteúdos da mente. Entretanto, surge o questionamento: o que é capaz de ser lembrado, por exemplo, através dos efeitos da ayahuasca, mas que antes não era possível de ser rememorado? A psicanálise nos diz se tratar de conteúdos reprimidos advindos de traumas, ou seja, material psíquico proibido de estar na consciência devido à sua característica dolorosa, que traz sofrimento.

Uma definição simples de trauma seria todo conteúdo que o ego não está maduro o suficiente para assimilar, lidar e processar. Quando o ego não está maduro o suficiente para lidar com determinada vivência, ele se protege da situação utilizando variados artifícios que alteram o modo como registramos e percebemos a situação vivida de modo a proteger o psiquismo de um colapso maior. É uma medida protetiva, tutelar. Alguns traumas dizem respeito às excitações não descarregadas, por exemplo, do tipo sexual. Outros traumas dizem respeito às interrupções na continuidade do "ser".[26] No primeiro caso, mais freudiano, o psiquismo pode, por exemplo, manter a lembrança separada do afeto (racionalismo), ou apagar a lembrança (recalque), ou simplesmente retirar da percepção consciente um dado visto e percebido (negação), encobrir a situação dolorosa com outra medida (formação reativa), depositar em outra pessoa uma dor pessoal (projeção) etc. Esses tipos de proteção ao psiquismo Freud[27] denominou de "mecanismos de defesa do ego". Aqui podemos utilizar a clássica tópica (forma) do "inconsciente – pré-consciente – consciente" para falar sobre os movimentos que ocorrem no psiquismo.

No segundo caso de trauma, numa definição mais winnicottiana, ocorrem complicações e interrupções no processo de amadurecimento do ser, devido à quebra na confiança do ambiente de desenvolvimento.[28] Os níveis de efeito da ayahuasca 1 e 2 parecem trabalhar mais nos traumas do primeiro tipo, e os níveis 3 e 4 parecem trabalhar mais especificamente em traumas desse segundo tipo e, portanto, abordaremos no próximo tópico.

Voltando ao nível rememorativo psicodinâmico, a ayahuasca passa a agir no movimento do psiquismo, alterar suas fronteiras, suas defesas, seus velhos hábitos e a funcionar de modo alterado, facilitando o acesso e o vislumbre de materiais que estavam protegidos por defesas, o material reprimido. Por isso, aqui, a pessoa pode começar a ter lembranças esquecidas, pode se emocionar fortemente demonstrando que o afeto está podendo circular livremente novamente. Uma observação importante nesse nível é que não é porque a pessoa teve um vislumbre do inconsciente que necessariamente ela passa por um processo de cura. Uma coisa não está necessariamente ligada à outra. No texto "Recordar, repetir e elaborar", Freud[29] fala da importância que é o processo de elaboração de uma vivência psíquica. Aquilo que foi traumático no passado precisa ir sendo apresentado à pessoa gradualmente, em doses possíveis de entendimento e elaboração. Nesse processo, pode haver diversas repetições da mesma história, da mesma transferência, durante um processo analítico. Dependendo da situação, esse processo pode perdurar meses, semestres ou anos. A elaboração, o trabalho psíquico, é realmente um "trabalho", um exercício, de transformar o inconsciente em consciente.

Apenas ter ciência do que existe no inconsciente não necessariamente resolve o sofrimento da pessoa. Existe todo um trabalho psíquico feito na relação terapêutica. Esse trabalho não necessariamente está presente na ayahuasca. Um ponto interessante é que muitos grupos ayahuasqueiros utilizam a expressão "trabalhar" na força, ou "trabalhar" sob efeito da ayahuasca, no sentido de ter uma participação ativa no papel de transformação do material inconsciente que foi apresentado. Esse é um aspecto importantíssimo da tradição ayahuasqueira, que demonstra sua maturidade de conhecimento desse tipo de fenômeno. Não basta saber, ver o conteúdo inconsciente, é preciso se posicionar diante dele e realizar um trabalho de mudança. Esse trabalho está muito relacionado ao ambiente e à cultura na qual a pessoa está ingerindo a ayahuasca. Nesse sentido, a ayahuasca, como substância, parece ter uma função mais presente no primeiro tempo desse processo, no sentido de revelar conteúdos internos. O segundo passo, da elaboração, parece ficar mais a cargo da própria pessoa com o grupo no qual está inserida. Daí a importância da presença de pessoas experientes, como um grupo que possa oferecer suporte e que detenha conhecimentos sobre os efeitos da ayahuasca para auxiliar as pessoas a trabalhar tais conteúdos.

Essa hipótese pode ser questionada, já que muitas pessoas consideram que a ayahuasca é professora, baseada em plantas mestres que têm a capacidade de ensinar. Mantendo em aberto a discussão, que é muito profícua.

Em muitos grupos ayahuasqueiros, vemos crescer a importância do "*integration*", ou do momento no qual as pessoas podem falar sobre suas experiências e ter algum retorno sobre isso. Um questionamento importante aqui é se existe a necessidade de haver *integration* em diferentes culturas, já que não parece haver necessidade de integrar a experiência vivida nos povos originários, pois a cultura deles já traz em si um conhecimento e um suporte para aquelas experiências. Para os povos originários não é novidade escutar os espíritos da floresta, não é espanto conversar com uma planta, nem escutar a voz do rio, ver entidades ou o "inconsciente".[30] Fenômenos que a sociedade ocidental poderia chamar "delírio", "alucinação", de "loucura".[31]

3. *Nível simbólico-existencial*

No nível simbólico existencial surgem ideias, imagens eidéticas (idealizadas) simbolizadas, e o mesmo pode ocorrer com o ambiente. Os temas que surgem são mais pessoais e envolvem engajamento emocional, no sentido de ser partícipe do drama da experiência psicodélica. Essas cenas frequentemente ganham conotações mitológicas e ritualísticas que versam sobre a existência do ser através de figuras históricas e legendárias; "conto de fadas" (no sentido mágico, mitológico); temas arquetípicos e outros temas simbólicos que expressam o drama pessoal de modo alegórico. Nesse momento, o sujeito pode encontrar forças para lutar com esse drama e alcançar soluções. Aos olhos do expectador, essa experiência pode nem ser notada, mas para o sujeito, a resposta emocional e a tensão liberada podem ser transformadoras e benéficas. Apesar de as fronteiras do ego estarem reduzidas, em todo o processo os sujeitos estão "conscientes" da situação, tanto no sentido neurológico, de estar desperto e vígil, quanto no sentido psicológico, de manter a noção do "eu".[32]

Na medida em que a tônica da experiência recai para um sentimento existencial, podemos imaginar que a experiência está ocupando novas áreas do psiquismo, não se tratando apenas do inconsciente como reprimido, nem de impulsionar o desejo e a atividade da fantasia. Conforme detalhou Winnicott, o lugar dos fenômenos existenciais é outro e tem a ver com a criação de um espaço subjetivo interno, um espaço pessoal em que é possível brincar, criar, ser autêntico e espontâneo. Winnicott chamou esse local de "área intermediária da experiência", para diferenciar essa área das outras duas, a realidade interna e a realidade externa. Essa área intermediária é onde a criança se encontra quando está brincando.

O brincar aqui tem um estatuto de produção subjetiva. De transitar entre o subjetivo e o objetivo:

> [...] é a brincadeira que é universal e que é própria da saúde; o brincar conduz aos relacionamentos grupais; o brincar pode ser uma comunicação na psicoterapia; e a psicanálise foi desenvolvida como forma altamente especializada do brincar, a serviço da comunicação consigo mesmo e com os outros.[33]

É no brincar que podemos notar com clareza a manifestação da autenticidade e do gesto espontâneo, marcas fundamentais do verdadeiro *self*. Notem que a palavra "*self*" aqui entra na psicanálise para abordar fenômenos diferentes daqueles em que se utilizava a palavra "ego". O ego faz parte do *self*, mas o *self* aborda questões mais primitivas e profundas, essenciais e mais basais do que o ego.

Sobre as fundações do verdadeiro *self*, podemos dizer que além do cunho orgânico, biológico, a interação com o ambiente é fundamental e se manifesta, na infância, principalmente pelo brincar. O ato de brincar faz com que a criança se aproprie da realidade (fato) atribuindo um significado, a partir do qual podem se desenvolver a imaginação, o fantasiar, as emoções, o raciocínio como forma lúdica de apreender a realidade, além de outras competências psíquicas, cognitivas e interativas. Esse gesto, que se inicia na infância, tem continuidade na vida adulta e funciona como uma posição criativa diante do viver, em que a pessoa é capaz de criar e recriar sentidos para seu existir, que façam a vida ser válida, ou seja, a percepção de que vale a pena seguir a vida. Ademais, essa criatividade também pode ecoar em características secundárias expressando-se nas artes em geral ou na invenção de artefatos, ideias, estórias e até mesmo na religião.

A partir desses pontos advém a hipótese de a ayahuasca estar atuando, nesse nível simbólico existencial, exatamente nessa área intermediária, e de estar revelando aspectos do verdadeiro *self*. Desse modo, traumas do segundo tipo que abordamos – na continuidade da experiência de ser – podem ser elaborados e a continuidade do amadurecimento do ser retornar a acontecer. A meu ver, isso explicaria por que existe entre as pessoas que usam ayahuasca um sentimento profundo de que "agora sim, tudo faz sentido" ou uma convicção de que "entendi tudo". Obviamente, esses sentido e entendimento não se trata de perspectivas objetivas, de um conhecimento racional lúcido, mas de um conhecimento mais basal, profundo e primitivo que tem relação com o sentido da existência, da percepção de um sentido pessoal na relação com o mundo, com as pessoas e a cultura. Lembramos a tamanha importância dessa característica do efeito da ayahuasca, de impulsionar a área intermediária, ou espaço potencial, e proporcionar um contato com o verdadeiro *self*, visto que esse tipo de problemática é uma das maiores demandas clínicas dos tipos de sofrimento da atualidade.[34]

4. Nível de profunda integração ou transcendência do self

No nível de profunda integração ou transcendência do *self*, conforme ocorre a dissolução do ego, o sujeito pode ter vislumbres de uma profunda consciência de um todo maior, de unidade, da interconectividade cósmica das existências, em que as fronteiras desaparecem e os objetos são unificados em uma totalidade.[35]

Os autores apontam uma diferença entre estar de olhos abertos ou fechados durante esse ponto da experiência. Quando de olhos abertos, os sujeitos descrevem retrospectivamente estados de emoções intensamente carregadas de uma perspectiva nova e desconhecida, que podem ser descritas quase como um encontro direto a uma última realidade, que inspira sentimentos de temor, sacralidade e eternidade. Também ocorrem profundos *insights* sobre a natureza e a estrutura do universo, que estariam longe do modo usual de pensar experimentado por essa pessoa e que se aproximam das noções de "*suchness*" da meditação Zen ou das chamadas experiências do tipo mística extrovertidas.[36]

Por outro lado, quando os sujeitos estão de olhos fechados, eles voltam a atenção internamente, num estado de absorção interna que pode se desdobrar num testemunho de um vasto espaço interno de infinito, sem objeto, que contém um sentido de *self*, além de todas as experiências sensoriais e pensamentos perturbadores. Esse seria um estado extremamente raro de ocorrer e que pode ser denominado de "*pure consciousness event*" ou "*introvertive type of mystical experience type*" na religião ou na filosofia.[37]

Experiências como essas não foram o foco de trabalho de Freud. Na verdade, quando ele foi convocado pelo amigo Romain Rolland, em uma carta de 1927, a falar sobre o "sentimento oceânico", Freud o fez muito a contragosto, já que essas vivências eram muito distantes de sua realidade psíquica.[38] Inspirado no exemplo de Ramakrishna, Romain refere-se a: "uma sensação de 'eternidade', um sentimento de ser um com o mundo externo como um todo". O escritor e amigo de Freud contrariava as suas ideias e dizia que esse sentimento é a fonte de toda a energia religiosa que permeia em vários sistemas religiosos.[39] A partir dessa consideração, Freud[40] vai abordar o tema considerando-o um vestígio fragmentário de um tipo de consciência presente em uma criança que ainda não se diferenciou de outras pessoas e coisas. Nesse sentido, experiências que remetem ao estado mental do sentimento oceânico seriam uma espécie de retorno, uma regressão dessa condição psíquica especial.

Nota-se que o fenômeno da regressão é um dos pilares da terapêutica psicanalítica e está no âmago de todo fenômeno da psicanálise. Apesar de a palavra "regressão" remeter à ideia de "ir para trás", na psicanálise ela deve estar mais próxima à ideia de progresso. A regressão a determinado estado mental é necessária para realizar certas reparações de vivências que não aconteceram a tempo na vida afetiva pessoal. Deve ser vista como algo muito positivo e que só acontece em condições muito especiais de confiança com o analista. Portanto, é surpreendente termos uma substância, como a ayahuasca, que facilite o contato com áreas psíquicas tão difíceis de alcançar em vias terapêuticas clássicas, podendo representar um grande instrumento de trabalho.

Por outro lado, sendo uma região tão sensível e vulnerável, requer um cuidado à mesma altura. Se a regressão realmente acontece, a vulnerabilidade e o risco são máximos, portanto, o cuidado e o treinamento para lidar com essas situações também devem ser máximos. Winnicott[41] também abordou o tema da regressão, mas a partir da problemática do segundo tipo de trauma, já definido acima. A regressão à dependência – diante de um ambiente que ofereça as condições propícias – pode ser considerada a manifestação dos elementos saudáveis da personalidade, em busca de se desfazer de uma existência baseada no falso si mesmo e retomar o amadurecimento a partir do si mesmo verdadeiro. Isso é diferente de manifestações de adoecimento psíquico, que podem ser até semelhantes a uma regressão, porém, se não estiverem apoiadas na confiabilidade de um ambiente que ofereça sustentação ao indivíduo, estaremos diante de um colapso das defesas, e não de uma regressão à dependência. Isso porque, se não há um ambiente que possa sustentar o verdadeiro si mesmo, não é possível abandonar a defesa que o protege.

Conclusão

Espero que este breve texto inicial possa minimamente propiciar aberturas de entendimento ao público não especialista que deseja saber brevemente sobre o assunto. Procurei trazer para uma linguagem mais acessível dois conteúdos: psicanálise e ayahuasca. O primeiro normalmente é abordado em linguagem acadêmica e erudita, e o segundo, por epistemes (modelos de conhecimento) diferentes que podem ser beneficiadas com a linguagem e o conhecimento da psicanálise e da psicologia. Estando o texto em formato de ensaio ou esboço, são primeiras tentativas de abordar um tema ainda tratado como tabu entre os psicanalistas mais aliados à sua práxis. Espero ter incitado minimamente a simpatia e o interesse entre estes.

A meu ver, ambos os saberes são instrumentos de resistência e questionamento. Ambos versam sobre a alteridade, sobre o desconhecido, sobre o inconsciente. Ambos contêm mistérios e territórios a serem explorados. O trabalho conjunto dos dois saberes tem muitos benefícios mútuos a oferecer. Já um conflito desnecessário, certamente soaria como um fratricídio.

Referências bibliográficas

ARMSTRONG, K. *Uma história de Deus: quatro milênios de busca do judaísmo, cristianismo e islamismo.* São Paulo, Companhia das Letras, 1994.

BREUER, J. & FREUD, S. "Estudos sobre a histeria". *In*: FREUD, S. *Edição* standard *brasileira das obras psicológicas completas de Sigmund Freud.* Rio de Janeiro, Imago, vol. 2, 1895, pp. 15-297.

CAMPOS, M. R. B. & FULGENCIO, L.P.J. "A elaboração imaginativa na origem da vida psíquica e suas implicações clínicas". *Revista de Psicanálise da SPPA*, vol. 27, n. 2, 2020, pp. 313-331.

CRARY, J. *24/7 – Capitalismo tardio e os fins do sono.* São Paulo, Cosac Naify, 2014.

ESCOHOTADO, A. *Historia general de las drogas.* 3. ed. Madrid, Espasa, 2000.

FREUD, S. (1933). "Novas conferências introdutórias sobre psicanálise: conferência XXXIV (1933)". *Obras psicológicas completas de Sigmund Freud*: *edição* standard brasileira. Trad. Jayme Salomão. Rio de Janeiro, Imago, vol. 22, 2006a, pp. 179-185.

____. (1930). "O mal-estar na civilização (1930)". *Obras psicológicas completas de Sigmund Freud: edição* standard brasileira. Trad. Jayme Salomão. Rio de Janeiro, Imago, vol. 22, 2006b, pp. 81-177.

JUNG, C. (1969). "Os arquétipos e o inconsciente coletivo". *In*: BONAVENTURE, L. & JUNG, C. *Obras completas de C. G. Jung*, vol. IX/1. Petrópolis, Vozes, 2011.

KOPENAWA, D. & ALBERT, B. *A queda do céu: palavras de um xamã yanomami.* Trad. Beatriz Perrone-Moisés. São Paulo, Companhia das Letras, 2015.

LEARY, T. "Drugs, set & suggestibility". *In*: APA. *Annual meeting of the American Psychological Association*, vol. 6, 1961.

MABIT, J. "Produção visionária da ayahuasca no contexto dos curandeiros da alta Amazônia peruana". *In*: ARAÚJO, W. S. & LABATE, B. C. *O uso ritual da ayahuasca.* 2. ed. Campinas, Fapesp, 2009, pp. 147-180.

HOUSTON, J. & MASTERS, R. *The varieties of psychedelic experience.* Rochester, Park Street Press, 2000.

MIKOSZ, J. E. *A arte visionária e a ayahuasca: representações visuais de espirais e vórtices inspiradas nos Estados Não Ordinários de Consciência (ENOC).* Programa de Pós-Graduação Interdisciplinar em Ciências Humanas, Universidade Federal de Santa Catarina, 2009, p. 291 (Tese de Doutorado).

OGDEN, T. H. *This art of psychoanalysis: dreaming undreamt dreams and interrupted cries.* London, Taylor & Francis e-Library, 2005.

PRELLER, K. H. & VOLLENWEIDER, F. X. "Phenomenology, structure, and dynamic of psychedelic states". *In*: HALBERSTADT, A. L.; NICHOLS, D. E. & VOLLENWEIDER, F. X. (ed.). *Behavioral neurobiology of psychedelic drugs.* Current Topics in Behavioral Neurosciences, vol 36. Heidelberg, Springer, 2018.

SAFRA, G. *A po-ética na clínica contemporânea.* Aparecida, Ideias e Letras, 2004.

SANTOS, R. G.; OSÓRIO F. L. & CRIPPA J. A. S. *et al.* "Antidepressive, anxiolytic, and antiaddictive effects of ayahuasca, psilocybin and lysergic acid diethylamide (LSD): a systematic review of clinical trials published in the last 25 years". *Therapeutic Advances in Psychopharmacology*, vol. 6, n. 3, 2016, pp. 193-213.

SHANON, B. "A ayahuasca e o estudo da mente". *In*: ARAÚJO, W. S. & LABATE, B. C. *O uso ritual da ayahuasca.* 2. ed. Campinas, Fapesp, 2009, pp. 681-710.

TERÊNCIO, M. G. *Um percurso psicanalítico pela mística, de Freud a Lacan*. Programa de Pós-Graduação em Psicologia, Universidade Federal de Santa Catarina, 2007 (1945), p. 228 (Dissertação de Mestrado).

WINNICOTT, D. W. *O brincar e a realidade*. Rio de Janeiro, Imago, 1975.

____. "Desenvolvimento emocional primitivo". *Da pediatria à psicanálise – Obras escolhidas*. Rio de Janeiro, 2000 (1945), pp. 218-232.

Notas

1 Leary, 1961.

2 Escohotado, 2000.

3 Shanon, 2009.

4 Master & Houston, 2000.

5 Nesses estudos realizados com LSD e psilocibina há uma generalização dos níveis de efeitos para os psicodélicos clássicos em geral, incluindo a ayahuasca. Para fins deste capítulo, entendemos que as diferenças que podem haver entre os tipos de efeitos dos psicodélicos clássicos não fogem aos objetivos deste capítulo, de apresentar os níveis de efeito de modo amplo, sem entrar em comparações mais específicas. Proximidades entre os efeitos de psilocibina e ayahuasca já foram abordados em outros trabalhos (Santos *et al.*, 2016).

6 Preller & Vollenweider, 2018.

7 Mabit, 2009.

8 Mikosz, 2009.

9 Breuer & Freud, 1985.

10 Crary, 2014.

11 Locke *apud* Crary, 2014.

12 Crary, 2014.

13 Armstrong, 1994.

14 Karen, 1994.

15 Freud, 1933/2006a.

16 Shanon, 2009.

17 Freud, 1900/2006a.

18 Kehl, 2009.

19 Mabit, 2009.

20 Jung, 1969/2011.

21 Winnicott, 1945/2000.

22 Campos & Fulgencio, 2020.

23 Ogden, 2005.

24 "Dissolvem", na linguagem das neurociências utilizada no artigo referência. Em termos psicanalíticos, esse termo não é adequado, visto que a percepção de um Eu continua, ou seja, a dissolução do Eu é parcial. Podemos conjecturar que caso a dissolução fosse completa o sujeito cairia numa angústia impensável estando desprotegido diante do recalcado e as pulsões.

25 Os autores sugerem que: "Many of the phenomena and processes occurring at this level can be understood according to concepts of psychoanalytic theory." Pode-se imaginar que estejam pensando em termos de psicanálise clássica, sobre os mecanismos de defesa e a revelação do inconsciente como instância. Preller & Vollenweider, 2018.

[26] Fulgencio, 2004a.

[27] Freud, 1933/2006a.

[28] Fulgencio, 2004b.

[29] Freud, 1914.

[30] Kopenawa & Albert, 2015.

[31] Mesmo na linguagem psiquiátrica, as definições de alucinação, delírio e loucura não são comparáveis ao que acontece sob efeito da ayahuasca. Muitos autores preferem não utilizar esses termos para definir os efeitos da ayahuasca para não gerar confusão. Estou de acordo com eles.

[32] Preller & Vollenweider, 2018.

[33] Winnicott, 1975.

[34] Safra, 2004.

[35] Preller & Vollenweider, 2018a.

[36] *Idem*, 2018b.

[37] *Idem*, 2018c.

[38] Terêncio, 2007a.

[39] *Idem*, 2007b.

[40] Freud, 1930/2006b.

[41] Winnicott, 2000.

9

Divãs psicodélicos e a manifestação do sujeito: um olhar psicanalítico sobre a experiência com a ayahuasca

Rodolfo Olivieri

O presente capítulo se propõe a (re)apresentar noções psicanalíticas que podem promover intersecções entre os campos da psicanálise e da psicodelia. Proponho um breve percurso teórico, que passará pelo inconsciente, suas manifestações, seu contexto histórico, a fala como tentativa de reconstituição de experiências, reconstituição e simbolização. Ainda, as noções de sujeito e desejo. A partir dessas noções, pensaremos a ayahuasca em contextos religiosos, na miração, na importância da voz e da fala e, finalmente, na abertura de temas que a experiência com o chá pode promover, ou seja, aquilo da maior importância: a emergência do sujeito, a possibilidade de falar e simbolizar, lidar com essa urgência e com essas manifestações, que – como será apresentado a seguir – se darão de uma forma ou de outra.

Recordo-me bem da primeira vez que escutei, acomodado na poltrona atrás do divã, o relato mobilizado de uma paciente que eu já atendia há alguns meses sobre o primeiro e único dia em que, havia alguns anos, tinha tomado ayahuasca: a imagem de um mergulho em um grande mar de água espessa, negra, que dificultava seus movimentos, recortes de cenas dolorosas da infância e da adolescência, lembranças de pessoas e situações das quais sentia saudades, dores, desconfortos e afetos "difíceis de dizer". Inesquecível.

Reparei nos novos elementos apresentados, formas inéditas de tratar assuntos que já haviam sido explorados em sessões anteriores. Perguntei-me de que forma poderia intervir com aquela paciente que já havia muito tempo se debatia com questões de difícil elaboração e que retornaram, na miração – visão experienciada sob efeito da ayahuasca – e nas nossas sessões posteriores, de forma tão cortante e efetiva. Poucas respostas e uma série de novas perguntas me ocorreram desde então. Tentarei expor parte desse todo no texto que se segue.

Trago aqui neste pequeno recorte minha tentativa de retomada de diálogo entre esses dois campos: psicodelia e psicanálise. Ambas são formas extraordinárias de tatear aquilo que nos é mais caro e íntimo, que diz respeito à nossa forma de ser e estar no mundo, sobre como agimos, falamos e nos relacionamos. De um lado a psicanálise, uma transgressora forma de encarar o sujeito na sociedade que é capaz de nos tirar de qualquer altar que ainda pudéssemos, como indivíduos racionais e soberanos em suas vidas e decisões, nos encontrar, assim como nos inscrever definitivamente em outra cena. De outro, a ayahuasca, poderosa "medicina", capaz de apresentar conteúdos intocados, desintegrar e reintegrar, fazer-nos tocar o que se percebe como divino, cósmico e sagrado, sob risco de nos colocar em um novo altar.

Inconsciente

O relato dos sonhos tem um papel de destaque em uma sessão psicanalítica, sobre os quais Freud pontuava como "via régia de acesso ao inconsciente". Aqui vale salientar que essa via não seria o sonho em si, mas seu relato e sua interpretação,[1] além da análise dos chistes (brincadeiras, piadas jogos de palavras), lapsos (esquecimentos, equívocos, atos falhos, trocas de palavras) e dos sintomas apresentados por um analisante.[2] Esses relatos recebem o mais alto valor em uma análise, justamente por serem consideradas manifestações inconscientes, uma luta entre supressão e expressão, devendo sempre ser escutados e pontuados, dentro de uma dinâmica e de uma autorização transferencial, uma permissão simbolicamente concedida pelo analisante para que o analista esteja ali, escutando, intervindo e interpretando.

Mas há mais sobre o inconsciente. Roudinesco[3] fala sobre o sujeito moderno, uma espécie de Frankenstein composto de psicotrópicos, serotonina e captadores neuronais e sem "fagulha divina". Esse sujeito, cercado de remédios e neurotransmissores, acabou se esquecendo do diálogo, das relações, da cultura, da cidadania e da comunidade. Mas que fagulha divina seria essa?

Historicamente, pode-se dizer que o inconsciente entra em cena como um adjetivo que designa um conjunto de processos mentais não conscientemente pensados, um local de "desrazão", lugar onde o juízo não está. O termo nasce, assim, no século 18, usado pelo jurista Henry Kames como adjetivo, sinônimo de irresponsabilidade.[4] Posteriormente, na Alemanha dos escritores do período Romântico, é tratado como um reservatório de imagens e pujante fonte de paixões cujo conteúdo escapa à consciência. No século 19 o termo é usado para designar uma condição distinta, referindo-se a um lado sombrio da alma que deveria permanecer latente, sob pena, à época, de cadeia ou hospício. Freud, influenciado pela psiquiatria dinâmica de Charcot e de Breuer, traz, especialmente na sua *Interpretação dos Sonhos*, uma concepção inédita de inconsciente: vivo, ativo, que se manifesta. E se manifesta exatamente como descrito acima: nos sonhos, lapsos, jogos de palavras, atos falhos e nos sintomas. Ou seja, aqui já não estamos mais falando do "oposto da consciência", mas sim de uma entidade viva, ativa e observável na vida de vigília de todos os sujeitos, não mais apenas dos loucos e atormentados.

Com a "desrazão" fora da jogada, Freud propõe uma formulação muito mais sofisticada, a partir da década de 1920. Nela, deixam de fazer sentido tanto uma noção de inconsciente "em camadas", com uma parte aparecendo e outra escondida como um *iceberg*, na metáfora junguiana, quanto um inconsciente fisiológico, orgânico, que supostamente seria possível de se encontrar em alguma curva do cérebro. Entra em cena aquilo que Anna O., nome fictício para uma paciente de Breuer e de Freud que foi paradigmática para a compreensão da histeria e de seus sintomas, descreveu como uma "limpeza de chaminé". Essa "limpeza" se daria exatamente como uma cura pela fala, pela reconstituição da história do sujeito.[5] Nessa fala e tentativa de reconstituição, o psicanalista se põe a escutar aquilo que não está manifesto, tal como em um improviso de *jazz* em que o músico lê a partitura para tocar o que não está escrito lá. Lacan, mais adiante e a partir da obra de Freud, situará o inconsciente de uma vez por todas no campo da linguagem.

Deixo claro desde já, e isso será fundamental para o andamento e a conclusão deste capítulo, a compreensão de que o inconsciente se manifesta a todo momento, e não exclusivamente em uma terapia ou em uma análise. No entanto, é lá que ele pode ser considerado, escutado e reconhecido.

Na lógica da construção e do improviso, daquilo que se pretende ou não dizer, há sempre algo latente que insiste em dar as caras. Quem nunca viveu a situação de trocar um nome, soltar um palavrão, uma gíria ou um termo inadequado que não cabia naquela situação, esquecer um dado ou evento que estava na ponta da língua, ou simplesmente sair de uma conversa com a sensação que falou mais do que devia? Se em uma conversa corriqueira as palavras já nos escapam, imagine no relato de fantasias íntimas e inexploradas, ou de um sonho, cheio de curvas e narrativas não lineares, com suas incertezas infamiliares e suas cenas abstratas e constrangedoras...

Em *A Descoberta do Inconsciente*, Quinet[6] ressalta como há incertezas na restituição de um sonho. Nem sempre estamos certos se foi aquilo mesmo que aconteceu: seria este personagem ou aquele? Este cenário ou aquele?

Partes ficam de fora e partes são adicionadas durante o relato. Para Lacan[7] "onde ele [o sujeito] duvida... é certo que um pensamento lá se encontra, o que quer dizer que ele se revela como ausente". Nesse lugar que, para Freud, vai se revelar o sujeito. Revelar o sujeito: guardemos isso para mais tarde.

Para Lacan[8] o inconsciente está aí, na parte esquecida, em branco, é "o capítulo censurado". Nos sonhos, ele fica por conta da dúvida e da parte que fica de fora do relato, a qual poderá voltar em outro momento, de outra forma, em outro momento da sessão (ou das próximas), em algum deslize de palavras ou "espontaneamente", ainda que de forma camuflada, cifrada, metaforizada, por meio da livre associação.

Vale ressaltar que para a psicanálise há uma diferenciação entres as noções de "Eu" (ou "ego") e de "sujeito", sendo o segundo imprescindível para compreender o que vem sendo trabalhado até aqui: a fala, os sonhos, os deslizes, a censura, o inconsciente. O sujeito não é uma pessoa, uma unidade construída e fechada, mas sim algo apagado, que falta, um vazio de representação. E é justamente aí que se manifesta o desejo, por exemplo, por meio da parte esquecida do sonho. O conceito de desejo na psicanálise não deve ser confundido com uma vontade, um querer, algo que se conheça e planeje adquirir. Pelo contrário, o desejo aparece de forma cifrada justamente por não estar em prol de facilitar, ajudar ou melhorar a vida de ninguém. Um exemplo banal, mas muito comum, é o indivíduo infeliz com o trabalho e que se deprime: desejará ele inconscientemente melhorar da sua condição sintomática e voltar para seu engodo diário ou ter uma doença que justifique socialmente seu afastamento? Parece contraditório, especialmente por conta do discurso que clama pelo tamponamento de qualquer sintoma que atrapalhe a vida e a rotina, mas para a psicanálise o sintoma também expressa, metaforicamente, uma articulação da lei com o desejo, ou seja, o jogo de forças entre aquilo que sou capaz de realizar, como ser desejante, em detrimento do que é aceito socialmente em minha relação com o outro.

Em uma análise, o "sujeito inconsciente" é convocado a se apresentar, e pode-se entender que o Eu não quer saber de nada disso, nem de admitir seu quinhão e muito menos de se responsabilizar. Eis aí uma regra de ouro da neurose e da formação do que em psicanálise se chama de recalque: a palavra me falta, eu a convoco, mas ela não vem. Algo que se assemelha ao bom e velho: não sei, não quero saber e tenho raiva de quem sabe.

Considerando esses modelos de sujeito e inconsciente apresentados acima, é possível tentar estabelecer paralelos e observações acerca da complexa e rica experiência com a ayahuasca e suas mirações. Ali, naquele sem-fim de imagens e vivências subjetivas, haveria manifestações inconscientes?

Miração

Além do inconsciente, neste trabalho serão abordadas a ayahuasca e o seu efeito denominado miração, para depois pensarmos sobre a experiência mística e alinhavar tais experiências com a possibilidade de simbolização pela fala. Uma vez que outros capítulos deste livro abordarão as informações básicas acerca da composição e do funcionamento fisiológico e neurofisiológico do chá, eu as deixarei de fora deste texto, conferindo voz aos outros colegas.

Como descrito no capítulo 1 desta obra, a palavra ayahuasca é pertencente à língua quéchua, em que o termo "*aya*" significa "alma, espírito" e "*waska*" quer dizer "cipó, corda". Podemos, assim, traduzir para a língua portuguesa como "cipó das almas" ou "cipó dos mortos",[9] sendo a experiência de uma "pequena morte" uma possível interpretação para a vivência com o chá. Ela, a morte, que é um tema central à psicanálise.

Daiara Tukano,[10] artista, ativista e mestre em direitos humanos, pertencente ao povo indígena Tukano (que se autodenominam *Yepá Mahsã*) explica que o nascimento do *kahpi* (nome tukano do cipó da ayahuasca, classificado taxonomicamente como *Banisteriopsis caapi*) inaugura para o povo Tukano "o surgimento das línguas e da divisão dos povos antes da humanidade navegar e se espalhar pelo mundo". Portanto, o *kahpi* nasce como nascem as línguas e os povos.

Para Lacan, a linguagem como cadeia simbólica "determina o homem antes do nascimento e depois da morte". Ou seja, nascemos marcados por um discurso que já é preexistente nas palavras e nas fantasias dos pais, mas também na cultura, na língua e na época. "Enfim, podemos dizer que tudo isso constitui o campo do Outro, lugar onde se forma o sujeito".[11] Ou, ainda, nas palavras de Daiara Tukano, "juntos seguimos remando na cobra canoa de transformação".

Existem ainda as religiões ayahuasqueiras brasileiras, sendo as tradicionais o Santo Daime, a Barquinha e a União do Vegetal (UDV). *Grosso modo*, todas são ligadas teologicamente ao Cristianismo e ao Espiritismo. Há ainda outras formas de consumo desvinculadas das religiões citadas, com estruturas ritualísticas diversas. Por exemplo, nas práticas conduzidas por xamãs, em que há um protagonismo destes no preparo do chá e no consumo, sendo responsáveis pela administração e andamento do ritual, mediando relações entre o mundo invisível espiritual e o mundo ordinário da vida cotidiana.[12] Há, através de seus cânticos, um norteamento das visões e do trabalho. Ou seja, a partir dessa concepção a experiência com o chá seria uma mescla entre a condução traçada pelo xamã com suas músicas, perfumes e ligações com o mundo imaterial e as idiossincrasias de cada bebedor.

É durante o efeito do chá que acontecem as mirações. Trata-se de fenômenos de ordem visual e experiencial, um estado visionário[13] que não deve ser encarado de forma psicopatológica, posto que tal evento é esperado, desejado, além de ter sentido nessa vivência.

A miração, portanto, é um estado alterado, ampliado e não ordinário de consciência, que pode ser entendida como um encontro com o divino, proteção e orientação, inclusive, nos contextos indígenas, para caças e atividades sociais. A miração pode fazer com que o bebedor seja exposto a ensinamentos, daí os termos "plantas mestre", ou "plantas professoras",[14] comumente usados para se referir à ayahuasca. Nesse processo, o indivíduo pode examinar suas falhas e se tornar uma pessoa "compromissada com o amor, a verdade, a caridade, a justiça e a harmonia".[15]

No *site* oficial do Iceflu (Igreja do Culto Eclético Fluente Luz Universal Patrono Sebastião Mota de Melo), a mais disseminada linha do Santo Daime, é possível encontrar um artigo escrito por Alex Polari, poeta, escritor e Padrinho (alto nível hierárquico na religião), a respeito da miração. É "o momento culminante do nosso trabalho". O momento em que se recebem as visões e que a pessoa protagoniza suas ações que se passam "num mundo real e ao mesmo tempo numinoso". Para além de um simples devaneio, a miração faz com que o pensamento se torne "uma vibração que modela, conserta, cura e cria".[16]

Segundo Polari, "mirar" é olhar, e "miração" une a contemplação à ação (mira + ação). O texto do Padrinho Polari aponta que "esse nível vem quase sempre acompanhado de uma voz interior que guia", essa voz interior atravessa o processo. "A miração é um sonho divino, um sonho plasmador de vida".[17] Um sonho e uma voz.

Melo,[18] em seu trabalho antropológico sobre a UDV, traz a questão da miração e especialmente o poder visionário do chá e sua capacidade de promover ressignificações. No entanto, aqui a ressignificação é estruturada em contexto institucional hierárquico e doutrinário, uma "doutrina reta". No seu *site* (udv.org.br), a UDV, oficialmente denominada Centro Espírita Beneficente União do Vegetal, está descrita como "uma religião de fundamentação cristã e reencarnacionista", tendo por objetivo "contribuir para o desenvolvimento espiritual do ser humano, para o aprimoramento de suas qualidades intelectuais e de suas virtudes morais, sem distinção de raça, sexo, credo, condição social ou nacionalidade".

A autora menciona que na UDV o momento de perguntas e respostas entre discípulos e mestres é altamente valorizado, tendo valor central na dinâmica do ritual. A miração, por sua vez, apesar de legitimada, ocupa uma posição ambígua na doutrina devido ao seu caráter imprevisível, e por isso merece certo "cuidado" por parte do discípulo. Cuidado?

Durante seu trabalho etnográfico, a autora se deparou com situações em que a miração é posta sob suspeita, com a repetição da fala dita pelo mestre em sessão: "miração é vacilação". A vacilação, nesse caso, seria justamente a ambiguidade imensa que pode haver entre os efeitos visionários que cada participante do ritual pode experienciar subjetivamente e o "sentido moralizante da burracheira" (burracheira é como se denominam, na UDV, os efeitos do chá). Dentre os "cuidados", está o alerta de que a miração não deve ser tratada como elemento principal da experiência, e sim o efeito transformador e o aprimoramento íntimo.

A peia – termo comumente adotado pelas comunidades ayahuasqueiras – pode ser entendida como um efeito de difícil atravessamento em uma experiência com a ayahuasca. Ela pode provocar sintomas como vômitos, diarreia, desconfortos e imenso mal-estar subjetivo. No contexto popular, ou referente ao consumo não ritualístico de outros psicodélicos, poderia ser traduzida como uma "*bad trip*", uma "viagem ruim", com vivências de ansiedade, horror, paranoia, repulsa, entre outros, salvo o fato de que, no uso ritual da ayahuasca, a peia, apesar de desafiadora, não é encarada com algo negativo, problemático ou necessariamente a ser evitado. Pelo contrário, pode ser encarada como fonte de ensinamentos e provações, diferente da "*bad trip*", que geralmente "atrapalha" o andamento da experiência com outros psicodélicos.

O chá então é bebido, no contexto da UDV, com fins de desenvolvimento espiritual e aprimoramento moral. Um estado visionário pode ser prazeroso, mas não é o objetivo do trabalho. Dentro da estrutura da UDV, entende-se que o participante entra em contato com a "dimensão do Mestre"[19] – uma referência ao fundador da UDV, Mestre José Gabriel da Costa – e lá ele tem as mirações.

Porém, ainda sobre a UDV, Souza[20] descreve a miração como uma experiência de caráter e sentido biográfico e individual. As mirações "têm um importante papel na experiência de transformação, já que são experiências 'fortes', vistas como um sinal divino de que algo precisa ser transformado".

Em relação à Barquinha, terceira religião ayahuasqueira aqui citada, Sena Araújo[21] descreve a miração como elemento que "proporciona o contato com o mundo espiritual, através do desprendimento do espírito da pessoa do seu corpo, atingindo níveis de consciência mais elevados". Na Barquinha a miração tem papel central: "é o meio de transcendência por excelência". Também acerca da Barquinha, Ferreira[22] aponta a miração como "o clímax deste processo enteogênico". A experiência teria caráter mediúnico, uma "transposição da consciência em um nível além do atômico (material)". É descrita como uma observação do plano espiritual, "a própria manifestação da consciência da natureza, força responsável pelo transe espiritual do agente ayahuasqueiro".

Como se pode ver, mesmo no horizonte específico deste recorte das religiões ayahuasqueiras ditas tradicionais, o papel da miração pode variar bastante: de eixo central da experiência a um fenômeno colateral que, embora relevante para a experiência, fica em um patamar de relevância inferior ao do "desenvolvimento espiritual" do praticante. Esse escopo se amplia ainda mais se pensarmos no contexto mais amplo do uso indígena e xamânico, entre outros. É necessário, portanto, ter em mente que este capítulo de forma alguma contempla a totalidade de vivências e trajetórias possíveis desse contexto. As vozes são múltiplas, polifônicas e polissêmicas.

Entrelaçamentos

Com o inconsciente e a miração apresentados, já é possível arriscar um entrelaçamento. Para a psicanálise o inconsciente não está exatamente escondido, senão na medida em que não se desenrola de cara: aquilo que é importante vai aparecendo nos relatos e nas associações. É preciso passar a palavra, falar sobre o sonho, falar sobre a fantasia e escutar aquilo que escapa, que escorrega e que se adiciona.

A ligação entre psicoterapia e experiência psicodélica já foi pesquisada. Coutinho[23] pesquisou o consumo urbano do chá em contextos xamânicos, a partir dos questionários distribuídos pelos organizadores de um ritual, um pajé *Huni Kuin* e uma psicóloga junguiana, na cidade do Rio de Janeiro. O autor revela a busca por reequilíbrio como o motivador da busca pelo ritual. Não estamos, portanto, especialmente no campo da subjetividade, do indivíduo que navega à deriva pela experiência psicodélica em busca de reconexão ou que busca ampliar sua mente, mas de uma proposta primordialmente terapêutica, talvez algo parecido com aquilo que se procura nos consultórios de psicoterapia e psicanálise. No contexto pesquisado pelo autor, uma cerimônia com estrutura xamânica, o pajé Huni Kuin também é o responsável pela entrada dos participantes no mundo das visões e o alicerce do ritual fica por conta de uma aliança terapêutica. O xamã então informa aos participantes que o chá tem uma substância chamada DMT e que quando essa substância entra em contato com nosso organismo "recupera fragmentos guardados pelo inconsciente que inundam a mente com informações que pensávamos ter perdido para sempre".[24]

Outra autora, Oliveira,[25] entrevistou pessoas que fazem uso da ayahuasca e que se encontravam envolvidas com alguma psicoterapia ou análise. Elas relatam que com o chá conseguem alcançar memórias e traumas que poderiam ser "levados à consciência" e elaborados em psicoterapia. A ayahuasca serviria como um acelerador, ou melhor, um catalisador de processos quando se torna passível de verbalização.

Pesquisas recentes indicam que parte considerável dos efeitos benéficos das experiências com o chá se dão pela experiência descrita como "dissolução do ego",[26] uma sensação de pertencimento com o todo, uma vivência de quebra de barreiras. Essa dissolução do ego pode refletir positivamente em quadros psicopatológicos, como a depressão, em que o sujeito se sente em um mundo que não é seu, sem pertencimento, alienado, tal como o Frankenstein sem fagulha divina, descrito anteriormente.

É válido demarcar que a "dissolução do ego", como vivência possível e terapêutica, não se confunde com a radical "morte do ego", tão comentada e buscada em círculos espiritualistas. Na teoria lacaniana, Eu e ego não são exatamente sinônimos, mas aqui, sem abdicar drasticamente do rigor, serão tratados como equivalentes para fins de exposição. Portanto, em seu seminário 1, Lacan[27] aponta que o Eu está estruturado exatamente como um sintoma, um "sintoma privilegiado". Para ele, o Eu seria, por excelência, uma manifestação sintomática da natureza humana.

A questão relevante a este trabalho é, portanto, a possibilidade de expressar em palavras aquilo que acontece em vivências, afetos e imagens da experiência psicodélica, tal como é realizado no trabalho analítico contemporâneo dos sonhos. É possível pensar na abertura de temas que a experiência com o chá pode promover, a emergência do sujeito, a possibilidade de falar e simbolizar. Este não é um desafio simples. Não há, entretanto, a partir dessa pesquisa, intenção de tornar a "análise pós-miração" uma prescrição, mas sim oferecer ao campo psicodélico aquilo que já se sabe acerca das demais manifestações inconscientes, considerando consequentemente a miração como uma delas.

Tangenciando a psicoterapia assistida por psicodélicos, é legítimo citar o artigo publicado por Freitas e sua equipe,[28] resultado de um trabalho de rara coragem e ousadia realizado em Minas Gerais, em que experiências terapêuticas xamânicas – nesse caso, a ayahuasca e o temazcal (banho de vapor) – são incorporadas à psicanálise. Os autores refletem a partir desse trabalho que o aumento do uso das plantas sagradas psicoativas pode ser "tributário da falência do discurso dos ideais coletivos tradicionais". O desamparo ressalta a ausência de sentido e a diminuição da capacidade de sonhar. A nova antiga cara do nosso mal-estar. Nesse artigo, é ressaltada a importância da atribuição de sentidos às vivências, afetos e mirações: "Por mais espetaculares que sejam, as imagens nos interessam menos do que a psicoativação afetiva, os *insights* e a atribuição de sentidos".[29]

Apesar de a psicanálise deixar muito a desejar acerca de pesquisas sobre psicodélicos e se encontrar muito desatualizada e antiquada no que se refere às drogas e seu consumo, muito já se escreveu sobre experiências místicas. Araújo[30] define a experiência mística como uma "vivência de ultrapassagem dos limites do Eu, acompanhada do sentimento gozoso de comunhão com o todo circundante identificado ao divino". Na tradição ocidental cristã da mística há duas metáforas principais para nos aproximar do que seria esse encontro entre o humano e o divino: as núpcias entre um homem e uma mulher e a experiência de um bebê no colo de sua mãe. Acerca da mística e sua interpretação, Maurano,[31] a partir de uma leitura lacaniana do campo da sexualidade, aponta como essa experiência ultrapassa aquilo que poderíamos chamar dos campos da linguagem e da sexualidade. Seria o "gozo mais além". Lacan supõe este como um gozo feminino, não fálico, não viril, mas pautado na entrega de si, dessubjetivado, a entrega a um divino, a um Outro radical, um deleite e um gozo de comunhão.

Não se trata, portanto, de uma experiência do campo da psicose, ainda que haja uma vivência de indiferenciação, "dissolução" com o todo ou integração entre o Eu e a mãe. Não há um aniquilamento subjetivo, algo se preserva, e se torna passível de subjetivação em um segundo momento, quando o sujeito dela se apropria. Trata-se de uma entrega, uma aventura, uma "viagem", viagem com passagem de ida e de volta, e nesse momento posterior, o sujeito, a partir da fala, refere-se à experiência, afirmando-se, em primeira pessoa.

Maurano faz a distinção a partir do caso de psicose de Schreber e de São João da Cruz, místico e sacerdote espanhol do século XVI.[32] Schreber confere a Deus uma intrusão intolerável, que o castra e o torna sua mulher. São João da Cruz escreve a partir do gênero feminino, "como se fosse" buscando união divina: "Esquecida, que dei-me,/O rosto inclinado sobre o Amado;/ Tudo cessou. Deixei-me,/Largando meu cuidado/Por entre as açucenas olvidado". Schreber é invadido de fato, sem "como se", um puro objeto para o gozo do Outro. João da Cruz se entrega subjetivamente, razão pela qual essa experiência é vivida como um gozo Outro". Percebe-se aqui a diferença entre o gozo do Outro e um gozo-Outro. Escrevendo e poetizando sua experiência, João da Cruz a inscreve na ordem simbólica.

Freud, por sua vez, abordou o fenômeno da mística com o já conhecido "sentimento oceânico", a partir da ideia da fusão e separação entre o Eu e o mundo externo. Terêncio,[33] em sua pesquisa acerca da troca de cartas entre Freud e Rolland e da célebre menção, mostra-nos que Romain Rolland não era apenas um simples confidente de Freud, interlocutor de incontáveis cartas. Foi um escritor renomado em sua época, promovendo grande diálogo entre Ocidente e Oriente em questões místico-religiosas, premiado em 1915 com o Nobel de Literatura.

Na carta trocada entre ele e Freud, em 1927, Rolland, após a leitura do texto freudiano *O futuro de uma Ilusão*, aponta que o fundamento verdadeiro da religiosidade seria outro, "algo que ele próprio sempre experimentou como um sentimento oceânico". Este seria um sentimento religioso sem religião, algo subjetivo, sem limites, eterno, oceânico. A partir disso é aberta uma série de possíveis leituras, sendo uma delas a feita pelo pai da psicanálise: pensar o fenômeno à luz da noção de narcisismo radical infantil, a formação daquilo que se poderia entender como externo ou interno ao sujeito e o sentimento "oceânico" como um retorno às primitivas do bebê.

Quanto ao narcisismo, pode ser superficialmente conceituado como o amor e o investimento que o sujeito faz inicialmente em si mesmo (interior) e depois para fora de si, para o outro (exterior).[34] Lacan trabalhou a questão a partir do estádio do espelho, uma metáfora para a formação do Eu.[35] Este se daria quando a criança se deixa capturar pela sua própria imagem refletida no espelho. Para além da imagem e do olhar, o circuito que se fecha com a mãe, o pai ou cuidador, confirmando "sim, esse bebê é você". A criança cria identificação com a imagem do outro, o outro do espelho (que é ela mesma), chegando posteriormente a se reconhecer na imagem.

Para além do narcisismo, podemos arriscar uma aproximação com aquilo que Lacan trabalhou a partir da noção de real.[36] Jorge articula com precisão os registros lacanianos: simbólico, imaginário e real. "O imaginário é simplesmente o sentido; já o real, diz Lacan, é o 'avesso do imaginário', ele é o não sentido, o não senso, o sentido em branco, o *ab-sens*, o sentido ausente".[37] Para além desses dois, fica o registro simbólico, da fala. Vale ressaltar que as noções de real e realidade não se confundem, posto que a noção de "real" não tem que ver com materialidade, com aquilo que acontece na matéria, que pode ser observável e que se pode tocar. O real é a falta de sentido, aquilo que ainda não foi simbolizado, não foi falado. A experiência psicodélica, a experiência mística, a miração, o contato com o divino, tudo isso se apresenta no campo do inefável, indizível, ao menos até que se diga: "Foi um contato com o divino, foi uma revelação, é um mistério, é Deus, é a vida, é o cosmos, é amor". Eis que então o contato ganha sentido.

Conclusão

Um imenso e inexplorado campo de pesquisa e compreensão se apresenta à frente. Mas antes, olhando para trás, é possível constatar que outrora a psicanálise, nas décadas de 1950 e 1960, esteve na vanguarda dos estudos psicodélicos, especialmente com o LSD.[38] À época, psiquiatras de orientação psicanalítica atentaram e pesquisaram fecundamente os incríveis efeitos dos psicodélicos, para equivocadamente tentar compreender o modelo da psicose ou acertadamente verificar a possibilidade de tratamento a pacientes com questões problemáticas relacionadas ao álcool, avançar processos analíticos estagnados, tatear na noção do rebaixamento do ego, da vinda "à tona" de temas conflituosos e até mesmo do bem-estar subjetivo.

Hoje, com a ressurgência psicodélica, a psicanálise se encontra extremamente defasada em relação à psiquiatria, neurologia e a outros modelos terapêuticos tanto na busca da compreensão teórica quanto da aplicação clínica dessas extraordinárias ferramentas como a ayahuasca, e isso não quer dizer que o campo psicanalítico deva replicar modelos de pesquisa do passado, tampouco reproduzir modelos de outras disciplinas, mas talvez olhar para essas substâncias e enxergar suas potencialidades, como a abertura para fala. Ou seja, se não consigo falar das minhas formas de mal-estar, de meus desejos e de como isso tudo me diz respeito, que eu fale do êxtase, da miração, do encontro com o divino. Por fim, este capítulo se propôs a reduzir essa defasagem, com intenção de contribuir aos novos trabalhos que virão.

Com as muitas limitações deste trabalho, como o curto número de páginas e uso mínimo possível de linguagem técnica psicanalítica, foi possível apenas tatear em noções amplas e complexas – que definitivamente merecem mais atenção e aprofundamento –como a reformulação lacaniana do inconsciente como "parte censurada", fazendo-se necessária a simbolização, a fala. Foi abordada a miração, fenômeno que nas religiões ayahuasqueiras faz sentido na lógica do aperfeiçoamento pessoal e da transformação, sentido esse talvez não muito distante da expectativa de quem se deita ao divã do psicanalista e conta um sonho já sonhado em busca de algo mais: a decifração de um código, de algo que interpele, transforme. Tratou-se também do caráter pessoal e biográfico do sonho e da miração: contextos distintos nos quais materiais inconscientes podem até se repetir, mas que ganham significados singulares de pessoa para pessoa, tal como um solo em uma música em que se mesclam notas e acordes já existentes para formar uma composição inédita.

Foi abordada a forma como a ayahuasca vem sendo buscada e consumida em contextos urbanos, por pessoas não indígenas e em demais contextos e intenções variados, mas que podem apontar para a busca de si, de algo não visto, tamponado, sem espaço. Ou ainda para a busca de cura, de novos tons e cores para a vida, de experiências de transe, vivências místicas, transcendência, de pessoas que podem estar, simultaneamente, nas salas de terapias e análise em busca de compreensão para essas vivências.

Aqui, ao final, volto ao título do capítulo. O termo psicodélico se compõe a partir das palavras *psique* (alma) e *delein* (manifestação). Psicodélicos manifestam aquilo que se traz na alma, na mente, muitas traduções e compreensões são possíveis para esse termo. Assim como o "sujeito", enunciado na primeira metade deste texto, aquilo que se busca invocar à manifestação durante uma análise, o sujeito do inconsciente, sujeito desejante, sujeito que busca espaço de fala, que busca se falar. Combinação interessante, uma substância que revela a mente e uma abordagem em que aquilo que se diz sobre a mente forma uma segunda camada de análise, um segundo produto. Que possamos dar voz ao sujeito, este que pode dar as caras no sintoma, que carece de escuta.

Referências bibliográficas

ARAÚJO, R. T. *Experiência mística e psicanálise*. São Paulo, Edições Loyola, 2015.

ARAÚJO, M. C. R. & VIERALVES-CASTRO, R. "A miração daimista e o virtual: correlações e diferenças". *Último Andar*, n. 13, 2005, pp. 36-44.

ARAÚJO, S. *Navegando nas ondas do daime: história, cosmologia e ritual da Barquinha*. Campinas, Editora da Unicamp, 1999.

COUTINHO, T. "Curando através de imagens: notas sobre os mecanismos terapêuticos de um rito urbano de consumo de ayahuasca". *Ciências da religião: história e Sociedade*, vol. 11, n. 2, 2013, pp. 92-114.

CRUZ, S. J. *Noite escura*. 5. ed. Petrópolis, Vozes, 2013.

FERREIRA, L. A. M. *Música e miração: o recebimento e a transmissão musical na Barquinha Príncipe Espadarte (Rio Branco – AC) -2019*. Centro de Artes e Comunicação – Departamento de Música, Universidade Federal de Pernambuco, Recife, 2019, p. 217 (Dissertação de Mestrado).

FREITAS, V. C. & RIBAS K. & CECCARELLI P. R. "Experiências extraordinárias entre o xamanismo e a psicanálise: uma reflexão psicopatológica transcultural". *Estudos de Psicanálise*, n. 52, dez. 2019, pp. 147-160.

FREUD, S. *O caso Schreber, artigos sobre técnica e outros trabalhos (1911-1913)*. Rio de Janeiro, Imago, 1996.

____. *Introdução ao narcisismo, ensaios de metapsicologia e outros textos*. São Paulo, Companhia das Letras, 2010.

____. *Psicopatologia da vida cotidiana*. São Paulo, Companhia das Letras, 2021a.

____. *A interpretação dos sonhos*. São Paulo, Companhia das Letras, 2021b.

JORGE, M. A. C. *As quatro dimensões do despertar – sonho, fantasia, delírio, ilusão*. Rio de Janeiro, Ágora, 2005.

FERREIRA, N. P. & JORGE, M. A. C. *Lacan, o grande freudiano*. Rio de Janeiro, Zahar, 2005.

LACAN, J. *O seminário 11: os quatro conceitos fundamentais da psicanálise*. Rio de Janeiro, Zahar, 1985.

____. *O seminário 1: os escritos técnicos de Freud*. Rio de Janeiro, Zahar, 1986.

____. *Escritos*. Rio de Janeiro, Zahar, 1998a.

____. "O estádio do espelho como formador da função do eu (1949)". *Escritos*. Rio de Janeiro, Zahar, 1998b.

LETHEBY, C. & GERRANS P. "Self unbound: ego dissolution in psychedelic experience". *Neuroscience of Consciousness*, vol. 3, n. 1, 2017.

MAURANO, D. & ALBUQUERQUE, B. "Lacan e a experiência mística à luz da psicanálise". *Revista Latinoamericana de Psicopatologia Fundamental*, vol. 22, 2019, pp. 439-456.

MELO, R. V. A. *Beber na fonte: adesão e transformação na União do Vegetal*. Departamento de Antropologia, Universidade de Brasília, 2010, p. 273 (Tese de Doutorado).

MILLIÈRE, R. "Looking for the self: phenomenology, neurophysiology and philosophical significance of drug-induced ego dissolution". *Frontiers in Human Neuroscience*, vol. 11, 2017, p. 245.

OLIVEIRA, A. C. S. *O chá e os* settings*: a experiência de estar em psicoterapia e fazer uso ritual da ayahuasca*. Faculdade de Ciências Médicas, Universidade Estadual de Campinas, 2018, p. 92 (Dissertação de Mestrado).

ORAM, M. *The trials of psychedelic therapy*. Baltimore, Johns Hopkins University Press, 2018.

PAIVA, V. S. *Ayahuasca, experiências e neoxamanismo: um estudo etnográfico junto ao Grupo Xamânico Caminho do Arco-Íris (Pelotas, RS)*. Instituto de Ciências Humanas, Universidade Federal de Pelotas, 2015, p. 110 (Dissertação de Mestrado).

POLARI, A. "A miração". Disponível em: <http://www.santodaime.org/site/ritual/a-miracao>. Acesso em: 21/9/2022.

QUINET, A. *A descoberta do inconsciente*. Rio de Janeiro, Zahar, 2000.

ROUDINESCO, E. *Por que a psicanálise?* Rio de Janeiro, Zahar, 1999.

ROUDINESCO, E. & PLON, M. *Dicionário de Psicanálise*. Rio de Janeiro, Zahar, 1998.

SOUZA, V. M. *Ayahuasca, identificando os sentidos: o uso ritual da bebida na União do Vegetal*. Antropologia, Universidade Federal do Maranhão, 2010, p. 179 (Dissertação de Mestrado).

TERÊNCIO, M. G. *Um percurso psicanalítico pela mística, de Freud a Lacan*. Florianópolis, Editora da UFSC, 2011.

TUKANO, D. "Ayahuasca e os desafios dos conhecimentos indígenas diante da globalização". Disponível em: <https://www.daiaratukano.com/post/ayahuasca-e-os-desafios-dos-conhecimentos-ind%C3%ADgenas-diante-da-globaliza%C3%A7%C3%A3o>. Acesso em: 21/9/2022.

UTHAUG, M. V. & OORSOUW V. & KUYPERS, K. P. C. *et al.* "Sub-acute and long-term effects of ayahuasca on affect and cognitive thinking style and their association with ego dissolution". *Psychopharmacology*, vol. 235, 2018, pp. 2.979-2.989.

Notas

1 Plon & Roudinesco, 1998.

2 Termo preferido a "paciente" neste contexto.

3 Roudinesco, 1999.

4 Plon & Roudinesco, 1998.

5 Lacan, 1986.

6 Quinet, 2000.

7 Lacan, 1985.

8 *Idem*, 1998a.

9 Paiva, 2015.

10 Tukano, 2021.

11 Jorge & Ferreira, 2005.

12 Paiva, 2015.

13 Araújo & Vieralves-Castro, 2005a.

14 *Idem*, 2005b.

15 *Idem*, 2005c.

16 Polari, 2015a.

17 *Idem*, 2015b.

18 Melo, 2010.

19 *Idem*.

20 Souza, 2010.

21 Araújo, 1999.

22 Ferreira, 2019.

23 Coutinho, 2013.

24 *Idem*.

25 Oliveira, 2018.

26 Letheby & Gerrans 2017; Millière, 2017; Uthaug *et al.*, 2018.

27 Lacan, 1986.
28 Freitas *et al.*, 2019.
29 *Idem*.
30 Araújo, 2015.
31 Maurano, 2019.
32 Autor de *Memórias de um doente dos nervos*, de 1903, livro analisado por Freud em *O caso Schreber*.
33 Terêncio, 2011.
34 Freud, 2010.
35 Lacan, 1998b.
36 Jorge, 2005a.
37 *Idem*, 2005b.
38 Oram, 2018.

PARTE 3

Ayahuasca e pesquisas experimentais

10

Estudos experimentais com ayahuasca e animais

Sueli Mendonça Netto

Neste capítulo, vamos abordar a necessidade da utilização de modelos animais nas pesquisas biomédicas, assim como suas limitações, através de um breve histórico. Discutiremos os principais testes usados para observar efeitos antidepressivos e ansiolíticos de drogas em animais experimentais. Apresentaremos alguns trabalhos relevantes desenvolvidos no Brasil e em outros países sobre os efeitos antidepressivos e ansiolíticos da ayahuasca e de seus constituintes isolados, sobretudo em roedores e primatas. Abordaremos também o potencial antiadicção da bebida.

O aumento no consumo de ayahuasca pelas comunidades urbanas no Brasil e no exterior fez surgir a necessidade de mais estudos sobre essa decocção, principalmente utilizando animais experimentais para investigar seus efeitos. A observação do comportamento dos animais e das dosagens bioquímicas, no cérebro e demais tecidos, poderão nos indicar ações farmacológicas, surgimento de toxicidade ou mesmo interações medicamentosas. Os modelos animais propiciam a investigação dos efeitos comportamentais da ayahuasca em condições ambientais não associadas ao uso ritualístico da bebida. Além disso, podem contribuir para a investigação sobre mecanismos de ação dos alcaloides em substratos neuroanatômicos, mais bem estudados em animais por questões éticas.

Ayahuasca

Ayahuasca é o resultado da decocção de duas plantas amazônicas: o cipó *Banisteriopsis caapi*, da família Malpighiaceae, e as folhas da rubiácea do gênero *Psychotria,* especialmente *Psychotria viridis*. Como foi discutido nos capítulos anteriores, a bebida é tradicionalmente usada para marcar rituais de passagem, xamanismo, profecias, adivinhações e magia de diversos grupos indígenas dessa região, além de ser utilizada como sacramento de religiões sincréticas brasileiras, como o Santo Daime, Barquinha e União do Vegetal (UDV).[1]

O aumento no consumo de ayahuasca em rituais religiosos no Brasil e em vários países fez surgir a necessidade de mais estudos sobre a bebida. Na década de 1990, um projeto de pesquisa pioneiro e multidisciplinar avaliou indivíduos que há mais de dez anos utilizavam regularmente ayahuasca em rituais da UDV em relação a aspectos de saúde geral e mental e comparou com indivíduos que nunca haviam tomado a bebida. Os resultados da pesquisa sugeriram a existência de segurança no uso ritual da ayahuasca.[2]

Esses dados ensejaram o desenvolvimento de novos estudos sobre a farmacologia da ayahuasca, novas pesquisas com seres humanos[3] e também estudos utilizando modelos animais para verificação da composição, toxicidade, efeitos centrais e possíveis efeitos antidepressivos e ansiolíticos.[4] Nas folhas da *Psychotria viridis* encontramos N,N-dimetiltriptamina (DMT), uma substância agonista do receptor da serotonina 5-HT_{2A}, alvo de muitas outras substâncias psicodélicas. Os principais constituintes da *Banisteriopsis caapi* são as betacarbolinas harmina, tetrahidroharmina e harmalina, que atuam como inibidores da enzima monoamina oxidase A (MAO-A), entre outras ações. A inibição da MAO-A pelas betacarbolinas facilita a ação da DMT nos receptores serotoninérgicos.

Animais experimentais nas pesquisas biomédicas

Animais são usados nas pesquisas biomédicas por várias razões, mas principalmente devido à formulação da Teoria da Evolução pela Seleção Natural, por Darwin e Wallace. Publicada em 1859 no livro *A origem das espécies*, essa teoria propõe que todos os seres vivos descendem de um ancestral em comum. Isso significa que os órgãos e tecidos humanos se assemelham aos órgãos e tecidos dos demais animais. Quanto mais próxima uma espécie está da outra, na escala filogenética, maior a semelhança biológica entre elas. Os mamíferos são mais parecidos entre si do que um mamífero e um réptil, assim como os primatas são mais semelhantes entre eles do que um rato a um homem.

As espécies encontradas nos laboratórios dos centros de pesquisa descendem de animais domésticos que sofreram modificações ao longo dos séculos. Essas modificações foram introduzidas através do acasalamento direcionado, um processo que selecionou algumas características desejáveis dos ancestrais. Dessa forma, foi possível selecionar a docilidade do rato de laboratório, por exemplo, comparada à agressividade do animal encontrado na natureza.[5]

É necessário conhecer o comportamento das espécies em seu hábitat para poder trabalhar corretamente com os animais em cativeiro. Informações sobre a sua organização social poderão indicar como os animais deverão ser alojados, alimentados e sob quais circunstâncias reproduzirão com sucesso. Os roedores (ratos e camundongos) são os animais mais utilizados nas pesquisas em virtude do fácil manejo, da manutenção, observação e dos aspectos éticos. Os primatas também são úteis às pesquisas, em razão do alto grau de homologia genética e semelhanças fisiológicas e bioquímicas com os seres humanos; porém, as restrições impostas para o uso de espécies de primatas são maiores do que para as demais. A permissão para esse tipo de manejo só é dada após comprovação da impossibilidade de se usar as demais espécies citadas acima. A neurociência avançou muito utilizando animais invertebrados, como a lula e a aplísia. Diferentes espécies de peixes também foram e ainda são usadas nas pesquisas.[6]

Vale relembrar que há muitas semelhanças entre as estruturas cerebrais dos animais e dos humanos. Por exemplo, o hipocampo, que é uma estrutura que desempenha papel importante na regulação das emoções e na localização espacial, é encontrado tanto em um rato como em um homem. Obviamente, o tamanho e a morfologia são diferentes, embora exerçam as mesmas funções, portanto, devemos levar em conta as diferenças evolutivas e o repertório comportamental. O bulbo olfatório, outro exemplo, é um órgão bem mais desenvolvido nos roedores, quando comparado à espécie humana. Isso se deve ao fato de que esses animais são bem mais dependentes do olfato para sobrevivência, detecção de predadores, busca por alimentos e por parceiros para acasalamento, enquanto os seres humanos dependem principalmente da visão para executar essas tarefas.

Breve histórico sobre a utilização de animais nas pesquisas

Na idade antiga, os filósofos e estudiosos das ciências naturais já comparavam a forma e função dos órgãos dos demais animais aos dos seres humanos. Mesmo antes de Cristo, órgãos de animais eram usados para compreender a anatomia e a fisiologia humanas, assim como a origem e o curso de diversas doenças. Em vários períodos da história, quando se tornou difícil conseguir cadáveres devido à influência religiosa ou à escassez, os pesquisadores os substituíram por animais para dar sequência aos seus estudos.

O uso de animais em pesquisas biomédicas é responsável por avanços no conhecimento de mecanismos de processos vitais, pelo aperfeiçoamento dos métodos de prevenção, diagnóstico e tratamento de doenças, tanto na medicina humana quanto veterinária, além de serem procedimentos de manuseio mais simples e de baixo custo.

As pesquisas com animais experimentais devem sempre obedecer rigorosamente aos princípios éticos. O bem-estar nos centros de pesquisa é uma obrigação de todos, para evitar ao máximo que os animais passem por sofrimento e estresses desnecessários.

Para evitar abusos e sofrimento desnecessários, já na década de 1930 começaram a surgir no Brasil legislações importantes para a garantia da proteção animal, apesar de serem mais genéricas do que as leis que existem atualmente. Em 1934, surgiu o decreto federal nº 24.645, que garantia a proteção indistinta das várias espécies. Em 1991, foi instituída a Comissão Nacional de Bem-Estar Animal (Cobea).

Mais recentemente, a Lei Arouca (nº 11.794/08) estabeleceu normas para a utilização de animais como modelos experimentais. A Lei Arouca tem como objetivo "impor limites nos procedimentos e no uso de animais em estudos científicos, garantir o mínimo de conforto e higiene nos cativeiros e amparar os animais em caso de abusos e maus-tratos". Atualmente, existem alternativas a esse uso para alguns tipos de pesquisas, como modelos computacionais, cultura de células e outros procedimentos alternativos.

Atualmente, todas as pesquisas que almejam a utilização de animais experimentais devem ser avaliadas quanto ao procedimento ético através de critérios específicos e rigorosos. A maioria dos institutos de pesquisa que utilizam esses modelos apresenta comitês de ética que avaliam o protocolo experimental, e quando a instituição não tem o seu próprio comitê, deve submeter seu projeto a um comitê de ética de outro instituto ou universidade.

Modelos animais

De acordo com o pesquisador Paul Willner,[7]

> [...] os modelos animais são usados amplamente para investigar ou iluminar aspectos da psicopatologia humana. No entanto, até que ponto é possível extrapo-

lar de animais para pessoas e considerar o valor das informações derivadas de um modelo animal, dependerá em grande medida da validade do modelo.

Como já foi dito, esses modelos ainda são muito utilizados em pesquisas biomédicas. A exemplo de pesquisas com animais que promoveram benefícios direcionados à população humana podemos citar as vacinas, além de muitos outros medicamentos e procedimentos médicos e cirúrgicos que surgiram ou foram aperfeiçoados por meio de pesquisas com animais. É relevante ressaltar que a confiabilidade de um modelo animal está relacionada à sua validade, um critério ao qual o modelo deverá corresponder. São três as validades mais utilizadas: a *validade aparente* ou *validade de face* avalia a capacidade de um modelo animal em mimetizar os sintomas de determinada condição clínica; a *validade de construto* avalia a habilidade de um modelo em reproduzir aspectos fisiopatológicos da condição estudada, ou seja, um modelo que reproduz os aspectos da biologia de determinada doença que se esteja tentando reproduzir; e a *validade preditiva* avalia a resposta nos animais aos agentes terapêuticos para determinada condiçao em humanos.

A validade preditiva é encontrada mais frequentemente em estudos com animais. A validade aparente também é comumente observada em experimentos, como comentaremos mais adiante ao tratar sobre um experimento realizado com primatas jovens. Já a validade de construto é menos frequentemente evidenciada, uma vez que os aspectos da biologia das doenças geralmente são os alvos a serem investigados, ou seja, aquilo que os pesquisadores almejam compreender. Embora esses modelos sejam fundamentais para o desenvolvimento de fármacos, estudos genéticos, comportamentais e sobre a neurobiologia de condições e doenças, há que se prestar atenção aos limites impostos pelos aspectos subjetivos inerentes às psicopatologias. O modelo deve ser escolhido baseado no objetivo do estudo.[8]

Animais nas pesquisas com ayahuasca

Além de os modelos animais propiciarem a investigação dos efeitos comportamentais da ayahuasca em condições ambientais não associadas ao uso ritualístico da bebida, a investigação sobre mecanismos de ação farmacológica dos alcaloides, substratos neuroanatômicos, toxicidade e interações medicamentosas é mais bem estudada em animais por questões éticas.

Muitos artigos científicos apontam que o uso da ayahuasca não causa desenvolvimento de habituação ou dependência. Com relação à toxicidade, conforme será discutido no capítulo 11, as doses usadas nos rituais religiosos são bastante seguras. Experimentos com animais mostraram que não houve efeitos tóxicos significativos em camundongos após a administração de doses de até 5000 mg/kg de ayahuasca, dose essa considerada bem acima da ingerida nos rituais.[9] Esses dados dão suporte às pesquisas clínicas, assim como estudos envolvendo ayahuasca e modelos animais de psicopatologias.

Existem trabalhos indicando ação antidepressiva da ayahuasca, respaldados principalmente em estudos realizados com seres humanos. Esses estudos indicam que a ayahuasca apresenta efeitos colaterais menos importantes e age mais rápido que as drogas antidepressivas convencionais. Um dado muito interessante, visto que cerca de 40% de pessoas não respondem aos medicamentos antidepressivos existentes no mercado, o que reforça a relevância da identificação de outras substâncias ou processos terapêuticos que auxiliem esses pacientes. Os estudos com animais e ayahuasca são menos numerosos do que estudos com humanos. A seguir, vamos discutir experimentos sobre essas pesquisas, a partir de quatro grupos de pesquisadores que investigam efeitos farmacológicos e comportamentais da ayahuasca ou de seus principais constituintes.

Ayahuasca como antidepressivo

Pesquisadores da Universidade Federal do Rio Grande do Norte realizaram um experimento que teve como objetivo verificar os efeitos agudos da ayahuasca em um modelo de depressão em primatas jovens não humanos. Saguis jovens, machos e fêmeas, foram isolados de suas colônias por oito semanas. Todos foram submetidos à administração aguda de solução salina por gavagem, ou seja, através de uma cânula diretamente no tubo digestivo. Foi feito o monitoramento constante do nível de cortisol fecal, peso corporal e comportamentos como anedonia (incapacidade de sentir prazer), sinalização por odor, piloereção, coçar, autolimpeza (*grooming*), locomoção, sonolência e alimentação; indicadores e comportamentos cujo surgimento ou alteração são indicativos de estresse.

O estresse causado pelo isolamento social fez diminuir o nível de cortisol fecal, a ingestão de alimentos e o peso corporal. A frequência e a duração no consumo de sacarose diminuíram, comportamentos condizentes com anedonia. Os animais apresentaram aumento nos comportamentos de marcação de cheiro, autolimpeza e de se coçar, que podem ser consideradas atividades deslocadas, ou seja, atividades sem um propósito prático que ocorrem em momentos de grande estresse ou pressão. Também foi observado aumento na sonolência, ao passo que mudanças no sono também podem estar relacionadas ao estresse e ao surgimento de depressão.

Sete dias após a administração de salina, os primatas receberam uma única dose de ayahuasca, por gavagem, e novamente os parâmetros comportamentais foram registrados. Foi observada modificação em alguns dos comportamentos medidos: os níveis de cortisol aumentaram e se mantiveram assim por 48h, além de uma redução na coceira, aumento na taxa de alimentação e restauração do peso corporal, principalmente quando observados os machos. Oito dias após a administração da dose única de ayahuasca o peso dos animais e a taxa de alimentação permaneceram altos.

Podemos falar em depressão em relação a animais? No caso do experimento utilizando macacos, descrito aqui, o comportamento se parece muito com o de humanos, embora os aspectos subjetivos da depressão sejam importantes para o diagnóstico. A presença de anedonia, sonolência, diminuição na ingesta de alimentos e do peso corporal configuram indicativos de comportamento depressivo nos primatas não humanos e humanos. Esses sintomas estão descritos no Manual Diagnóstico e Estatístico de Transtornos Mentais (DSM-5) como critérios para diagnóstico de depressão.

Os autores concluíram que os comportamentos observados nos saguis jovens submetidos a oito semanas de isolamento social foram amenizados por uma única dose de ayahuasca. Há, portanto, evidências significativas de efeitos benéficos da ayahuasca para a depressão, obtidas através de estudo utilizando um animal filogeneticamente mais próximo aos humanos do que os roedores.

Efeitos das betacarbolinas presentes na ayahuasca

Efeito ansiolítico

Ainda não há dados suficientes na literatura sobre a ação ansiolítica da ayahuasca, mas alguns de seus constituintes isolados têm sido estudados quanto a esse efeito. Os efeitos ansiolíticos da injeção de harmina sobre o comportamento de ratos Wistar, observado no teste do labirinto em cruz elevado, foram investigados por pesquisadores da Universidade Badji Mokhtar, Argélia.[10]

O teste do labirinto em cruz elevado (LCE) é um modelo naturalístico de ansiedade animal. Foi desenvolvido baseado no conhecimento de que roedores em geral naturalmente têm medo de espaços abertos. Dessa forma, foi construído um aparato de madeira em forma de cruz, elevado 50 cm do solo, com dois braços fechados por paredes com 40 ou 50 cm de altura e dois braços abertos, sem paredes. Os braços do aparato medem cerca de 50 cm de comprimento, mas essas medidas podem sofrer algumas variações. Os roedores, ratos ou camundongos são animais bastante predados na natureza e, portanto, tendem a frequentar e permanecer por mais tempo nos braços fechados do LCE. As medidas de frequência e permanência nos braços abertos são inversamente proporcionais aos níveis de ansiedade do animal, ou seja, quanto mais vezes e mais tempo o animal permanece nos braços abertos do labirinto, estima-se que menor seria o nível de ansiedade.

O estresse crônico, mesmo moderado, é um fator de risco para o surgimento de ansiedade e depressão. Ademais, foi observado que, tanto em humanos como em animais, o estresse pode levar a distúrbios neuroendócrinos e desequilíbrios homeostáticos. Nesse sentido, os estudos com animais experimentais sugerem que um prejuízo da neurotransmissão serotoninérgica estaria relacionado a dificuldades de adaptação ao estresse crônico e à ansiedade.[11]

No estudo realizado na Argélia,[12] os autores submeteram ratos a estresse crônico moderado e os testaram no LCE. Os roedores receberam solução salina, amitriptilina, droga com efeitos antidepressivo e ansiolítico, ou a betacarbolina harmina. Metade dos animais foi colocada em gaiolas individuais e não sofreu nenhum tipo de estresse ambiental (grupo controle), enquanto a outra metade foi submetida ao protocolo de estresse crônico moderado (grupo experimental), usado para desencadear sintomas semelhantes aos depressivos em ratos Wistar. Esse protocolo também pode ser utilizado para rastrear novos tratamentos antidepressivos e investigar a neurobiologia da depressão e suas relações com outras doenças. Os indivíduos do grupo experimental, de forma aleatória, foram submetidos por 30 dias a diferentes estímulos estressores, como privação de água ou alimento por 24 horas e imobilização, e em alguns dias os animais não eram submetidos a estresse. Após o procedimento de estresse crônico moderado, diferentes grupos de ratos foram submetidos a administração com solução salina ou harmina ou amitriptilina, todas por via intraperitoneal (i.p). As drogas foram administradas 30 minutos antes do teste do LCE uma vez por dia, durante sete dias, e o comportamento dos roedores foi avaliado quanto aos possíveis efeitos do tratamento.

A avaliação do comportamento dos ratos submetidos aos estímulos estressores e que receberam salina demonstrou que o número de entradas e o tempo de permanência nos braços abertos do aparato foram significativamente alterados pelo estresse. Esses animais frequentaram e permaneceram menos tempo nos braços abertos, quando comparados aos roedores que também receberam solução salina, mas não foram submetidos ao estresse. Os grupos que receberam amitriptilina e harmina e não foram submetidos ao estresse apresentaram comportamento semelhante ao grupo controle.

A administração de harmina reverteu o comportamento induzido pelo estresse crônico moderado, avaliado a partir da frequência e do tempo de permanência nos braços abertos do LCE, ou seja, o comportamento dos animais que receberam a harmina foi semelhante ao comportamento do grupo controle, resultado semelhante ao observado no grupo que foi submetido ao protocolo de estresse e recebeu a amitriptilina. Esses dados mostram um efeito antiansiedade da harmina. A frequência e permanência nos braços fechados do LCE não foram significativamente alteradas em nenhum grupo, evidenciando que não houve aumento na atividade locomotora causada por quaisquer dos tratamentos.[13]

Efeito antidepressivo

As betacarbolinas presentes na ayahuasca também apresentam efeitos semelhantes aos antidepressivos, em animais. Dentre os modelos experimentais de depressão, o teste da natação forçada (TNF) destaca-se por sua simplicidade e fácil execução. Foi desenvolvido por Porsolt e colaboradores na década de 1970 e é considerado um modelo de desespero comportamental.[14] Nesse teste, camundongos ou ratos são forçados a nadar em um recipiente contendo água, de onde é impossível escapar. Após permanecer nadando por um período, o animal aprende que não há o que possa fazer para fugir. A partir de então, adota uma postura de imobilidade, movimentando suas patas dianteiras apenas o suficiente para não se afogar.

Originalmente, o TNF é dividido em duas etapas: na primeira, o animal é colocado na água por 15 minutos, até que perceba o caráter inescapável da situação. Essa etapa é denominada pré-teste. Numa segunda etapa, o teste propriamente dito, realizado 24 horas após o pré-teste, o animal é colocado no mesmo recipiente contendo água e é medido o tempo de imobilidade total do animal durante cinco minutos. As manipulações farmacológicas são feitas antes do teste. Na prática, encontramos com frequência modificações na forma de usar o TNF. As pesquisas indicam que as drogas antidepressivas são eficazes em diminuir o tempo de imobilidade total no teste.

Em um estudo realizado por pesquisadores da Universidade de Ciências Médicas do Irã, o efeito antidepressivo de três betacarbolinas, dentre as quais se encontra a harmina, foi verificado em camundongos a partir do TNF. O procedimento foi um pouco modificado, não reproduziu o teste original exatamente. Os camundongos foram colocados individualmente em um cilindro de vidro contendo água com 15 cm de profundidade, onde foram forçados a nadar por oito minutos. Trinta minutos antes do TNF, receberam injeção i.p. de salina ou três diferentes doses de harmina. Quando o comportamento dos quatro grupos de animais foi comparado, foi verificado que as três doses de harmina diminuíram significativamente o tempo total de imobilidade no teste, quando comparados com outro grupo que recebeu solução salina.[15]

A harmina tem efeito psicoativo e é a betacarbolina presente em maior quantidade na ayahuasca. Apresenta principalmente ação inibidora da MAO-A, que é um efeito encontrado em algumas drogas antidepressivas. Atua como inibidora da acetilcolinesterase, apresenta ação antioxidante, neuroprotetora e aumenta os níveis de fatores neurotróficos no cérebro. Na literatura, encontramos relatos de seu uso tradicional devido a seus efeitos anti-hipertensivo, antiespasmódico, emético, expectorante, antimicrobiano, antipirético, antidiabético, anti-inflamatório, entre outros. As ações ansiolítica e antidepressiva dessa betacarbolina são atribuídas principalmente à sua interação com o sistema de receptores da serotonina.

As betacarbolinas, principalmente a harmina e a harmalina, ao inibirem a atividade da MAO-A ou se ligarem a receptores da serotonina podem aumentar o nível de serotonina e o efluxo de dopamina no cérebro. Muitas drogas antidepressivas atuam no organismo, entre outras ações, interferindo na neurotransmissão da serotonina e da dopamina, sendo esse último o principal neurotransmissor presente no sistema de recompensa cerebral. Drogas que aumentam os níveis de dopamina podem produzir sensação de bem-estar.

Ayahuasca, animais e etanol

Além dos efeitos sobre a depressão e a ansiedade, vários estudos sugerem efeitos da serotonina na agressividade, impulsividade e alcoolismo. A depressão e o alcoolismo são os diagnósticos psiquiátricos que mais se associam a pacientes que cometeram suicídio. Sabe-se que os precursores da serotonina, l-triptofano e 5-hidroxitriptofano, apresentam efeitos antidepressivos e que compostos que inibem a síntese da serotonina, por bloquearem a ação enzimática da triptofano-hidroxilase, revertem o efeito de drogas antidepressivas. Portanto, é sabido que os compostos que inibem seletivamente a recaptação da serotonina apresentam ação antidepressiva.[16] Vale aqui citar a tetrahidroharmina, um componente da ayahuasca que também apresenta ação de inibição sobre a MAO-A.

A importância de se buscar um tratamento para o alcoolismo é indiscutível. As drogas ditas alucinógenas ou psicodélicas já haviam sido usadas no tratamento da dependência do álcool na década de 1960, mas com sua inclusão na categoria de drogas proscritas, muitos estudos foram interrompidos. Atualmente, após um hiato de algumas décadas, a pesquisa sobre uso terapêutico dos psicodélicos foi retomada.

Os efeitos da ayahuasca contra dependência química vêm sendo estudados há algum tempo. No entanto, não está claro se fatores como o suporte social encontrado nos centros ayahuasqueiros atuariam como principal responsável na remissão das drogas; mais detalhes são encontrados no capítulo 11. Ao estudar a eficácia da ayahuasca contra o desenvolvimento da dependência química utilizando animais experimentais, descartam-se aspectos subjetivos, como a fé, envolvidos na participação das cerimônias religiosas.

Pesquisadores da Universidade Estadual de Santa Cruz, no estado da Bahia, Brasil, utilizaram o modelo de sensibilização comportamental para investigar a ação da ayahuasca no comportamento relacionado aos efeitos do álcool em camundongos.[17] O álcool, de forma semelhante a todas as drogas de abuso, aumenta os níveis de dopamina no *nucleus accumbens,* que faz parte do circuito cerebral de recompensa. Os níveis aumentados de dopamina nessa região provocam a estimulação locomotora em roedores e a administração repetitiva de álcool, ou mesmo única, intensifica essa resposta. A sensibilização é caracterizada por uma resposta mais forte após a primeira vez que o animal sofre um estímulo. A intensificação da resposta pelo álcool compartilha mecanismos neurais com o comportamento de abuso de drogas.

Nesse estudo, os pesquisadores tiveram como objetivo verificar se, em camundongos, a administração de ayahuasca apresentava algum efeito no desenvolvimento da sensibilização comportamental induzida pelo etanol. Foi usado o campo aberto para medir a atividade locomotora dos animais, um aparato constituído por uma arena circular de 40 cm de diâmetro cercada por paredes de madeira, com 50 cm de altura, sem teto e um piso quadriculado. Na literatura, podemos encontrar alguma variação com relação ao tempo de teste, medidas e materiais que constituem o aparato. A locomoção é medida através do cômputo de quantos quadrados os animais atravessam. Outros comportamentos podem ser observados, como levantamento (*rearing*) e congelamento (*freezing*), dependendo do objetivo do experimento.

Os pesquisadores investigaram os efeitos da ayahuasca na atividade locomotora espontânea, hiperlocomoção induzida por etanol e na sensibilização comportamental induzida por etanol. Em dois dias consecutivos os animais foram submetidos a dez minutos de habituação no campo aberto, após receberem solução salina via i.p., a partir da qual foi estabelecida uma linha de base em relação à atividade locomotora.

No terceiro dia, os animais foram separados em grupos e receberam, respectivamente, salina i.p. ou cinco doses crescentes de ayahuasca i.p. (30, 100, 200, 300 ou 500 mg/kg). Não foi observado nenhum efeito da ayahuasca na alteração da atividade locomotora espontânea dos camundongos quando submetidos ao teste do campo aberto. Imediatamente após a primeira avaliação comportamental, parte dos indivíduos que haviam recebido solução salina recebeu outra injeção i.p. de salina e parte recebeu etanol i.p. Todos os animais pré-tratados com ayahuasca também receberam injeção i.p. de etanol. Os roedores foram novamente expostos ao campo aberto para quantificação da locomoção. Foi observada uma hiperlocomoção no grupo de camundongos que recebeu salina e etanol, quando comparado ao grupo controle, que recebeu apenas duas injeções de salina. A ayahuasca, nas doses de 30, 100 e 200 mg/kg não afetou a hiperlocomoção aguda induzida pelo etanol. Já nas doses de 300 e 500 mg/kg, a ayahuasca impediu esse efeito estimulante do etanol.

Sete dias depois, foram formados dois grupos a partir de animais já avaliados: metade do grupo que havia recebido duas injeções i.p. com solução salina recebeu uma terceira injeção i.p. de salina, e a outra metade dos camundongos recebeu etanol, pela primeira vez. Todos os outros grupos receberam etanol pela segunda vez e foram testados no campo aberto. O resultado obtido mostra que houve um aumento na atividade locomotora do grupo que recebeu uma dose de salina e duas de etanol, caracterizando o surgimento de sensibilização comportamental, comparado com o grupo que recebeu todas as injeções de salina. Os demais grupos não desenvolveram sensibilização comportamental. O tratamento com ayahuasca em todas as doses impediu o desenvolvimento de sensibilização comportamental induzida por etanol, mesmo com as doses que não inibiram a hiperlocomoção aguda.[18]

Conclusão

Existem outras espécies e vários outros modelos que não apresentamos aqui e que são utilizados para estudar efeitos neurobiológicos, farmacológicos, adversos, entre outros, da ayahuasca e dos seus constituintes. Ainda há muito a ser elucidado com relação aos efeitos da ayahuasca sobre a saúde humana, entretanto, vimos que é inegável a contribuição dos animais nas pesquisas biomédicas, uma vez que os resultados são bastante promissores. Porém, é imprescindível que alternativas ao seu uso continuem sendo buscadas.

Referências bibliográficas

ANDREATINI, R.; BOERNGEN-LACERDA, R. & VITAL, M. A. B. F. "Modelos animais em psicofarmacologia" *In*: DE ALMEIDA, R. N. *Psicofarmacologia – Fundamentos Práticos*. Rio de Janeiro, Guanabara Koogan, 2006.

APA – AMERICAN PSYCHIATRIC ASSOCIATION. *Diagnostic and statistical manual of mental disorders – V*. Washingon, American Psychiatric Association, 2013.

CALLAWAY, J. C.; MCKENNA, D. J. & GROB, C. S. *et al*. "Pharmacokinetics of ayahuasca alkaloids in health humans". *Journal of Ethnopharmacology*, vol. 65, 1999, pp. 243-251.

CARVALHO, J. E.; ANTONIO M. A. & COSTA M. *et al*. "Efeitos farmacológicos do decocto (hoasca) de *Banisteriopsis caapi* e *Psychotria viridis* em camundongos". *Anais da IX Reunião Anual da Federação das Sociedades de Biologia Experimental (FeSBE)*, vol. 203, 1994.

CATA-PRETA, E. G.; SERRA, Y. A. & MOREIRA-JUNIOR, E. C. *et al*. "Ayahuasca and its DMT and β-carbolines containing ingredients block the expression of ethanol-induced conditioned place preference in mice: role of the treatment environment". *Frontiers in Pharmacology*, vol. 9, n. 561, 2018, pp. 1-14.

DA SILVA, F. S.; SILVA, E. A. S. & DE SOUSA JR., G. M. *et al*. "Acute effects of ayahuasca in a juvenile non-human primate model of depression". *Brazilian Journal of Psychiatry*, vol. 41, n. 4, Jul-Aug. 2019, pp. 280-288.

FARZIN, D. & MANSOURI, N. "Antidepressant-like effect of harmane and other B-carbolines in the mouse forced swim test". *European Neuropsychopharmacology*, vol. 16, 2006, pp. 324-328.

FELDMAN, R. S.; MEYER, J. S. & QUENZER, L. F. *Principles of Neuropharmacology*. Massachusetts, Sinauer Associates, Inc., 1997.

GIANFRATTI, B.; TABACH, R.; SAKALEM, M. E. *et al*. "Ayahuasca blocks ethanol preference in an animal model of dependence and shows no acute toxicity". *Journal of Ethnopharmacology*, vol. 285, 2022, p. 114.865.

GROB, C. S.; MCKENNA, D. J. & CALLAWAY, J. C. "Human psychopharmacology of ayahuasca, a plant hallucinogen used in ritual context in Brazil". *Journal of Nervous and Mental Disorder*, vol. 184, n. 2, 1996, pp. 86-94.

LABATE, B. C "*A reinvenção do uso da ayahuasca nos centros urbanos*". Campinas, Mercado de Letras/ Fapesp, 2004.

MATALLAH, A.; HAMRI, A. & BAIRI, A. *et al*. "Anxiolytic effects of harmine injection on elevated plus-maze behavior in male Wistar rats". *Global Veterinaria*, vol.15, n. 6, 2015, pp. 605-612.

MENDONÇA NETTO, S. "Animais de laboratório". *In*: DE ALMEIDA, R. N. *Psicofarmacologia – Fundamentos Práticos*, Rio de Janeiro, Guanabara Koogan, 2006.

MENDONÇA NETTO, S.; SILVEIRA, R. & COIMBRA, N. C. *et al.* "Anxiogenic effect of median rafe nucleus lesion in stressed rats". *Progress in Neuro-Psychopharmacology & Biological Psychiatry*, vol. 26, n. 6, 2002, pp. 1.135-1.141.

NARDI, A. E.; CORRAL, R. M. & SOARES, B. *et al.* "Final results from the TRAL study: treatment-resistant depression in Latin America – A multicenter, prospective, international, observational study". *Psychiatric Quarterly*, vol. 92, 2021, pp. 1.797-1.815.

OSÓRIO, F. L.; SANCHEZ, R. F. & MACEDO, L. R. *et al.* "Antidepressant effects of a single dose of ayahuasca in patients with recurrent depression: a preliminary report". *Revista Brasileira de Psiquiatria*, vol. 37, n. 1, 2015, pp. 13-20.

PIC-TAYLOR, A.; DA MOTTAB, L. G. & DE MORAIS, J. A. *et al.* "Behavioural and neurotoxic effects of ayahuasca infusion (*Banisteriopsis caapi* and *Psychotria viridis*) in female Wistar rats". *Behavioural Processes*, vol. 118, Sep. 2015, pp. 102-110.

PORSOLT, R. D.; BERTINA A. & JALFRE, M. "Behavioural despair in rats and mice: strain differences and the effects of impramine". *European Journal of Pharmacology*, vol. 51, n. 3, 1978, pp. 291-294.

RIBA, J.; RODRIGUEZ-FORNELLS, A. & URBANO, G. *et al.* "Subjective effects and tolerability of the South American psychoactive beverage ayahuasca in healthy volunteers". *Psychopharmacology*, vol. 154, n. 1, 2001, pp. 85-95.

WILLNER, P. "The validity of animal models of depression". *Psychopharmacology*, vol. 83, n. 1, 1984, pp.1-16.

Notas

1 Labate, 2004.

2 Grob *et al.*, 1990; Callaway *et al.*, 1999.

3 Riba *et al.*, 2001.

4 Pic-Taylor *et al.*, 2015.

5 Mendonça Netto, 2006.

6 *Idem.*

7 Willner, 1984.

8 Andreatini *et al.*, 2006.

9 Carvalho *et al.*, 1984; Gianfratti *et al.*, 2022.

10 Matallah *et al.*, 2005.

11 Ver Mendonça-Netto *et al.*, 2002.

12 Matallah *et al.*, 2005.

13 *Idem.*

14 Prorsolt *et al.*, 1978.

15 Farzin *et al.*, 2006.

16 Feldman *et al.*, 1997.

17 Cata-Preta *et al.*, 2018.

18 *Idem.*

11

O que as pesquisas pré-clínicas nos dizem sobre a ayahuasca

Dimitri Daldegan-Bueno, Natália Maria Simionato,
Vanessa Manchim Favaro e *Lucas Oliveira Maia*

As pesquisas pré-clínicas, em especial as pesquisas utilizando modelos animais, são ferramentas essenciais utilizadas na ciência para investigar fenômenos impossíveis de abordar em humanos. Além da possibilidade de elucidar os mecanismos farmacológicos e neurobiológicos, o uso de modelos animais permite também a investigação da segurança toxicológica de diversas substâncias, incluindo a da ayahuasca. Com base em uma revisão sistemática da literatura científica, este capítulo apresenta e discute os resultados de estudos que investigaram os efeitos da ayahuasca utilizando modelos animais. Até o ano de 2022, 32 estudos utilizaram modelos animais para investigar diversos efeitos da ayahuasca, incluindo sua segurança toxicológica, seu potencial terapêutico para saúde mental e transtorno pelo uso de substâncias e seus efeitos neurobiológicos.

§

A investigação científica da ayahuasca apresenta um grande desafio devido à natureza complexa dos seus efeitos. Ao tratar de substâncias psicodélicas em geral, e da ayahuasca em específico, é essencial considerar características individuais (*set*), assim como características relacionadas ao contexto (*setting*), uma vez que fatores não farmacológicos também podem influenciar os efeitos dessas substâncias.[1] Dessa forma, é necessário considerar pelo menos três áreas pelas quais os efeitos da ayahuasca, incluindo terapêuticos, podem atuar e se influenciar mutuamente: (1) farmacológica, (2) psicológica e (3) social. Como mecanismo farmacológico, a atuação da ayahuasca ou de seus alcaloides em receptores serotoninérgicos (5-HT) está relacionada com efeitos antidepressivos e tem potencial de modular os níveis de monoaminas (serotonina e dopamina) no cérebro; além disso, sua ação tem potencial de modular os níveis de cortisol, aumentar a concentração do fator neurotrófico derivado do cérebro (BDNF), além de estimular a formação de neurônios (neurogênese). Como mecanismos psicológicos, os efeitos da ayahuasca podem auxiliar na regulação emocional, propiciar *insights* que podem levar a mudanças comportamentais positivas sobre aspectos da vida do indivíduo, aumentar determinadas capacidades cognitivas e induzir experiências místicas, que estão correlacionadas com diversos desfechos comportamentais positivos.[2] Em relação à esfera social, suporte social, religiosidade e possíveis expectativas comportamentais de determinado grupo podem ser essenciais nas influências sobre os efeitos da ayahuasca.[3] Por exemplo, alguns grupos ayahuasqueiros desencorajam seus participantes a usarem determinadas substâncias, como o álcool e o cigarro. Considerações adicionais referentes ao contexto de uso da ayahuasca devem ser feitas, entendendo que os desfechos terapêuticos também podem ser influenciados pela dinâmica dos rituais, especialmente considerando que existe uma vasta diversidade de contextos em que a ayahuasca é ingerida.

Dada essa perspectiva multifatorial de ação da ayahuasca, estudar os efeitos da bebida em humanos pode ser extremamente complexo. Por exemplo, pesquisas com pessoas que tiveram experiências em contexto ritualístico, como levantamentos (*surveys*) ou coleta de dados após cerimônias com ayahuasca, lidam com todos os fatores elencados que podem influenciar os efeitos.[4] Estudos em contextos experimentais, como os estudos clínicos, controlam a influência de alguns fatores ligados aos contextos ritualísticos, como as doutrinas e os símbolos religiosos, porém ainda estão sujeitos à influência do próprio contexto clínico e aos efeitos psicológicos subjetivos da experiência com ayahuasca, para além dos efeitos neurofarmacológicos.[5] Nesse sentido, as pesquisas pré-clínicas, incluindo pesquisas com modelos animais, são uma importante ferramenta para investigar os efeitos farmacológicos da ayahuasca por excluir a influência de outros fatores relevantes, como os efeitos psicológicos e a influência do contexto social no uso da ayahuasca. Além disso, o uso de modelos animais permite a investigação de bases biológicas para efeitos comportamentais e ligados à saúde física cujo estudo em humanos traria entraves éticos evidentes, como a avaliação da toxicidade de substâncias ou mesmo seus efeitos sobre o desenvolvimento fetal. Dessa forma, diversos modelos animais têm sido ampla e efetivamente utilizados para caracterizar aspectos importantes, como farmacológicos, neurobiológicos e de toxicidade, resultantes do uso de diversas substâncias, incluindo os psicodélicos e a ayahuasca.

A partir do crescente número de publicações no campo científico em geral e no campo dos estudos sobre a ayahuasca em específico, surgiu a necessidade de selecionar, interpretar e apresentar sistematicamente os resultados de estudos sobre assuntos correlatos. Uma estratégia para solucionar essa demanda é o uso de revisões sistemáticas, um método científico que busca agrupar toda evidência empírica que se encaixe em critérios de elegibilidade pré-especificados para responder a uma pergunta de pesquisa específica.[6] Este método aumenta a confiabilidade dos resultados por avaliar toda a literatura científica de determinada área, contar com critérios de elegibilidade que garantem que os artigos incluídos respondam à pergunta de pesquisa e prezar pela qualidade da evidência científica sendo analisada.

Com o objetivo de identificar os estudos que investigam os efeitos da ayahuasca em modelos animais e sumarizar seus resultados, nós avaliamos de forma sistemática os estudos disponíveis na literatura científica até o ano de 2022.[7] Para tanto, foi desenvolvida uma estratégia de busca contendo elementos referentes à ayahuasca e modelos animais de forma padronizada; essa estratégia foi aplicada em diferentes bases de dados com relevância no campo no início de 2022. As bases de dados foram escolhidas por conterem artigos de temas relacionados com o objetivo central deste trabalho: ciências, neurociências, psicologia e saúde. Dessa forma, cerca de 974 artigos foram identificados na busca e, após um processo de análise em pares, 32 artigos de interesse foram identificados e analisados.

Os estudos identificados investigaram os efeitos agudos ou crônicos da ayahuasca em diversos parâmetros, como toxicidade, modelos de condições de saúde mental (ansiedade, depressão), efeito sobre o potencial de recompensa – um parâmetro ligado à dependência – de outras drogas e efeitos neurobiológicos. A maior parte dos estudos (95%) foi publicada de 2010 em diante, sendo a maioria realizada no Brasil e publicada em periódicos científicos internacionais em língua inglesa. A maioria dos estudos utilizou roedores (ratos e camundongos) como modelo, mas peixe-zebra e primatas também foram utilizados, com menor frequência. Para utilizar doses comparáveis às utilizadas em humanos, muitos estudos utilizaram uma média de quantidade de ayahuasca ingerida por peso em rituais com humanos e, dessa forma, a razão de quantidade de ayahuasca por peso foi convertida para animais. Outras vezes, esse mesmo método foi utilizado pela quantidade de *N,N*-dimetiltriptamina (DMT) na ayahuasca em relação ao peso. A maior parte dos estudos administrou a ayahuasca via oral, pela técnica de gavagem, porém, com menor frequência, a ayahuasca também foi administrada através de injeções intraperitoneais nos animais. Em estudos com peixes, a ayahuasca foi adicionada no tanque de água onde os peixes estavam. No que diz respeito à ayahuasca, alguns estudos usaram seu extrato sem água (liofilizada), enquanto outros usaram a ayahuasca em sua forma de apresentação usual (líquida). Para facilitar a compreensão dos resultados, os estudos foram categorizados em quatro grupos de acordo com os parâmetros avaliados: (1) toxicidade e segurança; (2) comportamentos gerais e modelos de saúde mental; (3) recompensa de outras drogas; (4) neurobiologia e outros resultados. Essas categorias não são mutuamente exclusivas, ou seja, cada estudo pôde ser classificado em mais de uma delas. Em seguida, apresentaremos e discutiremos os principais achados baseados nessas categorias. É possível encontrar a lista dos estudos por categoria na Tabela 2.

Toxicidade e segurança

Foram encontrados 12 estudos que avaliaram a toxicidade da ayahuasca em diferentes modelos animais. As doses investigadas variaram desde doses comparáveis às que são utilizadas em alguns contextos ritualísticos até doses extremamente altas, como, por exemplo, 30 vezes maiores do que é ingerido usualmente em contexto ritualístico. O tempo de administração da ayahuasca variou desde uma dose única até o que é considerado como administração crônica, sendo administrada por semanas e até meses. Os animais dessas pesquisas foram em sua maioria ratos, no entanto, em alguns estudos utilizaram camundongos e ovos de peixe-zebra para avaliar o processo de desenvolvimento. Em alguns estudos, cujo enfoque foi avaliar uma possível toxicidade da ayahuasca no período da gravidez, foram utilizadas exclusivamente ratas fêmeas. Os resultados demonstraram maiores consequências negativas de doses altas: quanto maior a dose, maiores os efeitos tóxicos. Apesar de algumas exceções, só houve sinais de toxicidade a partir de doses muito maiores, como cinco vezes maior, do que as comumente utilizadas em contextos ritualísticos. Os principais efeitos tóxicos observados foram sintomas que fazem parte do repertório da síndrome serotoninérgica, como arrepio dos pelos (piloereção), tremores e postura corporal plana de roedores. Também foram observados: comportamento estereotipado, convulsões, ataxia e diarreia, além de uma redução temporária no consumo alimentar e perda de peso dos animais.

A síndrome serotoninérgica é uma reação tóxica do organismo que pode ser severa e apresentar risco à vida. Ela é resultante da atividade excessiva de serotonina no sistema nervoso tanto periférico quanto central.[8] A ayahuasca tem em sua composição não só a DMT, um potente agonista serotoninérgico, mas também betacarbolinas que são inibidoras da monoamina oxidase (MAO), impedindo assim a degradação de monoaminas, incluindo a serotonina.[9] Dessa forma, é esperado que doses extremamente altas de ayahuasca aumentem os níveis de serotonina no sistema nervoso a um patamar tóxico devido à ação sinérgica dos alcaloides presentes na bebida. Outros efeitos tóxicos encontrados incluíram alterações sanguíneas, como, entre outros, aumento da concentração sérica de triglicerídeos, ureia, creatina e diminuição de linfócitos. No âmbito celular, foi observada a degeneração de neurônios em algumas regiões do cérebro. No que diz respeito a órgãos, também foram observadas alterações como redução do volume do fígado e do hepatócito, além da redução dos níveis de enzimas utilizadas como marcadoras de lesão, como a fosfatase alcalina e a gama GT.

Apesar de a maior parte das alterações ter ocorrido em grupos que receberam doses altas e não ritualísticas, um estudo encontrou alterações em parâmetros da aorta com doses ritualísticas de ayahuasca. Dados provenientes de estudos em humanos em contextos clínicos e estudos com bebedores de ayahuasca de longa data indicam que o uso de ayahuasca não fornece risco cardíaco.[10] No entanto, dado esse resultado e a escassez de estudos controlados com bebedores de longa data, é importante que mais estudos sejam realizados com esses bebedores avaliando parâmetros cardíacos ou investigando populações específicas, como populações com condições cardíacas. Nos trabalhos que avaliaram a toxicidade especificamente em ratas fêmeas grávidas, foi observado que doses altas provocaram alterações renais, atraso no crescimento intrauterino e, em alguns casos, morte de embriões e aumento da ocorrência de anomalias fetais. Enquanto esse tópico ainda não foi abordado extensamente pelo campo biomédico em humanos, não há na literatura científica relatos de efeitos tóxicos em mulheres grávidas ou seus bebês. Estudos preliminares que avaliaram adolescentes expostos à ayahuasca não mostraram alterações em parâmetros de saúde, cognição e uso de drogas.[11] É importante ressaltar que o uso ritualístico da ayahuasca por mulheres grávidas é uma prática cultural realizada em diversas tradições; portanto, essa discussão deve incluir outros campos, como a antropologia e a sociologia, e não se restringir ao campo biomédico.[12]

De forma geral, e apesar de algumas exceções, sinais relevantes de toxicidade foram encontrados em sua maioria a partir de doses maiores do que as comumente ingeridas em contextos ritualísticos com ayahuasca. Décadas de pesquisas e práticas culturais indicam que o uso ritualístico da ayahuasca em humanos é fisiologicamente seguro.[13] Dessa forma, os estudos com modelos animais demonstram que a dose ritualística de ayahuasca é segura, corroborando a literatura existente sobre a segurança da ayahuasca em humanos.

Comportamentos gerais e modelos de saúde mental

Os efeitos da ayahuasca no comportamento dos animais foram investigados em 11 estudos. Os efeitos comportamentais após a administração de ayahuasca foram avaliados em trabalhos que utilizaram ratos machos e fêmeas, grávidas ou não, camundongos em diferentes estágios de vida, saguis e peixes-zebra. Os trabalhos mostraram que a administração de ayahuasca pode influenciar o comportamento de maneira diferente a depender do protocolo e da dose utilizada. Houve diminuição da atividade locomotora, do comportamento de levantar-se e de autolimpeza no teste de campo aberto. Porém, também foi encontrado, após a administração aguda, aumento dos comportamentos exploratórios, cheirar, hipercinesia, movimentos orais e mastigatórios e de piscar o olho.

Em relação aos comportamentos do tipo depressivo, todos os estudos avaliados na revisão encontraram um potencial antidepressivo da ayahuasca, incluindo doses próximas ao que é ingerido em contextos ritualísticos. Esse padrão pode ser observado através da redução do tempo de imobilidade na tarefa de nado forçado e em um modelo animal de depressão em primatas com protocolo de isolamento social, em que a ayahuasca diminuiu o comportamento de coçar e aumentou o consumo alimentar e ganho de peso dos animais. Diante do exposto, os estudos com modelo animal indicam um potencial farmacológico antidepressivo da ayahuasca. Em humanos, estudos transversais nas últimas décadas têm indicado potenciais antidepressivos e, mais recentemente, estudos em contexto clínico, incluindo um ensaio clínico randomizado e duplo-cego, forneceram evidências mais rigorosas para os potenciais antidepressivos da ayahuasca.[14]

Há diversos mecanismos farmacológicos pelos quais a ayahuasca pode exercer efeitos antidepressivos. Por exemplo, a ação agonista da ayahuasca em receptores serotoninérgicos ($5\text{-}HT_{2A}$), que pode induzir neuroplasticidade no córtex cerebral, está relacionada com os potenciais antidepressivos dos psicodélicos em geral.[15] Além da ação em receptores de serotonina, a DMT também é agonista dos receptores sigma-1 – uma classe de receptores que está sendo cada vez mais estudada para potenciais antidepressivos devido às suas ações na regulação de fatores neurotróficos, como o BDNF.[16] Algumas das betacarbolinas presentes na ayahuasca, como a harmina e a harmalina, também têm ações relacionadas aos receptores $5\text{-}HT_{2A}$. Além disso, estudos *in vitro* demonstraram um potencial da harmina em estimular a neurogênese.[17] Nesse sentido, estudos pré-clínicos com os alcaloides isolados da ayahuasca também demonstram potenciais antidepressivos.[18]

Já os trabalhos que avaliaram os efeitos da ayahuasca nos comportamentos do tipo ansioso encontraram resultados mistos. Nesses estudos, os animais foram submetidos às tarefas de labirinto em cruz elevado, campo aberto e de condicionamento de medo ao contexto. Dos sete estudos que investigaram a ansiedade, dois encontraram efeitos ansiolíticos, dois encontraram efeitos ansiogênicos e três não encontraram efeito em parâmetros relacionados à ansiedade. A ação da ayahuasca em receptores serotoninérgicos, bem como a ação de seus alcaloides inibindo a recaptação de serotonina e a atividade da MAO-A, fornecem subsídios teóricos para um potencial ansiolítico da ayahuasca, tendo em vista que substâncias com esses mecanismos podem diminuir sintomas de ansiedade clínica.[19] No entanto, outras ações dos alcaloides da ayahuasca, como algumas betacarbolinas que apresentam ação agonista inversa de receptores GABAérgicos, implicam também potenciais efeitos ansiogênicos. Dessa forma, estudos em animais utilizando os alcaloides da ayahuasca isoladamente, como a DMT e a harmalina, também encontraram efeitos mistos, dependendo do tempo e da dose administrada.[20] Apesar de os resultados com modelos animais serem inconclusivos, há um crescente interesse na ayahuasca como uma ferramenta terapêutica para a ansiedade.[21] Alguns estudos preliminares em humanos reportaram menores escores de ansiedade ou a remissão de sintomas de ansiedade em pessoas que fazem uso ritualístico da ayahuasca.[22] Porém, um estudo duplo-cego controlado por placebo realizado em contexto ritualístico não encontrou efeito da ayahuasca para estados ou traços de ansiedade.[23] Dessa forma, a literatura científica, tanto em modelos animais quanto em humanos, apresenta resultados ainda inconclusivos do potencial da ayahuasca para a ansiedade.

Recompensa de outras drogas

Um total de quatro trabalhos com enfoque em avaliar os efeitos da ayahuasca no potencial de recompensa de outras drogas, incluindo anfetaminas e álcool, foram identificados. Potencial de recompensa diz respeito ao potencial de certas substâncias e comportamentos em estimular sistemas de neurotransmissão e vias neuronais ligadas ao prazer, o que pode levar a comportamentos compulsivos e a dependências. Os quatro estudos envolvendo ayahuasca encontrados utilizaram ratas fêmeas ou camundongos machos. O padrão de administração da ayahuasca nesses estudos variou entre uma única administração até a administração diária por um determinado período. De forma geral, os estudos indicaram um efeito protetor da ayahuasca para comportamentos relacionados ao uso de substâncias. Por exemplo, a redução da autoadministração de anfetaminas e a diminuição da preferência de lugar induzida por álcool e metilfenidato, independentemente do tipo de administração (para saber mais sobre as características dos modelos animais utilizados, ver o capítulo 10). Além disso, a administração de ayahuasca promoveu a restauração dos níveis de expressão de c-Fos (fator de ativação neuronal) induzidas por etanol e metilfenidato.

Esses resultados indicam um potencial farmacológico da ayahuasca para transtornos decorrentes do uso de substâncias, em especial para o álcool. Corroborando esses achados, há um crescente campo de evidência dos psicodélicos, incluindo a ayahuasca, como uma possível ferramenta para auxiliar o tratamento de transtornos relacionados ao uso de substâncias em humanos.[24] Um dos possíveis mecanismos farmacológicos para esse potencial é através do aumento de níveis de serotonina no cérebro, especificamente na via mesolímbica, que poderia atenuar a abstinência de drogas; porém a ação da bebida em outros sistemas, como o GABAérgico, e a neuroplasticidade induzida através do sistema glutamatérgico poderiam também exercer um papel importante para esse potencial terapêutico.[25] Estudos transversais com pessoas que usam ayahuasca ritualisticamente e estudos com populações com transtornos pelo uso de substâncias têm mostrado resultados positivos no sentido de diminuir a fissura ou sintomas psiquiátricos relacionados com o uso de substâncias,[26] corroborando o resultado esperado de acordo com o mecanismo farmacológico supracitado. Dessa maneira, a literatura científica indica que a ayahuasca pode ser uma ferramenta promissora para o alívio de transtornos relacionados ao uso de substâncias. No entanto, ainda faltam no campo estudos rigorosos, como ensaios clínicos duplos-cegos.

Neurobiologia e outros resultados

Foram identificados cinco estudos que objetivaram investigar os efeitos da ayahuasca em diferentes regiões cerebrais. Todos os trabalhos utilizaram ratos machos ou fêmeas como modelo de estudo. Uma parte dos estudos utilizou uma única administração de ayahuasca, enquanto a outra parte estabeleceu um protocolo com administrações repetidas de ayahuasca nos animais. Independentemente do padrão de administração, houve alterações nos sistemas de neurotransmissão inibitórios e modulatórios, incluindo o aumento dos níveis de monoaminas, aminoácidos inibitórios e BDNF em regiões como hipocampo e amídala, que estão envolvidas com aprendizagem, memória e emoção. Esses resultados estão de acordo com estudos em humanos que, utilizando técnicas de neuroimagem, demonstraram que os efeitos agudos da ayahuasca podem modular áreas relacionadas com a memória, emoção, consciência e áreas relacionadas com a rede de modo padrão.[27] Além disso, esses resultados sugerem também que outros sistemas neurotransmissores, como o dopaminérgico e o GABAérgico, são importantes na modulação dos efeitos da ayahuasca.

Além dos estudos investigando os efeitos neurobiológicos, três trabalhos investigaram efeitos diversos da ayahuasca. Os estudos utilizaram ratos ou camundongos e abrangeram administração única ou repetida. Os achados indicam uma possível interação da ayahuasca com fármacos opioides (morfina, propofol) e sugerem efeitos antinociceptivos em camundongos após a administração aguda da ayahuasca. Além disso, em outro estudo foi observado um possível envolvimento da ayahuasca na regulação dos níveis de testosterona e influência no desempenho sexual de ratos machos submetidos ou não ao estresse por privação de sono. Enquanto esses estudos chamam a atenção para possíveis interações da ayahuasca com práticas que podem ocorrer nos contextos de uso tradicionais/religiosos, como a privação de sono em rituais longos ou o uso da ayahuasca por pessoas que fazem uso de opioides ou, ainda, antes de cirurgias, esses resultados são dependentes de estudos individuais e mais estudos são necessários para trazer maior clareza sobre a natureza dos efeitos.

Perspectivas sobre o campo

É relevante elencar algumas limitações sobre os estudos com ayahuasca utilizando modelos animais. A ayahuasca apresenta uma farmacocinética complexa, incluindo o processo de deaminação de enzimas inibidoras da

MAO-A presentes no trato digestivo. Essas enzimas podem variar entre organismos e, portanto, a biodisponibilidade da ayahuasca pode ser diferente de acordo com a espécie sendo estudada. Há também uma variabilidade para padronizar elementos importantes no estudo com ayahuasca, como a dosagem e a via de administração. Outro aspecto importante é que roedores, que foram a maior parte dos modelos utilizados, não têm reflexo emético, portanto, são incapazes de vomitar a ayahuasca. Isso pode aumentar a toxicidade estudada nos modelos, tendo em vista que a purga, caracterizada não exclusivamente pela presença de vômitos, é um processo comum e frequente nos rituais com ayahuasca. Finalmente, a periodicidade de administração, salvo poucas exceções, não mimetizam o padrão de uso da ayahuasca em contexto ritualístico. Muitas vezes doses altas por longos períodos, especialmente em estudos toxicológicos, são utilizadas para intensificar os efeitos da ayahuasca, facilitando assim a investigação do fenômeno. Dessa forma, esses elementos dificultam a transposição dos resultados com modelo animal para a população humana. Não obstante, o conhecimento científico é construído de forma cumulativa, e todos os métodos, incluindo métodos de pesquisa em humanos e animais, têm vantagens e limitações. É esperado que estudos futuros aprimorem as limitações existentes no campo. Por exemplo, existe uma preocupação teórica a respeito da interação da ayahuasca com medicamentos que agem no sistema serotoninérgico, como algumas classes de antidepressivos.[28] Tendo em vista que estudos toxicológicos são extremamente difíceis de serem conduzidos em humanos, estudos com modelos animais avaliando a interação da ayahuasca com medicamentos que atuam na serotonina, em especial antidepressivos, adicionam uma contribuição importante para o campo científico da ayahuasca. Alguns estudos com ratas grávidas demonstraram um potencial da ayahuasca em afetar a prole. Esses estudos encontraram tanto efeito tóxico com doses altas e não ritualísticas quanto efeitos comportamentais positivos, como a diminuição de comportamento relacionado à ansiedade na prole quando já adulta. Esses resultados adicionam evidências para a importância de investigar de forma mais rigorosa os potenciais efeitos a longo prazo da ayahuasca em humanos, como estudos utilizando coortes.

Conclusão

Os estudos com modelos animais e ayahuasca publicados até 2022 indicam que as doses usualmente ingeridas em contextos ritualísticos são seguras. Porém, doses muito altas, que não são utilizadas em contexto ritualístico, apresentam toxicidade provavelmente devido ao excesso de serotonina no sistema nervoso. Os estudos indicam um potencial farmacológico antidepressivo da ayahuasca, mas apresentam resultados ainda inconclusivos em relação à ansiedade. Além disso, os resultados indicam potencial para diminuição de comportamentos relacionados ao transtorno pelo uso de substâncias, especialmente o álcool.

Tabela 2. Estudos investigando ayahuasca em modelos animais identificados até 2020

Estudo	Animal	Categoria avaliada
Reis *et al.* (2020)	Camundongo	Recompensa de outras drogas
Nolli *et al.* (2020)	Rato	Toxicidade e segurança Recompensa de outras drogas
Colaço *et al.* (2020)	Rato	Toxicidade e segurança Comportamentos gerais e modelos de saúde mental Neurobiologia e outros resultados
Andrade *et al.* (2018)	Peixe-zebra	Toxicidade e segurança Comportamentos gerais e modelos de saúde mental
da Motta *et al.* (2018)	Rato	Toxicidade e segurança
da Silva *et al.* (2018)	Sagui	Comportamentos gerais e modelos de saúde mental
Lobão-Soares *et al.* (2018)	Peixe-zebra	Comportamentos gerais e modelos de saúde mental
Cata-Preta *et al.* (2018)	Camundongo	Recompensa de outras drogas
Pires *et al.* (2018)	Camundongo	Recompensa de outras drogas Neurobiologia e outros resultados
Savoldi *et al.* (2017)	Peixe-zebra	Comportamentos gerais e modelos de saúde mental
Santos *et al.* (2017)	Rato	Toxicidade e segurança Neurobiologia e outros resultados

Tabela 2. Estudos investigando ayahuasca em modelos animais identificados até 2020

Estudo	**Animal**	**Categoria avaliada**
Correa-Netto *et al.* (2017)	Camundongo	Comportamentos gerais e modelos de saúde mental
Melo-Junior *et al.* (2016)	Rato	Toxicidade e segurança
Acharezzi *et al.* (2015)	Rato	Toxicidade e segurança
Pitol *et al.* (2015)	Rato	Toxicidade e segurança
Pic-Taylor *et al.* (2015)	Rato	Toxicidade e segurança Comportamentos gerais e modelos de saúde mental Neurobiologia e outros resultados
Favaro *et al.* (2015)	Rato	Comportamentos gerais e modelos de saúde mental
Oliveira-Lima *et al.* (2015)	Camundongo	Comportamentos gerais e modelos de saúde mental Recompensa de outras drogas
Corrêa *et al.* (2014)	Camundongo	Neurobiologia e outros resultados
Alvarenga *et al.* (2014)	Rato	Neurobiologia e outros resultados
de Castro-Neto *et al.* (2013)	Rato	Comportamentos gerais e modelos de saúde mental Neurobiologia e outros resultados
Oliveira *et al.* (2011)	Rato	Toxicidade e segurança Comportamentos gerais e modelos de saúde mental Neurobiologia e outros resultados

Tabela 2. Estudos investigando ayahuasca em modelos animais identificados até 2020

Estudo	Animal	Categoria avaliada
Oliveira *et al.* (2010)	Rato	Toxicidade e segurança
Lima *et al.* (2007)	Rato e camundongo	Toxicidade e segurança Comportamentos gerais e modelo de saúde mental

Referências bibliográficas

ACHAREZZI, B.; TANGERINO, G. & SPERANDIO, L. *et al.* "Avaliação hepática em ratos Wistar expostos ao chá de ayahuasca". *Saúde e Pesquisa*, vol. 8, 2015, p. 423.

ALVARENGA, T. A.; POLESEL, D. N. & MATOS, G. *et al.* "Can ayahuasca and sleep loss change sexual performance in male rats?" *Behavioral Processes*, vol. 108, 2014, pp. 110-116.

ANDRADE, T.; OLIVEIRA, R. D. & SILVA, M. L. D. *et al.* "Exposure to ayahuasca induces developmental and behavioral alterations on early life stages of zebrafish". *Chemico-Biological Interactions*, vol. 293, 2018, pp. 133-140.

BARBOSA, P. C. R.; CAZORLA, I. M. & GIGLIO, J. S. *et al.* "A six-month prospective evaluation of personality traits, psychiatric symptoms and quality of life in ayahuasca-naïve subjects". *Journal of Psychoactive Drugs*, vol. 41, n. 3, 2009, pp. 205-212.

BARBOSA, P. C.; STRASSMAN, R. J. & DA SILVEIRA, D. X. *et al.* "Psychological and neuropsychological assessment of regular hoasca users". *Comprehensive Psychiatry*, vol. 71, 2016, pp. 95-105.

CALLAWAY, J. C. & GROB, C. S. "Ayahuasca preparations and serotonin reuptake inhibitors: a potential combination for severe adverse interactions". *Journal of Psychoactive Drugs*, vol. 30, n. 4, 1998, pp. 367-369.

CAMERON, L. P.; BENSON, C. J. & DUNLAP, L. E. *et al.* "Effects of *N*, *N*-dimethyltryptamine on rat behaviors relevant to anxiety and depression". *ACS Chemical Neuroscience*, vol. 9, n.7, 2018, pp. 1582-1590.

CARHART-HARRIS, R. L., & NUTT, D. J. "Serotonin and brain function: a tale of two receptors". *Journal of Psychopharmacology*, vol. 31, n. 9, 2017, pp. 1.091-1.120.

CATA-PRETA, E. G.; SERRA, Y. A. & MOREIRA-JUNIOR, E. D. C. *et al.* "Ayahuasca and its DMT and β-carbolines containing ingredients block the expression of ethanol-induced conditioned place preference in mice: role of the treatment environment". *Frontiers in Pharmacology*, vol. 9, 2018, p. 561.

COLAÇO, C. S.; ALVES, S. S. & NOLLI, L. M. *et al.* "Toxicity of ayahuasca after 28 days daily exposure and effects on monoamines and brain-derived neurotrophic factor (BDNF) in brain of Wistar rats". *Metabolic Brain Disease*, vol. 35, n. 5, 2020, pp. 739-751.

CORRÊA, J.; AMORIN, V. & NOGUEIRA, D. *et al.* "Quantificação neuronal no córtex cerebral de camundongos sob o uso do chá de ayahuasca". *Revista Neurociências*, vol. 22, 2014, pp. 388-391.

CORREA-NETTO, N. F.; MASUKAWA, M. Y. & NISHIDE, F. *et al.* "An ontogenic study of the behavioral effects of chronic intermittent exposure to ayahuasca in mice". *Brazilian Journal of Medical and Biological Research*, vol. 50, n. 7, 2017, p. e6036.

DALDEGAN-BUENO, D.; SIMIONATO, N. M. & FAVARO, V. M. *et al.* "The current state of ayahuasca research in animal models: a systematic review." *Progress Neuropsychopharmacol and Biological Psychiatry*, vol. 125, 2023, p. 110.738.

DA MOTTA, L. G.; DE MORAIS, J. A. & TAVARES, A. C. A. M. *et al.* "Maternal and developmental toxicity of the hallucinogenic plant-based beverage ayahuasca in rats". *Reproductive toxicology (Elmsford, N.Y.)*, vol. 77, 2018, pp. 143-153.

DA SILVA, F. S.; SILVA, E. A. S. & DE SOUSA JUNIOR, G. M. *et al.* "Acute antidepressant effect of ayahuasca in juvenile non-human primate model of depression". B*ioRxiv*, 2018, p. 254.268.

DA SILVEIRA, D. X.; GROB, C. S. & DE RIOS, M. D. *et al.* "Ayahuasca in adolescence: a preliminary psychiatric assessment". *Journal of Psychoactive Drugs*, vol. 37, n. 2, 2005, pp. 129-133.

DAKIC, V.; MACIEL, R. M. & DRUMMOND, H. *et al.* "Harmine stimulates proliferation of human neural progenitors". *PeerJ*, vol. 4, 2016, p. e2727.

DE CASTRO-NETO, E. F.; DA CUNHA, R. H. & DA SILVEIRA, D. X. *et al.* "Changes in aminoacidergic and monoaminergic neurotransmission in the hippocampus and amygdala of rats after ayahuasca ingestion". *World Journal of Biological Chemistry,* vol. 4, n. 4, 2013, pp. 141-147.

DE RIOS, M. D.; GROB, C. S. & LOPEZ, E. *et al.* "Ayahuasca in adolescence: qualitative results". *Journal of Psychoactive Drugs*, vol. 37, n. 2, 2005, pp. 135-139.

DOERING-SILVEIRA, E.; GROB, C. & RIOS, M. *et al.* "Report on psychoactive drug use among adolescents using ayahuasca within a religious context". *Journal of Psychoactive Drugs*, vol. 37, 2005a, pp. 141-144.

DOERING-SILVEIRA, E.; LOPEZ, E. & GROB, C. S. *et al.* "Ayahuasca in adolescence: a neuropsychological assessment". *Journal of Psychoactive Drugs*, vol. 37, n. 2, 2005b, pp. 123-128.

DOMÍNGUEZ-CLAVÉ, E.; SOLER, J. & ELICES, M. *et al.* "Ayahuasca: pharmacology, neuroscience and therapeutic potential". *Brain Research Bulletin,* vol. 126, pt. 1, 2016, pp. 89-101.

DOS SANTOS, R. G. "Safety and side effects of ayahuasca in humans – an overview focusing on developmental toxicology". *Journal of Psychoactive Drugs*, vol. 45, n. 1, 2013, pp. 68-78.

DOS SANTOS, R. G.; BOUSO, J. C. & HALLAK, J. "Ayahuasca: what mental health professionals need to know". *Revista de psiquiatria clínica*, vol. 44, 2017, pp. 103-109.

DOS SANTOS, R. G.; OSÓRIO, F. L. & CRIPPA, J. A. S. *et al.* "Antidepressive and anxiolytic effects of ayahuasca: a systematic literature review of animal and human studies. *Brazilian Journal of Psychiatry*, vol. 38, n. 1, 2016, pp. 65-72.

DOS SANTOS, R. G.; OSÓRIO, F. L. & ROCHA, J. M. *et al.* "Ayahuasca improves self-perception of speech performance in subjects with social anxiety disorder: a pilot, proof-of-concept, randomized, placebo-controlled trial". *Journal of Clinical Psychopharmacology*, vol. 41, n. 5, 2021, pp. 540-550.

FAVARO, V. M.; YONAMINE, M. & SOARES, J. C. K. *et al.* "Effects of long-term ayahuasca administration on memory and anxiety in rats". *Plos One*, vol. 10, n. 12, 2015, pp. e0145840 - e0145840.

FERNÁNDEZ, X.; DOS SANTOS, R. G. & CUTCHET, M. *et al.* "Assessment of the psychotherapeutic effects of ritual ayahuasca use on drug dependency: a pilot study". *In*: CAVNAR, C. & LABATE, B. C. (ed.). *The therapeutic use of ayahuasca*. Heidelberg, Springer, 2014.

HARTOGSOHN, I. "Set and setting, psychedelics and the placebo response: an extra-pharmacological perspective on psychopharmacology". *Journal of Psychopharmacology (Oxford, England)*, vol. 30, n. 12, 2016, pp. 1.259-1.267.

HAYASHI, T. "Sigma-1 receptor: the novel intracellular target of neuropsychotherapeutic drugs". *Journal of Pharmaceutical Sciences*, vol. 127, n. 1, 2015, pp. 2-5.

HIGGINS, J. P. T.; THOMAS, J. & CHANDLER, J. *et al. Cochrane Handbook for Systematic Reviews of Interventions version 6.2*. Chichester, John Wiley & Sons, 2021, p. 5.

HILBER, P. & CHAPILLON, P. "Effects of harmaline on anxiety-related behavior in mice". *Physiology & Behavior*, vol. 86, n. 1, 2005, pp. 164-167.

IQBAL, M. M.; BASIL, M. J. & KAPLAN, J. *et al.* "Overview of serotonin syndrome". *Annals Clinical Psychiatry*, vol. 24, n. 4, 2012, pp. 310-318.

LABATE, B. C. "Consumption of ayahuasca by children and pregnant women: medical controversies and religious perspectives". *Journal of Psychoactive Drugs*, vol. 43, n. 1, 2011, pp. 27-35.

LIESTER, M. B. & PRICKETT, J. I. "Hypotheses regarding the mechanisms of ayahuasca in the treatment of addictions". *Journal of Psychoactive Drugs*, vol. 44, n. 3, 2012, pp. 200-208.

LIMA, L.; FERREIRA, S. & ÁVILA, L. *et al.* "Ayahuasca central nervous system effects: behavioral study". *Phytotherapie*, vol. 5, 2007, pp. 254-257.

LOBÃO-SOARES, B.; EDUARDO-DA-SILVA, P. & AMARILHA, H. *et al.* "It's tea time: interference of ayahuasca brew on discriminative learning in zebrafish". *Frontiers in Behavioral Neuroscience*, vol. 12, 2018.

MELO-JUNIOR, W.; FILHO, J. & CALDAS, E. *et al.* "Genotoxic evaluations in Wistar rats of the hallucinogenic plant extract ayahuasca". *International Journal of Phytomedicine*, vol. 8, 2016, pp. 249-256.

MORALES-GARCÍA, J. A.; DE LA FUENTE REVENGA, M. & ALONSO-GIL, S. *et al.* "The alkaloids of *Banisteriopsis caapi*, the plant source of the Amazonian hallucinogen ayahuasca, stimulate adult neurogenesis *in vitro*". *Scientific Reports*, vol. 7, n. 1, 2017, p. 5.309.

NASH, J. R. & NUTT, D. J. "Pharmacotherapy of anxiety". *Handbook of Experimental Pharmacology*, vol. 169, 2005, pp. 469-501.

NOLLI, L. M.; DE OLIVEIRA, D. G. R. & ALVES, S. S. *et al.* "Effects of the hallucinogenic beverage ayahuasca on voluntary ethanol intake by rats and on cFos expression in brain areas relevant to drug addiction". *Alcohol*, vol. 84, 2020, pp. 67-75.

OLIVEIRA, C. D. R.; MOREIRA, C. Q. & SÁ, L. R. M. *et al.* "Maternal and developmental toxicity of ayahuasca in Wistar rats". *Birth defects research, Part B: Developmental and reproductive toxicology*, vol. 89, n. 3, 2010, pp. 207-212.

OLIVEIRA, C. D. R.; MOREIRA, C. Q. & SPINOSA, H. S. *et al.* "Neurobehavioral, reflexological and physical development of Wistar rat offspring exposed to ayahuasca during pregnancy and lactation". *Revista brasileira de farmacognosia*, vol. 21, 2011, pp. 1.065-1.076.

OLIVEIRA-LIMA, A. J.; SANTOS, R. & HOLLAIS, A. W. *et al.* "Effects of ayahuasca on the development of ethanol-induced behavioral sensitization and on a post-sensitization treatment in mice". *Physiology & Behavior,* vol. 142, 2015, pp. 28-36.

ORSOLINI, L.; CHIAPPINI, S. & PAPANTI, D. *et al.* "How does ayahuasca work from a psychiatric perspective? Pros and cons of the entheogenic therapy". *Human Psychopharmacology: clinical and experimental*, vol. 35, n. 3, 2020, p. e2728.

PALHANO-FONTES, F.; BARRETO, D. & ONIAS, H. *et al.* "Rapid antidepressant effects of the psychedelic ayahuasca in treatment-resistant depression: a randomized placebo-controlled trial". *Psychological Medicine*, vol. 49, n. 4, 2019, pp. 655-663.

PIC-TAYLOR, A.; DA MOTTA, L. G. & DE MORAIS, J. A. *et al.* "Behavioural and neurotoxic effects of ayahuasca infusion (*Banisteriopsis caapi* and *Psychotria viridis*) in female Wistar rat". *Behavioural Processes*, vol. 118, 2015, pp. 102-110.

PIRES, J. M.; MENDES, F. R. & PIRES, A. P. S. *et al.* "Pre-clinical interaction of ayahuasca, a brew used in spiritual movements, with morphine and propofol". *Brazilian Journal of Pharmaceutical Sciences*, vol. 54, n. 1, 2018.

PITOL, D. L.; SIÉSSERE, S. & DOS SANTOS, R. G. "Ayahuasca alters structural parameters of the rat aorta". *Journal of Cardiovascular Pharmacology*, vol. 66, n. 1, 2015, pp. 58-62.

PONTUAL, A. A. D.; TÓFOLI, L. F. & COLLARES, C. F. *et al.* "The setting questionnaire for the ayahuasca experience: questionnaire development and internal structure". *Frontiers in Psychology*, vol. 12, 2021, p. 2.347.

REIS, H. S.; RODRIGUES, I. R. S. & ANJOS-SANTOS, A. *et al.* "Ayahuasca blocks the reinstatement of methylphenidate-induced conditioned place preference in mice: behavioral and brain Fos expression evaluations". *Psychopharmacology (Berl)*, vol. 237, n. 11, 2020, pp. 3.269-3.281.

RODRIGUES, L. S.; ROSSI, G. N. & ROCHA, J. M. *et al.* "Effects of ayahuasca and its alkaloids on substance use disorders: an updated (2016-2020) systematic review of preclinical and human studies". *European Archives of Psychiatry and Clinical Neuroscience*, vol. 272, n. 4, 2022, pp. 541-556.

SANTOS, A. F. A.; VIEIRA, A. L. S. & PIC-TAYLOR, A. *et al.* "Reproductive effects of the psychoactive beverage ayahuasca in male Wistar rats after chronic exposure". *Revista brasileira de farmacognosia*, vol. 27, n. 3, 2017, pp. 353-360.

SAVOLDI, R.; POLARI, D. & PINHEIRO-DA-SILVA, J. *et al.* "Behavioral changes over time following ayahuasca exposure in zebrafish". *Frontiers in Behavioral Neuroscience*, vol. 11, 2017, p. 139.

SESSA, B. & JOHNSON, M. W. "Can psychedelic compounds play a part in drug dependence therapy?" *The British Journal of Psychiatry*, vol. 206, n. 1, 2015, pp. 1-3.

THOMAS, G.; LUCAS, P. & CAPLER, N. R. *et al.* "Ayahuasca-assisted therapy for addiction: results from a preliminary observational study in Canada". *Current Drug Abuse Reviews*, vol. 6, n. 1, 2013, pp. 30-42.

WU, C.; JIANG, X. L. & SHEN, H. W. *et al.* "Effects of CYP2D6 *status* on harmaline metabolism, pharmacokinetics and pharmacodynamics, and a pharmacogenetics-based pharmacokinetic model". *Biochemical Pharmacology*, vol. 78, n. 6, 2009, pp. 617-624.

Notas

1 Hartogsohn, 2016.

2 Domínguez-Clavé *et al.*, 2016; Orsolini *et al.*, 2020.

3 Barbosa *et al.*, 2009; Pontual *et al.*, 2021.

4 Barbosa *et al.*, 2009.

5 Palhano-Fontes *et al.*, 2019.

6 Higgins *et al.*, 2021.

7 Daldegan-Bueno *et al.*, 2023.

8 Iqbal *et al.*, 2012.

9 Domínguez-Clavé *et al.*, 2016.

10 Barbosa *et al.*, 2016; Dos Santos *et al.*, 2017.

11 Da Silveira *et al.*, 2005; Rios *et al.*, 2005; Doering-Silveira *et al.*, 2005a; Doering-Silveira *et al.*, 2005b)

12 Labate, 2011.

13 Dos Santos, 2013.

14 Orsolini *et al.*, 2020.

[15] Carhart-Harris & Nutt, 2017.
[16] Hayashi, 2015.
[17] Grella *et al.*, 2003; Dakic *et al.*, 2016; Morales-García *et al.*, 2017.
[18] Dos Santos *et al.*, 2016; Cameron *et al.*, 2018.
[19] Nash & Nutt, 2005.
[20] Hilber & Chapillon, 2005; Wu *et al.*, 2009; Cameron *et al.*, 2018.
[21] Domínguez-Clavé *et al.*, 2016.
[22] Orsolini *et al.*, 2020.
[23] Dos Santos *et al.*, 2021.
[24] Sessa & Johnson, 2015.
[25] Liester & Prickett, 2012.
[26] Thomas *et al.*, 2013; Fernández *et al.*, 2014; Rodrigues *et al.*, 2022.
[27] Domínguez-Clavé *et al.*, 2016.
[28] Callaway & Grob, 1998.

12

Ayahuasca e o cérebro

Isabel Wießner

Psicodélicos como a ayahuasca, a dietilamida do ácido lisérgico (LSD) e a psilocibina afetam profundamente a percepção, a cognição e o comportamento humano. Para explicar os mecanismos subjacentes a essas mudanças fundamentais, pesquisas têm examinado os processos cerebrais de pessoas sob efeito da ayahuasca, por diferentes perspectivas. A quantidade de pesquisas neurocientíficas sobre ayahuasca aumentou consideravelmente na última década, em parte devido ao avanço nas técnicas de neuroimagem, em parte pelo crescente interesse sobre as substâncias psicodélicas e seus efeitos na mente, bem como os seus potenciais terapêuticos. Os recentes avanços nas técnicas de neurociência, como a pesquisa com células-tronco e o imageamento por ressonância magnética (MRI), contribuíram ainda mais para novas perspectivas a partir das quais os efeitos da ayahuasca podem ser estudados. Essas novas perspectivas são promissoras e, junto às evidências crescentes dos efeitos benéficos da ayahuasca na saúde mental e nos processos terapêuticos, são responsáveis pelo aumento no número de pesquisas sobre a neurociência da ayahuasca na última década.

Este capítulo oferece um panorama das pesquisas recentes sobre os efeitos da ayahuasca no cérebro, que abrangem desde mudanças em nível molecular até alterações em níveis sistêmicos mais complexos. Tais pesquisas abarcam os efeitos da ayahuasca em: 1) receptores, hormônios e proteínas; 2) neurogênese, neuroplasticidade e neuroproteção; 3) atividade elétrica; 4) fluxo sanguíneo e oxigenação; 5) conectividade funcional; 6) estrutura cerebral; e 7) cognição. Examinaremos a variedade de métodos utilizados para a avaliação dos processos cerebrais, como o bloqueio de receptores cerebrais, a quantificação dos níveis de proteínas, a observação do comportamento das células e dos neurônios, a atividade elétrica dos neurônios, o acompanhamento do fluxo e da oxigenação do sangue, o cálculo das direções, distribuições e eficiência da conectividade das redes cerebrais, a estrutura dos tecidos cerebrais e os testes comportamentais e os questionários psicométricos preenchidos pelos sujeitos nas pesquisas. Além disso, diferentes escalas de tempo serão examinadas, desde mudanças agudas em frações de segundos decorrentes de efeitos sobre a atividade elétrica do cérebro até mudanças estruturais relacionadas ao uso a longo prazo.

É importante também destacar que, uma vez que o *boom* da neurociência da ayahuasca começou há apenas uma década e seus rumos foram guiados pelas tecnologias disponíveis e pelos interesses de aplicabilidade terapêutica, as evidências científicas sobre o tema ainda são preliminares e estão longe de ser abrangentes. Mas, ainda assim, espera-se que este capítulo forneça uma boa compreensão sobre as técnicas fascinantes que permitem vislumbrar os segredos do cérebro e da consciência.

Sinalizadores do cérebro: receptores e moléculas

O nível mais básico que podemos observar ao explorar os efeitos induzidos pela ayahuasca no cérebro é o nível molecular, com seus receptores, neurotransmissores e fatores de crescimento. Apesar da rica vida molecular subjacente aos nossos processos cerebrais, são poucas as pesquisas sobre a ayahuasca que, até o momento, foram conduzidas nesse nível.

Os receptores de serotonina 2A (5-HT_{2A}) são conhecidos por desempenhar um papel crucial na percepção, na cognição e na atividade cerebral sob os efeitos do LSD, da psilocibina e da mescalina. A partir disso, Marta Valle e seus colegas do Hospital de la Santa Creu i Sant Pau em Barcelona exploraram se os receptores 5-HT_{2A} também poderiam estar relacionados aos efeitos da ayahuasca sobre a percepção.[1] Para tanto, a equipe comparou a percepção subjetiva de pessoas sob efeito de ayahuasca, placebo ou cetanserina (um fármaco que bloqueia os receptores 5-HT_{2A}). Observou-se que, quando a ayahuasca foi aplicada com a cetanserina, os efeitos perceptuais foram mais fracos do que quando a ayahuasca foi administrada sozinha. A diferença se deu especialmente nas percepções dos sujeitos sobre "efeitos bons", "gostar" (da experiência), "sentir-se *high*" e "mudanças na realidade externa".[2] Por outro lado, os efeitos da ayahuasca administrada com cetanserina foram mais intensos do que aqueles com placebo, indicando que os receptores 5-HT_{2A} desempenham um papel crucial nessas alterações perceptivas, mas não configuram o único mecanismo envolvido.

Um desses mecanismos pode estar relacionado aos receptores sigma-1. Estes são proteínas que integram processos fundamentais, como a regulação das células, a modulação de neurônios, os processos cognitivos e as respostas anti-inflamatórias e imunológicas. E estudos anteriores mostraram que a *N,N*-dimetiltriptamina (DMT) ativa a resposta anti-inflamatória dos receptores sigma-1 *in vitro*.[3] O trabalho de Simon Ruffel com colegas do King's College London mostrou que a regulação dos receptores sigma-1 é aumentada após o uso (cerimonial) de ayahuasca,[4] em comparação à avaliação antes das cerimônias. Além disso, essas regulações do receptor sigma-1 foram associadas à gravidade de traumas relacionados à infância, ou seja, pessoas que tiveram pontuações maiores em um questionário sobre traumas da infância também mostraram mais alterações na atividade de receptores sigma-1 após o uso de ayahuasca.

Já a equipe de pesquisadores da Universidade Federal do Rio Grande do Norte investigou os mecanismos hormonais e proteicos subjacentes aos efeitos terapêuticos da ayahuasca em sujeitos com depressão. O cortisol é um hormônio que ativa o metabolismo e, assim, fornece energia ao corpo. Pela manhã, grandes quantidades de cortisol estão sendo liberadas para apoiar o despertar em um processo nomeado "resposta de cortisol ao despertar" (CAR). Essa resposta é reduzida em pacientes com depressão. A pesquisadora Ana de Menezes Galvão e seus colegas examinaram os níveis de cortisol ao despertar em pacientes com depressão e em pacientes controles saudáveis, dois dias após a administração de ayahuasca ou placebo.[5] Como esperado, os pacientes no grupo com depressão tiveram redução na CAR em comparação com os controles saudáveis, quando ambos os grupos receberam o tratamento placebo. No entanto, a CAR não diferiu nos pacientes com depressão e nos controles após a ayahuasca, indicando que a ayahuasca normalizou a CAR em pacientes depressivos. Esse achado fornece a primeira evidência para o papel modulador da ayahuasca no metabolismo, o que pode estar relacionado aos seus efeitos terapêuticos.

Outra pesquisa, de Raíssa Nóbrega de Almeida e colegas, mediram os níveis do fator neurotrófico derivado do cérebro (BDNF) no sangue de pacientes com depressão e controles após ayahuasca e placebo.[6] O BDNF é uma proteína que protege e estimula o crescimento dos neurônios. Na investigação, os pesquisadores encontraram níveis aumentados de BDNF no grupo com depressão e no grupo controle após a ingestão da ayahuasca, em comparação com o grupo que tomou placebo. Além disso, os níveis de BDNF se correlacionaram com as melhoras nos sintomas depressivos após a ayahuasca. Em outras palavras, o BDNF parece ser importante para os efeitos terapêuticos da ayahuasca na depressão.

Também na UFRN, Nicole Leite Galvão-Coelho e equipe mediram os níveis sanguíneos da proteína C-reativa (PCR) em pacientes com depressão e controles antes e depois da ayahuasca e do placebo.[7] A PCR é um biomarcador possivelmente envolvido em processos inflamatórios. Os pesquisadores observaram que o grupo de pacientes com depressão apresentava níveis de PCR aumentados, em relação aos controles, antes das intervenções e apresentou diminuição deles após administração da ayahuasca, mas não após o placebo; além disso, os grupos controles também apresentaram redução dos níveis de PCR após a intervenção com ayahuasca. Ademais, as reduções nos níveis de PCR em pacientes foram correlacionadas com a melhora dos sintomas depressivos, destacando a importância da regulação da PCR para a ação terapêutica da ayahuasca na depressão.

No geral, esses estudos sugerem que os receptores 5-HT_{2A} desempenham um papel essencial nos efeitos da ayahuasca na percepção, seguido pelas contribuições potenciais dos receptores sigma-1. Além disso, a ayahuasca parece modular hormônios e proteínas que parecem estar relacionados aos efeitos terapêuticos da ayahuasca na depressão, incluindo respostas normalizadas de cortisol, o aumento dos níveis de BDNF e a diminuição de processos inflamatórios.

Elementos do cérebro: neurônios

Neurônios e células-tronco estão entre as unidades funcionais mais importantes do cérebro. É por isso que as observações sobre o comportamento e as mudanças nas células-tronco e nos neurônios têm sido acompanhadas com particular fascínio, por evidenciar efeitos de neurogênese, neuroplasticidade e neuroproteção. Infelizmente, não há evidências diretas sobre os efeitos da ayahuasca na neuroplasticidade humana, mas resultados promissores já foram obtidos com os componentes da ayahuasca – DMT e as betacarbolinas harmina, tetrahidroharmina (THH) e harmalina – em estudos *in vitro* e *in vivo* com células-tronco neurais de roedores.

Em uma das pesquisas, Calvin Ly e seus colegas da Universidade da Califórnia, em Davis, prepararam culturas corticais de células do córtex pré-frontal (PFC) de ratos embrionários e as expuseram ao DMT por uma vez.[8] Após 24 horas, as culturas corticais tratadas com DMT, em comparação com as culturas controle, não expostas ao DMT, apresentaram um aumento na complexidade da árvore dendrítica (ou seja, no número de ramos, no número de dendritos primários e no comprimento total da árvore dendrítica), no número de espinhos dendríticos e na corrente pós-sináptica excitatória espontânea (sEPSC) – em frequência e amplitude. Outras culturas foram tratadas com DMT e cetanserina, mas nenhum desses efeitos foi observado nelas. Esses achados indicam que a DMT induz neurogênese, espinogênese e plasticidade funcional e que esses efeitos dependem da atividade dos receptores 5-HT_{2A}.

Outro estudo é o de Jose Morales García, do Instituto de Pesquisa Biomédica de Madrid. Essa investigação demonstrou resultados semelhantes nas células do hipocampo de camundongos adultos.[9] Após sete (*in vitro*) e quatro (*in vivo*) dias de tratamento diário com DMT, houve uma ativação do nicho neurogênico, a região do hipocampo responsável pela neurogênese. Além disso, os ratos tiveram melhor desempenho em testes de memória, sugerindo um papel funcional dos efeitos neurogênicos. Mas a DMT não induziu efeitos neurogênicos quando os receptores sigma-1 foram bloqueados, indicando que a neurogênese induzida pela DMT é mediada pelos receptores sigma-1.

Em um outro trabalho, essa mesma equipe investigou os efeitos das beta-carbolinas na neuroplasticidade das células hipocampais.[10] Após sete dias de tratamento diário com harmina, THH, harmalina e harmol, as células tratadas mostraram aumento do crescimento, proliferação e diferenciação de células-tronco em neurônios e astrócitos, em comparação com as células de controle.

No geral, esses estudos sugerem que os compostos de ayahuasca induzem neurogênese e neuroplasticidade e que essas alterações estão relacionadas à ação dos receptores 5-HT_{2A} e sigma-1.

Ritmos do cérebro: atividade elétrica

Para transmitir informações, os neurônios geram e enviam sinais elétricos, que são transportados através de uma rede neuronal densamente conectada às áreas cerebrais de processamento. Dependendo do conteúdo das informações e do estado do cérebro, esses sinais são transmitidos em frequências diferentes, que podem se caracterizar, por exemplo, desde as oscilações gama – muito rápidas, que acontecem em momentos de alta concentração – até as oscilações delta – muito lentas, que ocorrem durante o sono profundo. A potência e a localização dessas frequências nos fornecem informações sobre os processos subjacentes à nossa percepção, cognição e emoção. Essas frequências podem ser medidas por um aparelho de eletroencefalograma (EEG), que é uma touca com vários sensores colocada na cabeça do paciente para registrar as correntes elétricas na superfície do cérebro.

Em um dos primeiros estudos de EEG com ayahuasca, Jordi Riba e sua equipe do Hospital de la Santa Creu i Sant Pau, em Barcelona, demonstraram a redução da potência absoluta de todas as frequências, mais pronunciadas 90 minutos após a administração da ayahuasca.[11] Análises posteriores mostraram que a ayahuasca diminuiu especialmente a potência nas frequências beta – associadas ao foco normal – e em alfa, teta e delta – frequências mais lentas, associadas ao relaxamento e o sono.[12] Essas diminuições foram pronunciadas em duas regiões cerebrais. Nas regiões mais posteriores, o córtex occipital, parietal e temporal, associadas ao processamento sensorial, à integração sensorial e à memória; e no córtex medial temporal e frontal medial, envolvidos no processamento de memória e emoção. No geral, esses achados sugerem que a ayahuasca altera as frequências elétricas relacionadas ao processamento sensorial, à integração multissensorial, à emoção e à memória.

Em um estudo posterior, a equipe confirmou esses achados, observando diminuições nas potências de alfa, teta e delta de pacientes sob efeito da ayahuasca.[13] Nessa pesquisa, as diminuições de alfa no córtex occipital e parietal foram correlacionadas com a intensidade das visões, o que significa dizer que a redução de frequências alfa em áreas de processamento visual foi associada a visões mais intensas. De forma semelhante, a percepção de "contato com a realidade externa" correlacionou-se com as diminuições em teta e delta no córtex frontal medial e no córtex temporal, sugerindo que a perda de contato com a realidade externa está relacionada à proeminência de frequências teta e delta nas áreas de processamento de emoção e memória. Houve também pacientes que tomaram ayahuasca em conjunto com a cetanserina; nesses casos, os efeitos de frequência não foram verificados, destacando o papel dos receptores 5-HT_{2A} na modulação das frequências cerebrais sob efeito da ayahuasca.

Por fim, o estudo de Eduardo Schenberg e equipe, na Universidade Federal de São Paulo, investigou o desenvolvimento temporal de diferentes frequências em diferentes regiões do cérebro.[14] De acordo com os resultados observados, a ayahuasca parece induzir duas fases distintas. A primeira fase (50 minutos após a ingestão da ayahuasca) consiste na diminuição da potência alfa no córtex parieto-occipital, que é relacionado ao processamento visual e à integração de diferentes sentidos. A segunda fase (de 75 a 125 minutos após a ingestão) foi marcada pelo aumento da frequência gama nas regiões posteriores parieto-occipitais e anteriores frontotemporais, que estão relacionadas à cognição e à memória. Além disso, essas mudanças de frequência foram associadas aos níveis sanguíneos de DMT e de betacarbolinas, sugerindo um papel importante desses compostos na modulação das frequências.

Tomados em conjunto, esses estudos indicam que, sob efeito da ayahuasca, ocorre uma redução da potência de frequências mais lentas, como alfa, teta e delta, nas regiões de processamento de sensações, emoções e memórias e um aumento da potência de frequências mais rápidas, como a gama, nas regiões de processamento da cognição. Além disso, essas modulações de frequência parecem ser mediadas por receptores 5-HT_{2A} e estarem relacionadas aos efeitos subjetivos e às concentrações sanguíneas de DMT e betacarbolinas.

Suprimento do cérebro: oxigenação do sangue e fluxo sanguíneo

Para que os neurônios gerem suas frequências elétricas, eles precisam receber oxigênio e outros nutrientes, elementos esses que são transportados pelo sangue. É por isso que as medições de oxigenação e de fluxo sanguíneo em regiões específicas do cérebro nos fornecem evidências indiretas sobre quais áreas são importantes e para quais processos, tendo como base a suposição de que áreas de trabalho árduo consomem mais nutrientes. Mudanças no fluxo sanguíneo e na oxigenação sanguínea são geralmente referidas como "atividade cerebral" e podem ser visualizadas por tomografia computadorizada de emissão de fóton único (SPECT) e por ressonância magnética funcional (fMRI). A vantagem dessas técnicas de imagem reside em uma alta resolução espacial, em contraste com os registros de EEG que têm uma resolução temporal mais alta.

O primeiro estudo SPECT sobre a atividade do fluxo sanguíneo sob efeito da ayahuasca foi conduzido por Jordi Riba e sua equipe do Hospital de la Santa Creu i Sant Pau.[15] Em comparação com o que era visto nos pacientes que tomaram placebo, os dados daqueles que ingeriram ayahuasca mostraram o aumento na atividade das regiões frontais, incluindo o cíngulo anterior e a ínsula anterior, que processam a emoção, a interocepção, a consciência corporal e a autoconsciência. Além disso, a atividade nas regiões paralímbicas foi aumentada, incluindo a amídala/para-hipocampo, locais que têm um papel importante no processamento da emoção e da memória. No geral, esses achados sugerem que a ayahuasca ativa regiões cerebrais importantes para o processamento emocional, corporal e do ego.

Outro estudo SPECT, feito por Rafael Sanches e equipe na Faculdade de Medicina de Ribeirão Preto, examinou as alterações subagudas (após o término dos efeitos agudos) do fluxo sanguíneo em pacientes com depressão.[16] Foi observado que, oito horas após a administração da ayahuasca, a atividade no núcleo *accumbens*, na ínsula e na área subgenual – regiões envolvidas no processamento emocional e afetadas na depressão – foi aumentada, comparado a antes de receberem ayahuasca. Além disso, os pacientes apresentaram reduções dos sintomas depressivos e de outros sintomas psiquiátricos por até 21 dias. No geral, essas descobertas indicam que a ayahuasca pode exercer efeitos sustentados sobre a atividade cerebral e que esses efeitos acompanham melhoras nos sintomas depressivos.

O primeiro estudo de fMRI sobre a atividade de oxigenação do sangue sob efeito da ayahuasca foi realizado por Draulio de Araujo e sua equipe da Universidade Federal do Rio Grande do Norte.[17] Para investigar o processamento visual sob efeito da ayahuasca, imagens foram mostradas aos participantes que, em seguida, foram instruídos a fecharem seus olhos e imaginarem essas mesmas imagens. Esse protocolo foi seguido com as pessoas sem ingerir ayahuasca e ingerindo ayahuasca. Sem ingestão de ayahuasca, no momento dos olhos fechados, a atividade no córtex visual primário, no córtex retroesplenial e no córtex temporal inferior posterior – regiões que processam informações visuais, memória e associações contextuais – diminuiu. Já sob efeito da ayahuasca, a atividade nessas regiões não diferiu entre as condições de olhos abertos e olhos fechados, indicando um aumento do processamento visual e de memória induzido pela ayahuasca. Além disso, as ativações no córtex visual primário foram correlacionadas com escores de experiências subjetivas.

No geral, esses estudos apontam para um aumento da atividade cerebral em regiões relacionadas ao processamento da memória, da emoção, do ego e de sinais corporais, mas também em regiões de processamento e integração de informações visuais. As mudanças no processamento visual estão relacionadas às experiências subjetivas, indicando uma relação entre os mecanismos cerebrais e os efeitos perceptivos.

Percursos do cérebro: conectividade

Quando o cérebro processa informações, isso raramente depende de uma única área. Vastas redes de áreas distribuídas se conectam para trocar informações, enviar comandos e inibir processos. As conexões são medidas pela sequência temporal das ativações regionais e são indicadores de quais áreas colaboram e em que ordem conduzem as etapas de processamento.

Em um estudo de fMRI, Fernanda Palhano-Fontes e seus colegas da Universidade Federal do Rio Grande do Norte exploraram os efeitos da ayahuasca na rede de modo padrão (DMN).[18] Essa rede é distribuída pelo cérebro e ativada quando descansamos e começamos a divagar, a pensar sobre nós mesmos, sobre o passado ou o futuro. Em distúrbios clínicos, como na depressão, na esquizofrenia e na fobia social, a atividade da DMN fica aumentada. Mas sob efeito da ayahuasca, em comparação com antes da administração, há uma diminuição da atividade no córtex pré-frontal medial (mPFC) e na atividade e conectividade dentro do córtex cingulado posterior (PCC)/pré-cuneiforme, regiões-chave da DMN e envolvidas no processamento de memória, emoção e relacionadas ao ego.

Lorenzo Pasquini e equipe, da Universidade da Califórnia, em São Francisco, ampliaram essas descobertas investigando os efeitos subagudos da ayahuasca na DMN e na rede de saliência (SN).[19] O papel da SN é alternar o funcionamento entre a DMN e a rede executiva central (CEN). A CEN é considerada a contraparte da DMN, sendo ativada quando exercemos uma tarefa exigente. A ativação da CEN geralmente vem junto com uma desativação da DMN, e vice-versa. Em comparação com o placebo, após ayahuasca (+24 horas) mostrou-se uma conectividade diminuída dentro do PCC (uma região-chave da DMN), aumentada dentro do córtex cingulado anterior (ACC; uma região-chave da SN) e aumentada entre a DMN e a SN. Além disso, foram observadas correlações entre a conectividade reduzida na DMN e a volição subjetiva, entre a conectividade aumentada na SN e a somestesia e entre a conectividade aumentada entre DMN e SN e afeto. No geral, essas descobertas indicam que a ayahuasca muda subagudamente as redes cerebrais e que essas mudanças estão relacionadas às percepções de intencionalidade, de interocepção e afeto.

Um estudo de fMRI semelhante de Frederic Sampedro e seus colegas, da Universidade Autônoma de Barcelona, explorou as mudanças de conectividade pós-agudas e sua relação com as capacidades de atenção plena (*mindfulness*).[20] Atenção plena é a observação imparcial e a autorregulação da atenção ao momento presente e está relacionada a benefícios terapêuticos em casos como estresse e depressão. Em comparação com antes da administração, 24 horas após administração de ayahuasca, houve aumento da conectividade entre o PCC e o ACC e da conectividade entre o ACC e o córtex temporal medial, regiões envolvidas no processamento da emoção e da memória. Essas conectividades aumentadas se correlacionaram com o aumento subjetivo de não reagir (+24 horas) e não julgar até 2 meses após a ayahuasca.

Joan Francesc Alonso e seus colegas da Universidade Politécnica da Catalunha, em Barcelona, exploraram a conectividade e a direcionalidade das oscilações cerebrais elétricas em um estudo EEG.[21] Sob efeito da ayahuasca, em comparação com o placebo, houve uma diminuição da influência das regiões frontais que usualmente são altamente controladoras das regiões posteriores (central, parietal, occipital). Por outro lado, a influência dessas regiões posteriores nas regiões frontais aumentou. As diminuições no controle frontal se correlacionaram com a intensidade subjetiva dos efeitos. Esses achados indicam que a ayahuasca inverte a hierarquia normal de controle frontal e que as mudanças na transmissão de informações estão relacionadas à percepção subjetiva.

Já Aline Viol e seus colegas da Universidade Federal do Rio Grande do Norte caracterizaram de modo mais detalhado a conectividade da rede cerebral em um estudo de fMRI.[22] Sob efeito da ayahuasca, e em comparação com antes da administração, as conexões foram mais amplamente distribuídas, indicando um aumento no tamanho da rede. O número de conexões que se encontram, formando nós, foi mais diversificado, indicando um aumento da entropia ou "caos" na conectividade da rede. Por fim, havia mais conexões em regiões mais próximas entre si e menos conexões em regiões mais distantes uma da outra, indicando o aumento da eficiência e da integração nas redes locais e uma diminuição delas nas redes globais.

No geral, esses estudos sugerem que a ayahuasca reduz a conectividade da DMN, aumenta a conectividade da SN, aumenta a conectividade entre a DMN e a SN, reduz o controle frontal e aumenta o caos geral na rede cerebral. Além disso, essas mudanças de conectividade parecem estar relacionadas à percepção subjetiva e à atenção plena.

Estrutura do cérebro: o tecido

O cérebro é um órgão flexível que está continuamente aprendendo, memorizando, corrigindo e se aprimorando. Ele é capaz de modificar seus elementos básicos – os neurônios – por neuroplasticidade, mas pode também transformar-se em nível mais global, no tecido cerebral, o que pode acontecer durante o crescimento da pessoa, durante o aprendizado, através da nutrição, no envelhecimento, por doenças e no uso regular de drogas.

Sobre essa questão, José Carlos Bouso e seus colegas do Instituto de Pesquisa Biomédica de Sant Pau, em Barcelona, exploraram os efeitos do uso regular de ayahuasca no tecido cerebral.[23] Em um estudo de ressonância magnética, eles escanearam a espessura do tecido cerebral de usuários regulares de ayahuasca (uso, em média, de 123 vezes durante 5 anos) e de não usuários. Em comparação com os não usuários, os usuários de ayahuasca apresentaram um tecido mais fino nas partes do giro frontal e occipital, do pré-cuneus e do PCC, e mostraram um tecido mais espesso no giro pré-central e no ACC. Considerando que o PCC está associado ao autoprocessamento, não é surpreendente que haja uma correlação entre o afinamento do PCC e a autotranscendência, uma dimensão da personalidade. Curiosamente, também houve uma correlação entre o afinamento do PCC e o período e a quantidade de uso, indicando que uma maior experiência com ayahuasca está relacionada a afinamentos do PCC.

De modo geral, esses achados mostram que o uso intenso de ayahuasca está associado a mudanças estruturais no cérebro, especialmente afinamentos do PCC, que por sua vez estão relacionados à autotranscendência.

Cognição e comportamento

Além de observar a arquitetura e as funções do cérebro, uma abordagem interessante para deduzir os mecanismos cerebrais subjacentes é aplicar testes neuropsicológicos de processos cognitivos, como memória de trabalho, controle inibitório, planejamento, flexibilidade cognitiva e criatividade, que estão relacionados a diferentes processos cerebrais.

Os efeitos agudos da ayahuasca na cognição foram investigados em usuários regulares de ayahuasca por José Carlos Bouso e sua equipe do Instituto de Pesquisa Biomédica de Sant Pau, em Barcelona.[24] Sob efeito da ayahuasca (+2 horas), em comparação com antes da administração, os usuários mostraram um aumento do controle inibitório e uma diminuição da memória de trabalho e do planejamento. Notavelmente, as reduções de planejamento foram encontradas apenas em usuários ocasionais, mas não nos experientes. Além disso, o desempenho do planejamento se correlacionou com o uso anterior de ayahuasca, indicando que uma maior experiência com ayahuasca está relacionada a melhores habilidades de planejamento sob efeito agudo da ayahuasca.

Já os efeitos subagudos da ayahuasca na cognição foram investigados por Ashleigh Murphy-Beiner e Kirstie Soar, da Universidade do Leste de Londres.[25] Em comparação com antes da administração, 24 horas após a administração da ayahuasca houve um aumento na flexibilidade cognitiva, conforme medido pelo Teste Wisconsin de Classificação de Cartas (WCST), indicando um efeito benéfico da ayahuasca na flexibilidade cognitiva.

Essa noção é apoiada por um estudo a longo prazo de José Carlos Bouso.[26] Após 8-12 meses e em comparação com um grupo de controle, os usuários regulares de ayahuasca (sóbrios) mostraram aumentos na flexibilidade cognitiva, conforme medido pelo WCST, no controle inibitório, conforme medido pela tarefa Stroop, e na memória de trabalho, conforme medido pela tarefa de sequenciamento de letras e números. No geral, esses achados estão de acordo com aqueles sobre os efeitos agudos e sugerem que os prejuízos agudos da memória de trabalho podem ser revertidos a longo prazo.

Kim Kuypers e sua equipe da Universidade de Maastricht, na Holanda, investigaram os efeitos da ayahuasca no pensamento divergente e convergente, duas capacidades relacionadas à criatividade.[27] O pensamento divergente requer uma forma de pensar livre, intuitiva e associativa e é necessário para a produção criativa, enquanto o pensamento convergente requer uma forma de pensar estrita, racional e analítica e é importante para a avaliação criativa. Comparado com antes da administração, a ayahuasca aguda aumentou o pensamento divergente e diminuiu o pensamento convergente. No entanto, o pensamento convergente sofreu aumento persistente de 24 horas até 4 semanas após a ingestão de ayahuasca, em outro estudo,[28] sugerindo, de maneira geral, que as deficiências de pensamento convergente agudas podem ser revertidas a longo prazo.

Em suma, esses estudos indicam que a ayahuasca melhora de forma aguda o controle inibitório e o pensamento divergente e prejudica a memória de trabalho, o planejamento e o pensamento convergente. Curiosamente, a flexibilidade cognitiva parece melhorar de forma subaguda (+ 24h) e a longo prazo (8-12 meses), assim como a memória de trabalho, o controle inibitório e o pensamento convergente parecem aumentar a longo prazo.

Conclusão

Este capítulo buscou oferecer uma visão geral sobre os processos cerebrais sob efeito da ayahuasca, partindo desde a conectividade molecular até a conectividade nas redes neuronais e em nível comportamental. Vimos que a ayahuasca exerce efeitos fundamentais em todos esses níveis. Em nível molecular, os receptores 5-HT_{2A} demostraram ter um papel crucial na mediação dos efeitos subjetivos da ayahuasca. Além disso, a ayahuasca parece modular uma variedade de hormônios e proteínas relacionados à neurogênese e a processos inflamatórios, o que sugere potenciais mecanismos subjacentes aos seus efeitos terapêuticos na depressão. Essa noção é ainda apoiada pela pesquisa em nível neuronal, indicando que os compostos presentes na ayahuasca (DMT e betacarbolinas) induzem neurogênese e neuroplasticidade que dependem da ação dos receptores 5-HT_{2A} e sigma-1.

No nível da transmissão do sinal elétrico, a ayahuasca parece aumentar frequências gama – rápidas e relacionadas à concentração – em regiões importantes para a cognição e a memória. Além disso, a ayahuasca parece reduzir as frequências alfa, teta e delta – mais lentas e "relaxantes" – em regiões importantes para a sensação, emoção e memória, um efeito relacionado à ação do receptor 5-HT_{2A} e à percepção subjetiva. Resultados semelhantes foram obtidos nos estudos com foco nos processos de metabolização, envolvendo fluxo sanguíneo e oxigenação sanguínea, em que a ayahuasca aumentou a atividade das regiões que processam sensação, memória, interocepção e regulação da emoção – achados que foram acompanhados por efeitos antidepressivos e outros efeitos subjetivos. A ayahuasca também influenciou a atividade cerebral em níveis mais complexos de conectividade da rede cerebral. O controle de cima para baixo (*top-down control*) foi reduzido, enquanto o caos geral na conectividade da rede foi aumentado. A conectividade da DMN foi reduzida, enquanto a conectividade da SN e a conectividade entre DMN e SN foram aumentadas e esses efeitos foram relacionados à percepção sensorial, afetiva, de volição e atenção plena.

O uso regular de ayahuasca ao longo de vários anos está relacionado a mudanças na estrutura do cérebro, com espessamento em regiões-chave da SN (como o ACC) e afinamentos em regiões-chave da DMN (como o PCC), efeitos que estão relacionados à quantidade de uso de ayahuasca e à autotranscendência subjetiva. Em um nível cognitivo, a ayahuasca melhorou agudamente o controle inibitório e o pensamento divergente, mas prejudicou a memória de trabalho, o planejamento e o pensamento convergente. No entanto, os estudos sugerem que a memória de trabalho, a flexibilidade cognitiva e o pensamento convergente parecem melhorar a longo prazo.

Apesar da variedade de resultados em diversos níveis de processamento, os mecanismos exatos e as relações entre esses efeitos permanecem desconhecidos. No entanto, com o interesse crescente em se pesquisar mais detalhes relacionados aos efeitos da ayahuasca no cérebro, os próximos anos certamente ampliarão nosso conhecimento sobre esses processos e revelarão muitas surpresas que nos ajudarão a compreender melhor nossa própria mente e a consciência.

Referências bibliográficas

ALONSO, J. F.; ROMERO, S. & ANGEL-MAÑANAS, M. *et al.* "Serotonergic psychedelics temporarily modify information transfer in humans". *International Journal of Neuropsychopharmacology*, vol. 18, n. 8, 2015, pp. 1-9.

BOUSO, J. C.; FÁBREGAS, J. M. & ANTONIJOAN, R. M. *et al.* "Acute effects of ayahuasca on neuropsychological performance: differences in executive function between experienced and occasional users". *Psychopharmacology*, vol. 230, n. 3, 2013, pp. 415-424.

BOUSO, J. C.; GONZÁLEZ, D. & FONDEVILA, S. *et al.* "Personality, psychopathology, life attitudes and neuropsychological performance among ritual users of ayahuasca: a longitudinal study". *PLoS ONE*, vol. 7, n. 8, 2012, p. e42421.

BOUSO, J. C.; PALHANO-FONTES, F. & RODRÍGUEZ-FORNELLS, A. *et al.* "Long-term use of psychedelic drugs is associated with differences in brain structure and personality in humans". *European Neuropsychopharmacology*, vol. 25, n. 4, 2015, pp. 483-492.

DE ALMEIDA, R. N.; GALVÃO, A. C. M. & DA SILVA, F. S. *et al.* "Modulation of serum brain-derived neurotrophic factor by a single dose of ayahuasca: observation from a randomized controlled trial". *Frontiers in Psychology*, vol. 10, 2019, p. 1.234.

DE ARAUJO, D. B.; RIBEIRO, S. & CECCHI, G. A. *et al.* "Seeing with the eyes shut: neural basis of enhanced imagery following ayahuasca ingestion". *Human Brain Mapping*, vol. 33, n. 11, 2012, pp. 2.550-2.560.

GALVÃO, A. C. D. M.; DE ALMEIDA, R. N. & SILVA, E. A. S. *et al.* "Cortisol modulation by ayahuasca in patients with treatment resistant depression and healthy controls". *Frontiers in Psychiatry*, vol. 9, 2018, p. 185.

GALVÃO-COELHO, N. L.; DE MENEZES GALVÃO, A. C. & DE ALMEIDA, R. N. *et al.* "Changes in inflammatory biomarkers are related to the antidepressant effects of ayahuasca". *Journal of Psychopharmacology*, vol. 34, n. 10, 2020, pp. 1.125-1.133.

KUYPERS, K. P. C.; RIBA, J. & DE LA FUENTE REVENGA, M. *et al.* "Ayahuasca enhances creative divergent thinking while decreasing conventional convergent thinking". *Psychopharmacology*, vol. 233, n. 18, 2016, pp. 3.395-3.403.

LY, C.; GREB, A. C. & CAMERON, L. P. *et al.* 2018. "Psychedelics promote structural and functional neural plasticity". *Cell Reports*, vol. 23, n. 11, 2016, pp. 3.170-3.182.

MORALES-GARCÍA, J. A.; CALLEJA-CONDE, J. & LOPEZ-MORENO, J. A. *et al.* "*N,N*-dimethyltryptamine compound found in the hallucinogenic tea ayahuasca, regulates adult neurogenesis *in vitro* and *in vivo*". *Translational Psychiatry*, vol. 10, n. 1, 2020, p. 331.

MORALES-GARCÍA, J. A.; DE LA FUENTE REVENGA, M. & ALONSO-GIL, S. *et al.* "The alkaloids of *Banisteriopsis caapi*, the plant source of the amazonian hallucinogen ayahuasca, stimulate adult neurogenesis *in vitro*". *Scientific Reports*, vol. 7, n. 1, 2017, p. 5.309.

MURPHY-BEINER, A. & SOAR, K. "Ayahuasca's 'afterglow': improved mindfulness and cognitive flexibility in ayahuasca drinkers". *Psychopharmacology*, vol. 237, n. 4, 2020, pp. 1.161-1.169.

PALHANO-FONTES, F.; ANDRADE, K. C. & TÓFOLI, L. F. *et al.* "The psychedelic state induced by ayahuasca modulates the activity and connectivity of the default mode network". *PLoS ONE*, vol. 10, n. 2, 2015, p. e0118143.

PASQUINI, L.; PALHANO-FONTES, F. & DE ARAÚJO, D. B. "Subacute effects of the psychedelic ayahuasca on the salience and default mode networks". *Journal of Psychopharmacology*, vol. 34, n. 6, 2020, pp. 623-635.

RIBA, J.; ANDERER, P. & JANÉ, F. *et al.* "Effects of the South American psychoactive beverage ayahuasca on regional brain electrical activity in humans: a functional neuroimaging study using low-resolution electromagnetic tomography". *Neuropsychobiology*, vol. 50, n. 1, 2004, pp. 89-101.

RIBA, J.; ANDERER, P. & MORTE, A. *et al.* "Topographic pharmaco-EEG mapping of the effects of the South American psychoactive beverage ayahuasca in healthy volunteers". *British Journal of Clinical Pharmacology*, vol. 53, n. 6, 2002, pp. 613-628.

RIBA, J.; ROMERO, S. & GRASA, E. *et al.* "Increased frontal and paralimbic activation following ayahuasca, the pan amazonian inebriante". *Psychopharmacology*, vol. 186, n. 1, 2006, pp. 93-98.

RUFFELL, S. G. D.; NETZBAND, N. & TSANG, W. *et al.* "Ceremonial ayahuasca in amazonian retreats – mental health and epigenetic outcomes from a six-month naturalistic study". *Frontiers in Psychiatry*, vol. 12, 2021, p. 898.

SAMPEDRO, F.; REVENGA, M. D. L. F. & VALLE, M. *et al.* "Assessing the psychedelic 'after-glow' in ayahuasca users: post-acute neurometabolic and functional connectivity changes are associated with enhanced mindfulness capacities". *International Journal of Neuropsychopharmacology*, vol. 20, n. 9, 2017, pp. 698-711.

SANCHES, R. F.; DE LIMA OSÓRIO, F. & DOS SANTOS, R. G. *et al.* "Antidepressant effects of a single dose of ayahuasca in patients with recurrent depression a SPECT study". *Journal of Clinical Psychopharmacology*, vol. 36, n. 1, 2016, pp. 77-81.

SCHENBERG, E. E.; ALEXANDRE, J. F. M. & FILEV, R. *et al.* "Acute biphasic effects of ayahuasca". *PLoS ONE*, vol. 10, n. 9, 2015, p. e0137202.

SZABO, A.; KOVACS, A. & FRECSKA, E. *et al.* "Psychedelic *N,N*-dimethyltryptamine and 5-methoxy-*N,N*-dimethyltryptamine modulate innate and adaptive inflammatory responses through the sigma-1 receptor of human monocyte-derived dendritic cells". *PLoS ONE*, vol. 9, n. 8, 2014, p. e106533.

UTHAUG, M. V.; VAN OORSOUW, K. & KUYPERS, K. P. C. *et al.* "Sub-acute and long-term effects of ayahuasca on affect and cognitive thinking style and their association with ego dissolution". *Psychopharmacology*, vol. 235, n. 10, 2018, pp. 2.979-2.989.

VALLE, M.; MAQUEDA, A. E. & RABELLA, M. *et al.* "Inhibition of alpha oscillations through serotonin-2A receptor activation underlies the visual effects of ayahuasca in humans". *European Neuropsychopharmacology*, vol. 26, n. 7, 2016, pp. 1.161-1.175.

VIOL, A.; PALHANO-FONTES, F. & ONIAS, H. *et al.* "Shannon entropy of brain functional complex networks under the influence of the psychedelic ayahuasca". *Scientific Reports*, vol. 7, n. 1, 2017, p. 7.388.

Notas

1 Valle *et al.*, 2016.
2 O mais próximo possível dessa expressão no português é "sentir-se chapado".
3 Szabo *et al.*, 2014.
4 Ruffell *et al.*, 2021.
5 Galvão *et al.*, 2018.
6 De Almeida *et al.*, 2019.
7 Galvão-Coelho *et al.*, 2020.
8 Ly *et al.*, 2018.
9 Morales-García *et al.*, 2020.
10 *Idem*, 2017.
11 Riba *et al.*, 2002.
12 *Idem*, 2004.
13 Valle *et al.*, 2016.
14 Schenberg *et al.*, 2015.
15 Riba *et al.*, 2006.
16 Sanches *et al.*, 2016.
17 De Araújo *et al.*, 2012.
18 Palhano-Fontes *et al.*, 2015.
19 Pasquini *et al.*, 2020.
20 Sampedro *et al.*, 2017.
21 Alonso *et al.*, 2015.
22 Viol *et al.*, 2017.
23 Bouso *et al.*, 2015.
24 *Idem*, 2013.
25 Murphy-Beiner & Soar, 2020.
26 Bouso *et al.*, 2012.
27 Kuypers *et al.*, 2016.
28 Uthaug *et al.*, 2018.

13

Metabolômica da ayahuasca

Emerson Andrade Ferreira dos Santos e *Alessandra Sussulini*

Neste capítulo é abordada a contribuição que a recente área da metabolômica trouxe à ciência quanto ao conhecimento da ayahuasca acerca de seus mecanismos fisiológicos e bioquímicos. Para isso, uma breve explanação é dada sobre sua composição molecular e seus principais princípios ativos, e também como a concentração de seus alcaloides é influenciada por diversos fatores, como região de origem, condições climáticas de cultivo das plantas e modo de preparo da bebida. Em seguida, o conceito de metabolômica é introduzido e seu fluxo de trabalho explicado, desde o momento de coleta das amostras até a interpretação biológica dos resultados. Por fim, são apresentados alguns trabalhos científicos acerca da metabolômica da ayahuasca, seguidos de um resumo geral de suas contribuições e uma perspectiva sobre o futuro das pesquisas.

Introdução

A ayahuasca é comumente preparada pela mistura do cipó da espécie *Banisteriopsis caapi*, que contém as betacarbolinas harmina (HME), harmalina (HML) e tetrahidroharmina (THH), e das folhas do arbusto da espécie *Psychotria viridis*, que contém a *N,N*-dimetiltriptamina (*N,N*-DMT ou DMT), principal composto responsável pelos efeitos psicodélicos da bebida. Tais efeitos são desencadeados, majoritariamente, através da ativação dos receptores serotoninérgicos 5-HT_{2A} pela DMT. Para que tal ativação ocorra, é necessário que haja um efeito sinérgico entre a DMT e as betacarbolinas, já que a DMT, quando consumida oralmente, é rapidamente metabolizada pela enzima monoamina oxidase A (MAO-A), não alcançando o cérebro.[1]

No caso da ayahuasca, duas das betacarbolinas presentes em *B. caapi*, HME e HML apresentam atividades reversíveis de inibição da atividade da MAO, sendo denominadas inibidores da monoamina oxidase (IMAO). Sua ação bloqueia temporariamente a atividade da MAO-A e permite que a DMT ingerida oralmente na ayahuasca passe pelo sistema digestivo, seja absorvida no intestino e chegue ao sistema nervoso central, onde promove seus efeitos psicoativos. Além disso, a THH é um inibidor fraco da recaptação de serotonina, processo que aumenta a concentração de monoaminas, sendo um mecanismo conhecido de alguns antidepressivos clássicos, como citalopram e fluoxetina.

Outro processo bioquímico associado aos efeitos da ayahuasca é a ativação do receptor intracelular sigma-1. Este é responsável por manter o equilíbrio energético mitocondrial, e sua ativação vem sendo correlacionada a mecanismos de defesa celular.[2]

São necessários ainda mais estudos para expandir o entendimento sobre os mecanismos que promovem os efeitos da bebida. Desde o projeto Hoasca,[3] que ocorreu entre 1991 e 1996, no qual as primeiras medidas clínicas e químicas sobre a ayahuasca foram feitas, os trabalhos publicados têm dado ênfase à análise dos alcaloides principais (DMT, HME, HML e THH) e ao desenvolvimento de técnicas para melhoria de sua identificação e quantificação.

Porém, trata-se de uma bebida de composição complexa produzida a partir da decocção de duas plantas, portanto, seu conteúdo engloba biomoléculas pertencentes a diferentes classes químicas. Os processos de cultivo das plantas, suas diferentes qualidades e as diferentes técnicas aplicadas em cada fase, bem como fatores climáticos e ambientais como incidência solar, disponibilidade de água e de nutrientes, temperatura, tipo de adubação e ocorrência de ataques de insetos ou de estresses hídricos, impactam na produção dos metabólitos, o que aumenta a complexidade e dificulta a padronização de sua composição.[4] Além disso, durante o processo de feitio, grandes quantidades das plantas são fervidas por horas, o que aumenta a concentração dos alcaloides na bebida. O processo de aquecimento também pode disparar reações químicas durante a fervura, acarretando na conversão de algumas moléculas em outras.

Com a expansão da ayahuasca tanto no território nacional quanto internacional, diversos usos da bebida vêm surgindo. Além dos usos por povos originários e pelas religiões tradicionais, como a União do Vegetal (UDV), o Santo Daime e a Barquinha, podem-se encontrar diversos tipos de grupos de usuários no contexto urbano. É sabido que o nome "ayahuasca" engloba uma série de bebidas, das quais a mais comum é a mistura de *B. caapi* e *P. viridis*. O lenho do cipó *B. caapi* é a fonte de betacarbolina mais utilizada, à qual algumas plantas fontes de DMT, como *P. viridis*, podem ser adicionadas.

Entretanto, diversas misturas têm sido documentadas, nas quais são usadas plantas de diferentes gêneros como fonte de betacarbolinas ou DMT, como as plantas *Peganum harmala* e *Mimosa teinuiflora*, que são usadas como substitutos ou aditivos na bebida, distanciando-a da composição mais tradicional. Nesse sentido, são alarmantes os casos em que há adulteração da bebida com compostos IMAO sintéticos, adicionados com a intenção de potencializar os efeitos do chá.[5]

Tendo em vista o crescente uso da ayahuasca em diferentes contextos, como religioso, acadêmico ou usos pessoais, é possível observar que o conhecimento sobre a composição dessa mistura em seus diferentes estados, sejam nas diferentes partes das plantas, nas receitas utilizadas nos feitios de diferentes tradições, seja em seus análogos como a ayahuasca liofilizada e na "farmahuasca" (cápsulas contendo DMT e harmina, ou outras combinações de triptaminas psicoativas com betacarbolinas), mostra-se um campo de grande relevância para o avanço das pesquisas acadêmicas e para a possibilidade de propor correlações entre os constituintes da bebida e seus efeitos fisiológicos, bioquímicos e psíquicos, bem como para a segurança dos usuários, principalmente para aqueles que fazem uso da bebida em contextos não tradicionais. Assim, o presente capítulo tem como objetivo apresentar trabalhos desenvolvidos até o momento acerca de estudos sobre a composição e a caracterização da ayahuasca, tanto do chá quanto de suas plantas constituintes mais comuns.

Foi realizada uma pesquisa nos bancos de dados Web of Science, Embase e Scopus utilizando a palavra-chave "ayahuasca" em combinação com as palavras-chave "composition" e "metabolomics". No total, 36 resultados foram encontrados, os quais passaram por verificação de duplicatas e seus títulos e resumos foram analisados para a seleção de artigos para leitura completa. Dos 12 trabalhos incluídos, 7 foram selecionados para a escrita deste capítulo e serão discutidos nos itens subsequentes.

A metabolômica como ferramenta de estudo de plantas

Uma das principais estratégias que vem sendo utilizada para a identificação e caracterização dos principais alcaloides da ayahuasca, bem como para estudos mais abrangentes de sua composição química, consiste na metabolômica, abordagem que visa à obtenção de uma visão geral dos processos que ocorrem em um sistema biológico, sendo oposta e complementar à biologia molecular.[6] O sufixo "-ômica" tem origem na palavra latina "*oma*", que significa muitos ou em massa. Assim, termos como genômica, proteômica, transcriptômica e metabolômica se referem, respectivamente, ao estudo do conjunto dos genes (genoma), do conjunto das proteínas (proteoma), do conjunto de RNA mensageiros (transcriptoma) e do conjunto dos metabólitos (metaboloma). Tais estratégias se baseiam na identificação, caracterização e quantificação dessas biomoléculas e permitem a aquisição de informação nos diferentes níveis biológicos, possibilitando uma visão holística do sistema e a investigação e a compreensão de como ocorrem as dinâmicas dos processos biológicos.

A metabolômica objetiva avaliar o metaboloma de um organismo vivo, ou seja, o conjunto de moléculas (os metabólitos) dentro das organelas, células, dos órgãos e tecidos e cuja massa molecular é menor do que 1500 Da.[7] Os metabólitos são partes do genoma, do proteoma e de membranas celulares e desempenham funções essenciais como sinalizadores moleculares e fontes de energia, além de serem intermediários ou produtos finais do metabolismo celular. No caso das plantas, são subdivididos em metabólitos primários e metabólitos secundários. Os primários são responsáveis pelas funções vitais, como desenvolvimento e crescimento, e os secundários são envolvidos em processos de aclimatação, como a sinalização em resposta a mudanças ambientais e em situações de estresse. Os metabólitos englobam diversas classes de biomoléculas, como peptídeos, lipídeos, aminoácidos, carboidratos, vitaminas, minerais, ácidos orgânicos, hormônios, entre outros, e suas análises provêm informações sobre as funções e redes biológicas, permitindo a avaliação das respostas de sistemas biológicos sob diferentes condições, como clima, dieta, fatores genéticos e fatores ambientais.

Apenas a sequência genética de uma planta ou organismo vivo não traz informação suficiente para a inferência das respostas biológicas a mudanças ambientais. O metaboloma, por outro lado, está mais intimamente relacionado ao fenótipo, ou seja, o resultado da interação entre os genes e o ambiente, e apresenta as biomoléculas mais suscetíveis a variações causadas pelos diversos fatores climáticos, de cultivo e de colheita.[8] Além disso, após o processo de transcrição, em que o RNA é sintetizado a partir do DNA, o transcriptoma produzido não está inteiramente correlacionado ao proteoma, ou seja, nem todo RNA mensageiro é traduzido em uma proteína. Além disso, oproteoma pode apresentar porções não biologicamente ativas. Isso significa que nem toda proteína sintetizada necessariamente apresenta funções biológicas. Assim, a metabolômica se apresenta como uma oportunidade de avaliar as mudanças na composição do metaboloma causadas por interações entre gene e ambiente, auxiliando na obtenção de informações acerca do fenótipo e da homeostase e, assim, contribuindo para o desenvolvimento de uma visão holística dos sistemas biológicos, bem como para a descoberta de biomarcadores e avaliação de respostas a herbicidas e a condições de estresse, por exemplo.

O fluxo de trabalho em metabolômica

Um experimento metabolômico deve começar com um questionamento biológico, o qual, definido a princípio, serve como guia para o estruturamento do *design* do experimento, que inclui a abordagem utilizada, metabolômica-alvo ou metabolômica abrangente, os grupos que serão comparados, a quantidade de amostras em cada grupo, os tipos de amostras que serão analisados (raízes, caule, folhas) etc. Ao se tratar de amostras biológicas, cuidados especiais devem ser tomados durante todo o processo de coleta, manuseio e preparo.[9] Imediatamente após as amostras serem coletadas, é necessário que ocorra nelas a interrupção da atividade enzimática, para que a sua composição não se altere. Tal processo é feito por meio de resfriamento com gelo-seco ou nitrogênio líquido e/ou com a adição de bloqueadores enzimáticos e conservantes e se caracteriza por ser uma etapa crucial de todo o estudo, já que a composição metabólica da planta pode se modificar com o passar do tempo após a colheita, devido ao fato de que a coleta é caracterizada como um processo de estresse para a planta. Para a garantia da integridade das amostras, também é necessário armazenamento a -80 °C até o momento das análises.

Para as análises químicas, dependendo do tipo de amostra, como raízes, caule, folhas, ou chá, diferentes protocolos de extração precisam ser aplicados, dentre eles podemos citar a extração líquido-líquido, a extração sólido-líquido e a extração em fase sólida. Conforme a classe de metabólitos que se deseja analisar, diferentes solventes (ou combinações de solventes) devem ser aplicados.[10] Após a preparação das amostras, um controle de qualidade (*quality control*, QC) é preparado para as análises que utilizam espectrometria de massas. Essa mistura de uma pequena quantidade de todas as amostras a serem analisadas é injetada no sistema analítico em intervalos previamente definidos entre as amostras analisadas para avaliação das possíveis flutuações, tendências e anormalidades no sinal de resposta do equipamento. No caso de estudos que utilizam espectroscopia de ressonância magnética nuclear (*nuclear magnetic resonance*, NMR) o uso de QCs não é necessário, já que a técnica é robusta e de alta reprodutibilidade, permitindo a comparação de espectros obtidos em equipamentos diferentes.

Os dados metabolômicos são complexos e abundantes, visto que várias medidas são obtidas para a mesma amostra e, por isso, necessitam de ferramentas estatísticas e computacionais para serem interpretados. Após serem emitidos pelo equipamento, os dados precisam passar por etapas de pré-tratamento e pré-processamento, que se caracterizam por vários processos de transformações e correções matemáticas necessárias para que os dados estejam aptos para serem submetidos à análise estatística. Esta é feita utilizando-se ferramentas univariadas,[11] como análise de variância (*analysis of variance*, ANOVA), e multivariadas, como PCA (*principal component analysis*) e PLS-DA (*partial least square discriminant analysis*).[12] Essas ferramentas possibilitam a criação de modelos estatísticos que podem ser aplicados para gerar uma lista das variáveis mais importantes (metabólitos) para a discriminação e a classificação das amostras nos grupos analisados, como, por exemplo, concentrações em diferentes partes da planta, como caule e folha, efeito de diversos fatores de cultivo, como disponibilidade de água e incidência solar, ou a discriminação entre duas receitas de preparo.

A identificação dos metabólitos é realizada através da comparação com bancos de dados biológicos como Metlin, MassBank e NIST (National Institute of Standards and Technology). Para a confirmação das identidades dos metabólitos, bem como para a realização de experimentos empregando a abordagem metabolômica-alvo, são utilizados padrões analíticos ou técnicas complementares como a NMR bidimensional, que possibilita a determinação da estrutura dos metabólitos por meio de seus espectros. As análises das vias metabólicas associadas também podem ser realizadas com ajuda de bibliotecas que correlacionam os metabólitos encontrados com genes e proteínas, como KEGG (*Kyoto Encyclopedia of Genes and Genomes*), MetaCyc, MetaboLights, entre outros.[13]

Publicações envolvendo a metabolômica da ayahuasca

Um fator importante no estudo da composição da ayahuasca é a determinação de protocolos de análise que visem à otimização do processo quanto aos quesitos de complexidade (tanto o chá quanto as plantas constituintes contêm diversos compostos que podem interferir na análise um do outro), tempo de execução e padronização de métodos. Dos trabalhos selecionados, dois se propuseram ao desenvolvimento de métodos analíticos para a quantificação dos alcaloides principais da ayahuasca.

No trabalho de Callaway e colaboradores,[14] a técnica de cromatografia líquida (*liquid chromatography*, LC) acoplada a detector de fluorescência foi aplicada para a determinação das concentrações de HME, HML e THH em 33 amostras de *B. caapi*, bem como para a determinação da concentração de DMT em 37 folhas de *P. viridis*. As plantas eram oriundas de 22 jardins de cultivo da UDV em locais diferentes e com mais de 20 anos de existência. As médias de concentração encontradas nas amostras de *B. caapi* e seus desvios-padrão, em parênteses, foram de 4,83 (2,06) mg g^{-1} para HME, 0,46 (0,19) mg g^{-1} para a HML e 1,00 (0,79) mg g^{-1} para THH e a concentração média de DMT nas amostras de *P. viridis* foi de 7,50 (5,01) mg g^{-1}. É interessante notar que a ordem decrescente de concentrações dos alcaloides em todas as amostras de cipó foi a mesma, sendo HME > THH > HML e que as concentrações de HME e HML apresentaram uma proporcionalidade entre si em que a concentração de HME foi cerca de dez vezes maior que a concentração de HML. A concentração de THH apresentou maior variabilidade e nenhuma correlação com os outros dois alcaloides.

Neste trabalho foram analisadas duas variedades de *B. caapi*, o caupuri e tucunacá. O caupuri é mais prevalente em regiões próximas ao equador, enquanto o tucunacá provém de regiões mais frias. As duas variedades divergem morfologicamente e podem resultar em sensações diferentes, corporal e psicologicamente. Dos resultados analíticos, pode-se observar uma tendência de maior concentração dos alcaloides nas amostras caupuri, porém, esses resultados não foram estatisticamente significativos. É importante notar a magnitude dos desvios-padrão em relação às médias encontradas: apresentaram valores altos, indicando uma grande variabilidade nas concentrações dos alcaloides entre as plantas. Essa variabilidade já é esperada, uma vez que é causada pelos diferentes fatores climáticos, de colheita e de cultivo experienciados pelas plantas, bem como por possíveis eventos, como estresses hídricos e ataques por insetos ou outros animais. Um trabalho feito por Santos e colaboradores[15] ilustra bem esse fenômeno. Foram coletadas na região Norte, no Distrito Federal e em Goiás 159 amostras de *B. caapi*, reportadas como pertencentes às variedades tucunacá, amarelinho, ourinho e caupuri. As faixas de concentração das betacarbolinas encontradas para as decocções preparadas com os cipós foram de 0,109 – 7,11 mg mL^{-1} para HME, 0,012 – 0,945 mg mL^{-1} para HML e 0,09 – 3,05 mg mL^{-1} para THH. As amostras provindas do Distrito Federal e de Goiás apresentaram maiores concentrações de THH quando comparadas às da região Norte, porém, os resultados só foram estatisticamente significativos em relação ao Acre. Outro achado foi a maior concentração de HME em plantas nativas quando comparadas a plantas cultivadas. O conteúdo total de betacarbolinas em amostras caupuri foi menor do que nas tucunacá (embora não estatisticamente significativo), contrariando os achados de Callaway e colaboradores.[16]

Do ponto de vista científico, essa variabilidade nas concentrações dos alcaloides dificulta a correlação de seus efeitos (bioquímicos, fisiológicos e psicológicos) com suas quantidades, bem como da ação combinada deles, de modo que os trabalhos realizados até o momento fornecem informações importantes para o entendimento do metabolismo das plantas, ao mesmo tempo que abrem margem para o desenvolvimento de novos experimentos que tragam informações e contribuam para uma visão mais acurada dos mecanismos envolvidos.

Um ponto interessante do referido trabalho de Callaway e colaboradores foi a coleta de folhas de um mesmo indivíduo da espécie *P. viridis* em intervalos de 3 horas por um período de 24 horas para análise do ciclo circadiano. Os resultados mostraram aumento da concentração de DMT de 0h até 6h, uma queda entre 6h e 9h, seguida de um aumento com pico às 18h e queda brusca ao nível basal até as 21h. Apesar de um ciclo da concentração de DMT poder ser visualizado, esses resultados devem ser avaliados com cuidado, uma vez que, do ponto de vista estatístico, quanto maior o espaço amostral, mais confiáveis são os resultados encontrados. Estudando-se apenas uma única planta, a confiabilidade do resultado fica bastante questionável, já que valores únicos são encontrados, em vez de médias de valores com seus desvios-padrão como no caso da análise de um conjunto de amostras.

Outro trabalho publicado nesse ano,[17] usando a mesma técnica analítica, focou a análise de amostras da bebida preparadas pela UDV (20 amostras), Santo Daime (3 amostras), Barquinha (1 amostra) e pelos Shuaras (4 amostras líquidas e 1 amostra em forma de pasta). Os resultados podem ser observados na Tabela 3. Foram observadas concentrações semelhantes de THH e HME. A HML, como no experimento anterior, foi o alcaloide encontrado em menor concentração e, às vezes, abaixo do limite de quantificação.

Tabela 3. Concentrações, em mg mL^{-1}, dos principais alcaloides (DMT, THH, HML e HME) encontrados por Callaway *et al.* (2005b) em amostras de ayahuasca de diferentes origens

Origem	DMT	THH	HML*	HME	THH:HME
Barquinha	12,67	5,52	0,09	5,58	0,97
Santo Daime	6,60 (2,49 – 14,15)	7,71 (1,68 – 12,79)	0,00	6,84 (1,98 – 9,80)	1,13
Shuara	1,14 (0,00 – 4,12)	14,32 (1,63 – 23,80)	0,38 (0,00 – 0,66)	14,48 (1,80 - 22,85)	0,99
UDV	1,12 (0,00 – 5,84)	1,82 (0,45 – 5,26)	0,23 (0,00 – 0,90)	2,25 (0,45 – 6,25)	0,95

*as concentrações de HML menores a 0,01 mg mL-1 foram reportadas como 0,00 mg mL-1.

Como pode-se observar na Tabela 3, há grande variação nas concentrações dos alcaloides tanto quando se compara as médias encontradas para cada grupo, bem como quando se observa a largura da faixa dos desvios-padrão encontrados, o que indica variação entre amostras provindas do mesmo contexto, reforçando a questão da variabilidade das concentrações e da dificuldade da produção de uma bebida padrão. Uma amostra da UDV foi guardada em um ambiente escuro por 80 dias e seu conteúdo foi analisado no decorrer do tempo. Não foram observadas mudanças em relação à composição de alcaloides, porém, o pH da bebida se modificou de ácido para próximo de neutro com o passar dos dias. Deve-se considerar, como anteriormente, que apenas uma amostra não proporciona confiabilidade estatística ao resultado encontrado, de forma que mesmo havendo variação de pH, tal fenômeno não possa ser estendido para a ayahuasca de maneira geral.

Mais recentemente, a validação de um método de análise para detecção e quantificação dos alcaloides utilizando LC-MS/MS foi desenvolvido por Souza e colaboradores.[18] Nesse trabalho foram analisadas 38 amostras de ayahuasca provindas da UDV, apresentando faixas de concentração para DMT (62 – 340 mg L^{-1}), THH (402 – 3308 mg L^{-1}), HME (414 – 1816 mg $mL^{-}1$) e HML (44 – 420 mg L^{-1}). Em 2020, esse método foi empregado por Kaasik e colaboradores[19] para a análise de 102 amostras de chá provenientes de diferentes contextos de uso encontrados em território brasileiro e internacional (Holanda, Estônia, Itália, Finlândia, República Tcheca, Grécia, Portugal, Espanha e Estados Unidos). Os resultados mostraram maior uniformidade nas faixas de concentração dos alcaloides para as amostras provenientes de contextos tradicionais (UDV e Santo Daime), enquanto algumas amostras de contextos "neoxamânicos" apresentaram concentrações maiores de HML. Isso se deve ao uso de *Peganum harmala* como aditivo ou substituinte da *Banisteriopsis caapi*. Outra diferença foi encontrada ao comparar as concentrações de DMT de bebidas oriundas de contextos xamânicos e neoxamânicos, nas quais as últimas excedem os valores das primeiras.

Outras modificações encontradas no trabalho foram com relação à adição de *Mimosa tenuiflora* (jurema), que contém o alcaloide DMT. A mistura de *Peganum harmala* e *M. tenuiflora* mimetiza os efeitos da ayahuasca, e a *P. harmala* age como substituinte da *B. caapi* e a *M. tenuiflora* da *P. viridis*. Sua identificação em uma amostra vinda da Europa pode ser justificada pelo maior preço e dificuldade de acesso à ayahuasca em países do continente europeu, bem como à possível ilegalidade da bebida nesses locais, o que contribui para o contrabando e para a modificação da bebida. Mais alarmante é o relato da detecção de moclobemida em amostras com origem de um facilitador europeu. Trata-se de um composto com atividade antidepressiva com mecanismo de inibição temporária da MAO-A, condição necessária, como explicado anteriormente, para que a DMT não seja degradada no sistema digestivo e alcance o sistema nervoso central. Além do fármaco, também foi identificada psilocibina nas amostras, princípio ativo que confere os efeitos psicodélicos aos "cogumelos mágicos".

Outra análise realizada nesse mesmo trabalho foi a quantificação dos alcaloides em amostras de ayahuasca de diferentes graus, desde o chá de primeiro grau até a bebida mais concentrada, conhecida como graduação mel (mais de cinco vezes a concentração da ayahuasca de primeiro grau). Como esperado, com o aumento da graduação, ocorre também aumento na concentração dos alcaloides de forma geral, com exceção de flutuações na concentração de DMT, que diminuiu na passagem da ayahuasca de primeiro grau para a de segundo grau, e da de quinto grau para a graduação mel. Mesmo com tal variação, a correlação da intensidade dos efeitos da bebida com a concentração dos alcaloides indica ser uma relação linear, condizente com relatos anedóticos.

Com foco na análise do conteúdo e discriminação das diferentes plantas que podem ser usadas como aditivos ou substituintes no preparo da ayahuasca, pode-se citar o trabalho de Gonçalves e colaboradores,[20] no qual decocções preparadas em laboratório a partir de *P. viridis*, *B. caapi*, *M. hostilis* e *P. harmala*, bem como de suas misturas, foram analisadas e caracterizadas segundo o conteúdo de flavonoides e compostos fenólicos. Além da análise fitoquímica, as amostras também foram submetidas a testes de atividade antioxidante, anti-inflamatória e antibacteriana. Com exceção da *P. harmala*, todas as amostras apresentaram atividades oxidantes fortes ou muito fortes, as quais podem estar associadas ao conteúdo fenólico nas plantas, já que as amostras que apresentaram maior atividade antioxidante também apresentaram as maiores concentrações totais de compostos fenólicos. Quanto à atividade anti-inflamatória, a *B. caapi* e a *P. viridis* foram as que apresentaram os menores valores, contrariamente à *P. harmala*, à *M. hostilis* e à mistura das duas plantas, que apresentaram forte atividade.

Todas as amostras apresentaram atividade antibacteriana. As oito espécies de bactérias utilizadas foram inibidas por seis amostras. Atividades antibacterianas menos abrangentes foram identificadas para a mistura de *B. caapi* e *P. viridis,* que inibiu apenas quatro espécies, e para mistura de *P. viridis* com *P. harmala,* que apresentou fraca atividade contra uma espécie e falta de inibição com outra. Um ponto importante desse trabalho é o relato da atividade antibacteriana dessas plantas contra bactérias do tipo gram-positiva, já que estas apresentam maior resistência a possíveis bactericidas de origem natural.

O trabalho de Lesiak e Musah,[21] também mostra resultados interessantes na análise de misturas de plantas contendo betacarbolinas (*B. caapi* ou *P. harmala*) com plantas contendo DMT (*P. viridis*, *M. hostilis* ou *D. cabrerana*), apresentando um método para a discriminação qualitativa das misturas através da técnica de análise direta em tempo real acoplada à espectrometria de massas de alta resolução (*direct analysis in real time – high resolution mass spectrometry*, DART-HRMS), método bem vantajoso para análises forenses, pois fornece resultados rápidos e não requer nenhum preparo de amostras, dispensando as técnicas de separação como as de cromatografia líquida e gasosa. Um detalhe do trabalho é que as amostras foram todas preparadas em laboratório a partir das plantas seguindo um protocolo de preparação de ayahuasca. A análise de amostras reais poderia ser aplicada no trabalho para a validação do método desenvolvido, tornando-o ainda mais confiável.

Uma caracterização de *P. viridis*, *B. caapi*, *M. hostilis* e *P. harmala* quanto às principais triptaminas, compostos harmala e compostos fenólicos também pode ser encontrada no trabalho de Simão e colaboradores.[22] Em suas análises por GC-MS, os autores encontraram concentrações de 2,06 $\mu g\ mL^{-1}$ de DMT e 0,20 $\mu g\ mL^{-1}$ de HML para a *P. viridis.* Para a *M. tenuiflora* a concentração de DMT foi inferior a 1,70 $\mu g\ mL^{-1}$ e 0,74 $\mu g\ mL^{-1}$ de HME também foi encontrada. Para a *B. caapi*, as concentrações de THH, HML e HME encontradas foram de 1,22 $\mu g\ mL^{-1}$, 0,99 $\mu g\ mL^{-1}$ e 12,81 $\mu g\ mL^{-1}$ e para a *P. harmala* de 7,46 $\mu g\ mL^{-1}$, 26,95 $\mu g\ mL^{-1}$ e 24,27 $\mu g\ mL^{-1}$. Também foi analisada uma mistura comercial de nome "Dc Ab" adquirida na loja *on-line* Shayana Shop (https://www.shayanashop.com – Amsterdã, Holanda); as concentrações de THH, HML e HME encontradas foram de 1,11 mg mL^{-1}, 0,30 mg mL^{-1} e 0,20 mg mL^{-1}. Aplicando a técnica de LC, os autores também realizaram uma análise para uma caracterização mais completa das amostras (metabolômica abrangente), identificando uma série de outras moléculas pertencentes às classes das triptaminas, alcaloides harmala, ácidos hidroxibenzoicos, ácidos hidroxicinâmicos e flavonoides.

Analisando os trabalhos encontrados na pesquisa para a escrita deste capítulo, é notável o esforço científico em direção à expansão do conhecimento acerca da química e da bioquímica da ayahuasca, tanto da bebida como de suas plantas constituintes. Os alcaloides principais (HME, HML, THH e DMT) são os que ganharam maior foco até o momento. Diferentes métodos vêm sendo desenvolvidos para sua detecção e quantificação usando-se de diversas técnicas analíticas e de separação. Além da busca pela compreensão acerca das diferenças causadas na composição pelas diferentes origens e tradições de feitio da bebida, há também estudos intencionados no desenvolvimento de métodos que permitam a caracterização e diferenciação das amostras tradicionais daquelas análogas ou modificadas. Esse é um ponto importante para a área forense, dada a crescente possibilidade de adulteração e tráfico da bebida concomitante com sua expansão pelo globo.

Por outro lado, alguns trabalhos relatam o estudo metabolômico da ayahuasca visando à análise de seus metabólitos secundários presentes em menor concentração, que compreendem flavonoides, outras triptaminas diferentes da DMT e compostos fenólicos. Estes contribuem para maior entendimento da composição da bebida, já que mesmo com o conhecimento sobre os efeitos causados pelos principais alcaloides, efeitos adicionais ou modulantes causados por outros metabólitos podem ainda ser desconhecidos pela ciência. Ainda há muito campo para o avanço das pesquisas metabolômicas sobre a ayahuasca; entretanto, até o momento, os resultados obtidos consistem em dados importantes para o avanço da ciência em geral acerca do chá e das plantas que o compõem.

Conclusão

Tanto as pesquisas químicas acerca da ayahuasca quanto a abordagem metabolômica foram desenvolvidas principalmente nas duas últimas décadas, e o número de publicações vem sendo e continua crescente. Alguns trabalhos podem ser encontrados na literatura acadêmica sobre a composição metabólica da ayahuasca. Estes focam principalmente a análise de seus alcaloides principais (DMT, HME, HML e THH) utilizando-se da metabolômica-alvo para a caracterização e quantificação em amostras de diversas origens e obtidas em diferentes contextos. Estudos de outros metabólitos também podem ser encontrados na literatura científica, porém em menor número. Com o desenvolvimento dos métodos e com o crescente interesse acadêmico acerca da ayahuasca, provavelmente nos próximos anos muito mais informação sobre o metaboloma da ayahuasca deverá estar disponível.

Referências bibliográficas

CALLAWAY, J. C.; BRITO, G. S. & NEVES, E. S. "Phytochemical analyses of Banisteriopsis caapi and Psychotria viridis". *Journal of Psychoactive Drugs*, vol. 37, n. 2, 2005a, pp. 145-150.

CALLAWAY, J. C. "Various alkaloid profiles in decoctions of *Banisteriopsis caapi*". *Journal of Psychoactive Drugs,* vol. 37, n. 2, 2005b, pp. 151-155.

CAVALCANTE, A. D.; CARDOSO, G. A. & OLIVEIRA, F. L. *et al.* "Influence of environmental factors and cultural methods on the content of *N*, *N*-dimethyltryptamine in *Psychotria viridis* (Rubiaceae)". *Journal of the Brazilian Chemical Society*, vol. 29, n. 6, 2018, pp. 1.245 1.255.

COE, M. A. & MCKENNA, D. J. "The therapeutic potential of ayahuasca". *In*: CAMPFIEL, D.; MCLNTYRE, E. & SARRIS, J. (ed.). *Evidence-based herbal and nutritional treatments for anxiety in psychiatric disorders*. Switzerland, Springer, 2017.

FUKUSAK, E. & KOBAYASHI, A. "Plant metabolomics: potential for practical operation". *Journal of Bioscience and Bioengineering*, vol. 100, n. 4, 2005, pp. 347-54.

GONÇALVES, J.; LUÍS, Â. & GRADILLAS, A. *et al.* "Ayahuasca beverages: phytochemical analysis and biological properties". *Antibiotics*, vol. 9, n. 11, 2020, p. 731.

HAYASHI, T. & SU, T. P. "Sigma-1 receptor chaperones at the ER-mitochondrion interface regulate Ca^{2+} signaling and cell survival". *Cell*, vol. 131, n. 3, 2007, pp. 596-610.

KAASIK, H.; SOUZA, R. C. Z & ZANDONADI, F. S. *et al.* "Chemical composition of traditional and analog ayahuasca". *Journal of Psychoactive Drugs*, vol. 53, n. 1, 2021, pp. 65-75.

KIM, H. K. & VERPOORTE, R. "Sample preparation for plant metabolomics". *Phytochemical Analysis*, vol. 21, n. 1, 2010, pp. 4-13.

KLASSEN, A.; FACCIO, A. T. & CANUTO, G. A. *et al.* "Metabolomics: definitions and significance in systems biology". *Advances in Experimental Medicine and Biology,* vol. 965, 2017, pp. 3-17.

LESIAK, A. D. & MUSAH, R. A. "Application of ambient ionization high resolution mass spectrometry to determination of the botanical provenance of the constituents of psychoactive drug mixtures". *Forensic Science International*, vol. 266, 2016, pp. 271-280.

SACCENTI, E.; HOEFSLOOT, H. C. J. & SMILDE, A. K. *et al.* "Reflections on univariate and multivariate analysis of metabolomics data". *Metablomics,* vol. 10, n. 3, 2014, pp. 361-374.

SANTOS, B. W. L.; OLIVEIRA, R. C. D. & SONSIN-OLIVEIRA, J. *et al.* "Biodiversity of β-carboline profile of *Banisteriopsis caapi* and ayahuasca, a plant and a brew with neuropharmacological potential". *Plants*, vol. 9, 2020, p. 870.

SHULAEV, V.; CORTES, D. & MILLER, G. *et al.* "Metabolomics for plant stress response". *Physiologia Plantarum*, vol. 132, n. 2, 2008, pp. 199-208.

SIMÃO, A. Y.; GONÇALVES, J. & GRADILLAS, A. *et al.* "Evaluation of the cytotoxicity of ayahuasca beverages". *Molecules*, vol. 25, n. 23, 2020, p. 5.594.

SOUZA, R. C. Z.; ZANDONADI, F. S. & FREITAS, D. P. *et al.* "Validation of an analytical method for the determination of the main ayahuasca active compounds and application to real ayahuasca samples from Brazil". *Journal of Chromatography B: analytical technologies in the biomedical and life sciences*, vol. 15, n. 1.124, 2019, pp. 197-203.

TUGIZIMANA, F.; PIATER, L. & DUBERY, I. "Plant metabolomics: a new frontier in phytochemical analysis". *South African Journal of Science,* vol. 109, n. 5-6, 2013, pp. 1-11.

VINAY, C. M.; UDAYAMANOHARAN, S. K. & PRABHU BASRUR, N. *et al.* "Current analytical technologies and bioinformatic resources for plant metabolomics data". *Plant Biotechnology Reports,* vol. 15, 2021, pp. 561-572.

WORLEY, B. & POWERS, R. "Multivariate analysis in metabolomics". *Current Metabolomics*, vol. 1, n. 1, 2012, pp. 92-107.

YANG, L.; WEN, K. S. & RUAN, X. *et al.* "Response of plant secondary metabolites to environmental factors. *Molecules*, vol. 23, n. 4, 2018, p. 762.

Notas

1 A administração de DMT isolada é feita via inalação (inspirada ou fumada), para que esta atinja o sistema nervoso central antes que seja metabolizada. Os efeitos duram poucos minutos em razão do metabolismo ativo da MAO-A (Rufell *et al.*, 2020, pp. 688).

2 Hayashi & Su, 2007.

3 Coe & Mckenna, 2017.

4 Cavalcante *et al.*, 2018.

5 Kaasik *et al.*, 2021.

6 O termo "metabolômica" foi definido pela primeira vez por Oliver Fiehn em 2001 como a análise abrangente e quantitativa do metaboloma de um sistema biológico. Dois anos antes, o termo "metabonômica" foi definido por Nicholson *et al.* (1999) como a medida quantitativa da resposta de um sistema biológico seguida de um estímulo fisiopatológico ou de modificações genéticas. Apesar das duas definições estarem registradas na literatura acadêmica, muita divergência ainda ocorre, e os termos são encontrados de forma intercambiáveis (Klassen *et al.*, 2017). Para o aumento da confusão, termos como "metabolic profiling" e "metabolic fingerprinting" também são frequentemente encontrados na literatura (Shulaev *et al.*, 2008). De forma geral, todas as abordagens podem ser resumidas em dois tipos: a metabolômica-alvo (do inglês *targeted metabolomics*) e metabolômica abrangente (do inglês *untargeted metabolomics*). Como o próprio nome indica, a metabolômica-alvo tem como objetivo a análise de alguns metabólitos-alvo, sejam eles moléculas específicas, sejam pertencentes a determinada classe, como, por exemplo, hormônios ou terpenos. Ou seja, é necessário conhecimento prévio sobre os metabólitos a serem analisados para o planejamento do experimento. Nesta abordagem, comumente são utilizados padrões internos para quantificação dos metabólitos, além da técnica de monitoramento de reações selecionadas nas análises por espectrometria de massas (*mass spectrometry*, MS). Já a metabolômica abrangente não

exige nenhum conhecimento *a priori* e tem como objetivo analisar a maior quantidade de metabólitos possível na amostra e observar aqueles que apresentam maiores diferenças nos níveis de concentração entre grupos de amostras e que possam ser utilizados para sua diferenciação e caracterização. Tugizimana *et al.*, 2013.

7 Da (Dalton) é uma unidade de medida de massa atômica definida como 1/12 da massa de um átomo de carbono neutro em repouso em seu estado eletrônico fundamental (estado não excitado) que não esteja ligado a nenhum outro átomo. Uma aproximação comum, mas grosseira, é dizer que a massa de um próton ou de um nêutron equivale a 1 Da. Portanto, o carbono que tem seis prótons e seis nêutrons tem massa de 12 Da.

8 Fukusaki & Kobayashi, 2005; Yang *et al.*, 2018.

9 Kim & Verpoorte, 2009.

10 *Idem*.

11 Saccenti *et al.*, 2014.

12 As ferramentas univariadas descrevem a variação de cada variável entre os grupos estudados. Nas análises multivariadas (PCA e PLS-DA), a associação entre duas ou mais variáveis é o foco, a partir do qual equações são construídas para a discriminação dos grupos por meio de suas variáveis.

13 Vinay *et al.*, 2021.

14 Callaway *et al.*, 2005a.

15 Santos *et al.*, 2020.

16 Callaway *et al.*, 2005a.

17 *Idem*, 2005b.

18 Souza *et al.*, 2018.

19 Kaasik *et al.*, 2021.

20 Gonçalves *et al.*, 2020.

21 Lesiak & Musah, 2016.

22 Simão *et al.*, 2020.

Sobre os autores

Alessandra Sussulini

Graduada em Química, com mestrado em Química Analítica e doutora em Ciências, sempre pela Universidade Estadual de Campinas (Unicamp), com doutorado sanduíche no Instituto Max Planck de Medicina Experimental em Göttingen, Alemanha. Realizou estágios de pós-doutorado no Instituto Butantan em São Paulo e no Centro de Pesquisas de Jülich, Alemanha. É professora no Departamento de Química Analítica do Instituto de Química da Unicamp.

Alexandre Augusto de Deus Pontual

Graduou-se em Psicologia pela Universidade Federal do Espírito Santo (graduação sanduíche com a Universidade de Tübingen, Alemanha) e doutorou-se na mesma área pela Universidade de São Paulo (doutorado sanduíche na Universidade de Maastricht, Holanda). É membro do Laboratório de Ensino e Pesquisa em Psicopatologia, Drogas e Sociedade (LePsis) e do grupo de pesquisa Interdisciplinary Cooperation for Ayahuasca Research and Outreach (Icaro – Cooperação Interdisciplinar para Pesquisa e Extensão da Ayahuasca).

Camila Dias

Licenciada em Ciências Biológicas e mestra em Ciências Farmacêuticas pela Universidade Estadual de Campinas (Unicamp), foi bolsista do Programa Ciências sem Fronteiras, no qual cursou bacharelado em Ciências Ambientais em graduação sanduíche no Royal Melbourne Institute of Technology (RMIT), na Austrália. Foi docente no curso de extensão Perspectivas Interdisciplinares da Ayahuasca, oferecido pela Faculdade de Ciências Médicas da Unicamp nos anos de 2018, 2019 e 2021.

Daniel Kazahaya

Graduado em Psicologia pela Universidade Estadual de Londrina (UEL), mestre em Aprendizado e Desenvolvimento Humano pela Universidade de São Paulo (USP) e doutorando em Ciências Médicas pela Universidade Estadual de Campinas (Unicamp), com estágio no University Medical Center Groningen (Holanda). É membro do grupo de pesquisa Interdisciplinary Cooperation for Ayahuasca Research and Outreach (Icaro) e do Espaço Potencial Winnicott – EPW do Instituto Sedes Sapientae. É professor da pós-graduação em Clínica Psicanalítica pela Universidade Municipal São Caetano do Sul (USCS).

Dimitri Daldegan-Bueno

Graduado em Psicologia pela Universidade Federal de Rondônia (Unir), mestre em Ciências pelo Departamento de Psicobiologia da Universidade Federal de São Paulo (Unifesp). Foi pesquisador associado na Faculty of Medical and Health Sciences, University of Auckland (Nova Zelândia) e no Centre for Applied Research in Mental Health and Addiction, Simon Fraser University (Canadá). É pesquisador colaborador no grupo de pesquisa Interdisciplinary Cooperation for Ayahuasca Research and Outreach (Icaro).

Emerson Andrade Ferreira dos Santos

Bacharel em Química pela Universidade Estadual de Campinas (Unicamp) com período sanduíche na Friedrich-Schiller-Universität Jena e estágio acadêmico no Instituto Max Planck de Ecologia Química em Jena (Alemanha); mestre em Química Orgânica pela Unicamp, onde conclui o doutorado na área de química bioanalítica.

Fabio Carezzato

Médico e psiquiatra pela Universidade de São Paulo (USP), é psiquiatra no Instituto Perdizes do Hospital de Clínicas da Faculdade de Medicina da USP, onde coordena o programa de cuidado a mulheres usuárias de drogas e o Núcleo de Cuidados à Comunidade LGBTQIAPN+ em Abuso de Substâncias Psicoativas (Nucasp). É membro da Associação Brasileira Multidisciplinar de Estudos sobre Drogas (Abramd).

Luis Felipe Valêncio

Graduado em Ciências Biológicas pela Universidade Estadual Paulista (Unesp), com aperfeiçoamento em Bioética Clínica e Social (RedBioética Unesco) e em Ética em Pesquisas Envolvendo Seres Humanos (RedBioética Unesco); e mestre em Psicologia e Saúde pela Faculdade de Medicina de São José do Rio Preto (Famerp). É doutorando em Saúde Coletiva na Universidade Estadual de Campinas (Unicamp). Foi membro do Comitê de Ética em Pesquisas (CEP) da Unicamp entre 2019 e 2023 e docente no curso de extensão Perspectivas Interdisciplinares da Ayahuasca oferecido pela Faculdade de Ciências Médicas da Unicamp.

Luís Fernando Tófoli

Graduado e doutor em Medicina pela Universidade de São Paulo (USP) com residência médica no Instituto de Psiquiatria do Hospital das Clínicas da Faculdade de Medicina da USP. É professor associado de Psiquiatria da Faculdade de Ciências Médicas da Universidade Estadual de Campinas (Unicamp), onde é responsável pelo grupo de pesquisa Interdisciplinary Cooperation for Ayahuasca Research and Outreach (Icaro), chefia o Laboratório de Estudos Interdisciplinares sobre Psicoativos e é membro permanente dos Programas de Pós-Graduação em Ciências Médicas (Concentração em Saúde Mental) e em Saúde Coletiva.

Lucas Oliveira Maia

Bacharel em Ciências Biológicas pela Universidade Federal de Goiás (UFG), mestre em Ciências (Psicofarmacologia) pela Universidade Federal de São Paulo (Unifesp) e doutor em Ciências (Saúde Mental) pela Universidade Estadual de Campinas (Unicamp). É pesquisador pós-doutor no Instituto do Cérebro da Universidade Federal do Rio Grande do Norte (UFRN) e pesquisador colaborador no grupo de pesquisa Interdisciplinary Cooperation for Ayahuasca Research and Outreach (Icaro) e no Centro Interdisciplinar de Estudos em Cuidados Paliativos (CIECP), da Faculdade de Enfermagem da Universidade Federal de Alfenas (Unifal-MG). Foi pesquisador associado ao Centro Brasileiro de Informações sobre Drogas Psicotrópicas (Cebrid), da Unifesp, e ao Center for Applied Research in Mental Health and Addiction, da Simon Fraser University (Canadá).

Isabel Wießner

Bacharel em Psicologia pela Universidade de Konstanz, Alemanha, país onde fez também seu mestrado em Psicologia Cognitiva e Neurociência Cognitiva na Universidade de Jena. É doutora em Ciências Médicas pela Universidade Estadual de Campinas (Unicamp) e pós-doutoranda na Universidade Federal do Rio Grande do Norte (UFRN).

Natália Maria Simionato

Bacharela em Biomedicina pela Universidade Federal de São Paulo (Unifesp) e mestre em Ciências pelo Departamento de Psicobiologia da mesma universidade. Integra o grupo Mulheres na Ciência da Unifesp.

Nathan Fernandes

Jornalista e escritor, integra o grupo de pesquisa Interdisciplinary Cooperation for Ayahuasca Research and Outreach (Icaro). Escreve sobre cultura, ciências e direitos humanos, com foco em política de drogas e psicodélicos. Foi repórter da *Playboy* e editor da *Galileu*, revista pela qual recebeu os prêmios Vladimir Herzog de Anistia e Direitos Humanos (2016 e 2018) e da Unesco em parceria com a Aids Healthcare Foundation (2018).

Ricardo Monteles

Bacharel e licenciado em Ciências Biológicas pela Universidade Federal do Maranhão (UFMA), mestre em Agriculturas Amazônicas pelo Instituto Amazônico de Agriculturas Familiares da Universidade Federal do Pará (UFPA) e doutor em Ciências do Ambiente e Sustentabilidade na Amazônia pelo Centro de Ciências do Ambiente da Universidade Federal do Amazonas (CCA-Ufam). É professor e pesquisador na UFMA, com atuação no Colégio de Aplicação e no Laboratório de Processamento da Informação Biológica.

Rodolfo Olivieri

Psicanalista em formação continuada, psicólogo e mestrando em Ciências Médicas pela Faculdade de Ciências Médicas da Universidade Estadual de Campinas (Unicamp). É membro do corpo clínico do Instituto de Pesquisa e Estudos em Psicanálise nos Espaços Públicos (Ipep) e do grupo de pesquisa Interdisciplinary Cooperation for Ayahuasca Research and Outreach (Icaro).

Sandra Lucia Goulart

Graduada em Ciências Sociais e mestre em Antropologia Social pela Universidade de São Paulo (USP) e doutora em Ciências Sociais pela Universidade Estadual de Campinas (Unicamp). Publicou, entre outros, *O uso de plantas psicoativas nas Américas* (2019); *Drogas, políticas públicas e consumidores* (2016); *Drogas e cultura: novas perspectivas* (2008); *O uso ritual das plantas de poder* (2005). É uma das fundadoras do Núcleo de Estudos Interdisciplinares sobre Psicoativos (Neip) e professora de Antropologia na Faculdade Cásper Líbero, em São Paulo.

Sueli Mendonça Netto

Graduada em Ciências Biológicas pela Universidade Federal de Juiz de Fora (UFJF), mestre e doutora em Psicobiologia pela Universidade de São Paulo (USP). Realizou pós-doutorado no Laboratório de Neurofarmacologia da Universitat Pompeu Fabra (UPF) em Barcelona, Espanha, e integra o grupo de pesquisa Interdisciplinary Cooperation for Ayahuasca Research and Outreach (Icaro).

Vanessa Manchim Favaro

Bacharel em Ciências Biológicas e mestre e doutora em Psicobiologia pela Universidade Federal de São Paulo (Unifesp). Tem formação profissional em Pesquisa Clínica pela Invitare Pesquisa Clínica Auditoria e Consultoria com estágio no hospital AC Camargo Câncer Center. É diretora financeira da Associação Brasileira de Esclerose Lateral Amiotrófica (ABrELA) e atua como técnica de laboratório no setor de Investigação de Doenças Neuromusculares do Departamento de Neurologia e Neurocirurgia da Unifesp.

Título	Visões multidisciplinares da ayahuasca
Organizadores	Lucas Oliveira Maia Camila Dias Luis Felipe Valêncio Luís Fernando Tófoli
Revisão técnica	Joice Cruz Jatobá
Coordenador editorial	Ricardo Lima
Secretário gráfico	Ednilson Tristão
Preparação dos originais	Luciana Moreira
Revisão	Ana Paula Candelária
Editoração eletrônica	Selene Camargo
Design de capa	Estúdio Bogari
Formato	16 x 23 cm
Papel	Avena 80 g/m^2 – miolo Cartão supremo 250 g/m^2 – capa
Tipologia	Minion Pro / Garamond Premier Pro
Número de páginas	248

ESTA OBRA FOI IMPRESSA NA GRÁFICA CS
PARA A EDITORA DA UNICAMP EM SETEMBRO DE 2024.